感染症 最新の治療 2016-2018

臨床医学一般　臨床医に必読，最新の診療指針がわかる好評シリーズの感染症版

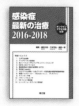

編集　藤田次郎／竹末芳生／舘田一博

診断や管理についての基本的事項，主な臓器別の感染症，多剤耐性菌・院内感染菌への対応など簡潔に解説し，一冊で感染症の"いま"がわかる．

南江堂 最新刊

オンラインアクセス権付

■B5判・364頁　2016.4.　定価（本体9,000円＋税）　ISBN978-4-524-25832-1

I 巻頭トピックス
1　エボラ出血熱
2　デングウイルス感染症
3　鳥インフルエンザとパンデミックインフルエンザ
4　MERSコロナウイルス
5　重症熱性血小板減少症候群（SFTS）
6　敗血症（sepsis）
　　（コラム）新しいsepsis, septic shockの定義と臨床的クライテリア
7　カルバペネム耐性（カルバペネマーゼ産生）腸内細菌科細菌感染症
8　新規バイオマーカー：プロカルシトニン，プレセプシン
9　チクングニア熱
10　パラインフルエンザウイルス感染症
11　RSウイルス感染症
12　ヒトメタニューモウイルス感染症

II　感染症の基本的治療方針
III　感染症診断の基本
IV　医療手技に関連する感染症
V　免疫不全患者における感染症
VI　主な臓器別感染症
VII　多剤耐性菌・院内感染菌への対応
VIII　感染予防策
IX　新規抗微生物薬のトピックス

nankodo　詳細情報（序文，目次，サンプルページ，書評）を弊社Web（www.nankodo.co.jp）でご案内しております．ぜひご覧ください．

小児・新生児診療 ゴールデンハンドブック 改訂第2版

小児科学　研修医，小児科医にとって必要な知識をコンパクトにまとめた

編集　東 寛

南江堂 最新刊

小児科診療における救急・蘇生から疾患各論，新生児診療，小児保健までの幅広い内容を網羅．付録として成長曲線，検査基準値，薬用量など，役立つデータも収載．

■新書判・520頁　2016.5.　定価（本体4,500円＋税）　ISBN978-4-524-25839-0

nankodo　

抗菌薬コンサルトブック

感染症　適切かつ安全に薬剤を選択し使用するためのポケットブック

監修　大曲貴夫　　編集　滝 久司／坂野昌志／望月敬浩

南江堂 新刊・好評刊

主な抗菌薬の構造式，作用機序，薬物動態，用法・用量，禁忌や相互作用など，日常診療に有用な抗菌薬の知識をコンパクトかつ明解に解説した．医師と薬剤師が協力して執筆し，臨床現場で即実践に活かせる一冊．

■B6変型判・368頁　2015.7.　定価（本体3,800円＋税）　ISBN978-4-524-26459-9

nankodo　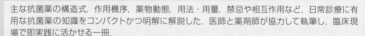

マクロライド系薬の新しい使い方 ──実践の秘訣25──

呼吸器　マクロライド系薬を"自由自在に使いこなす"ために

編集　門田淳一

南江堂 新刊・好評刊

抗菌薬として知られるマクロライド系薬の"抗炎症作用"が再注目されている．本書では，具体的な疾患を例に挙げ，"新しい使い方"を基礎・臨床両面の視点から25個の秘訣としてまとめた．

■A5判・162頁　2015.6.　定価（本体3,000円＋税）　ISBN978-4-524-25769-0

nankodo　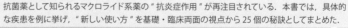

NKD 南江堂　〒113-8410 東京都文京区本郷三丁目42-6　（営業）TEL 03-3811-7239　FAX 03-3811-7230

フェルソン
読める！胸部X線写真
（改訂第3版／原著第4版）
楽しく覚える基礎と実践

大阪大学大学院医学系研究科放射線統合医学講座放射線医学講座助教
大西　裕満
広島大学大学院医歯薬保健学研究院放射線診断学教授　　翻訳
粟井　和夫

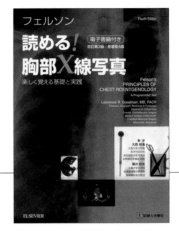

□B5変型判　276頁
　定価（本体7,000円+税）
　ISBN978-4-7878-2247-5

初心者が手早くかつ正確に胸部X線診断の基礎を学ぶために，理論に基づく読影手法をわかりやすく解説，読みやすい見開き構成で頭に入りやすいワークブック形式のテキスト．読者自身のペースで読み進められ，学ぶことの大変さと同時に楽しさも教えてくれます．また，電子書籍版では動画や追加症例も充実し，さらに理解を深めることができます（英語版のみ）．本書の日本語版も電子書籍で読むことができるので，いつでもどこでもスマホ，ＰＣなどの端末でご活用いただけます．

目　次
終生，医学を勉強する人のための フェルソンの10箇条
1　エックス線検査の基礎 The Radiographic Examination：The Basics
2　断層画像 Cross-Sectional Imaging Techniques
3　正常の胸部X線写真と読影法：プロのように読む秘訣 The Normal Chest X-Ray：Reading like the Pros
4　胸部CT 画像：総まとめ Chest CT: Putting it All Together
5　肺葉の解剖 Lobar Anatomy
6　シルエットサイン The Silhouette Sign
7　エアブロンコグラムサイン The Air Bronchogram Sign
8　肺と肺葉の虚脱 Signs of Lung and Lobar Collapse
9　肺病変のパターン Patterns of Lung Disease
10　縦隔の理解 Understanding The Mediastinum
11　胸膜腔および胸膜外腔 The Pleural and Extrapleural Spaces
12　心疾患 Cardiovascular Disease

Quiz 力試しの12 症例 Quiz：A Dozen Great Cases

 診断と治療社

〒100-0014　東京都千代田区永田町2-14-2山王グランドビル4F
　　　　　　電話 03(3580)2770　FAX 03(3580)2776
　　　　　　http://www.shindan.co.jp/
　　　　　　E-mail:eigyobu@shindan.co.jp

(17.01)

かぜ診療マニュアル 第2版

かぜとかぜにみえる重症疾患の見わけ方

編著 山本舜悟 神戸大学医学部附属病院感染症内科 ｜ 守屋章成・上山伸也・池田裕美枝 著

大反響を呼んだあの「マニュアル」が大幅バージョンアップ！

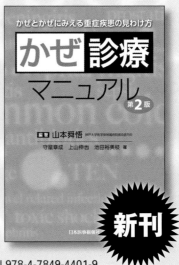

新刊

■ 大反響を呼んだ『かぜ診療マニュアル』がついに改訂！ 前版から150頁増の大幅バージョンアップです。

■ "かぜ"の分類に新たに「関節痛型」を加え、知って得する内容を「アドバンストレクチャー」として追加しました。

■ 「"かぜ"なんて適当に総合感冒薬と抗菌薬と解熱剤を出しておけばいいじゃないか、と思われる方もいらっしゃるかもしれません。しかし、かぜだと思っていたら思わぬ病気を見逃していた、という経験は長く医者をやっていれば多かれ少なかれあるでしょう」（序文より）。簡単なように見えて簡単ではない"かぜ"にどう立ち向かうか。体系だってアプローチする方法を解説した、他に類を見ないマニュアルです。

A5判・416頁・2色刷　定価（本体4,000円＋税）　送料実費　ISBN 978-4-7849-4401-9

隔月刊誌　『臨床力』を磨く実践医学雑誌

[ジェイメドムック] jmedmook

偶数月25日発行
B5判・約190頁・フルカラー

定価（本体3,500円＋税）　送料実費
前金制年間（6冊）直送料金
（本体21,000円＋税）送料小社負担

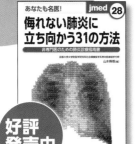

好評発売中

第28号 あなたも名医！
侮れない肺炎に立ち向かう31の方法
非専門医のための肺炎診療指南書

296頁　ISBN978-4-7849-6428-4

京都大学大学院医学研究科社会健康医学系専攻医療疫学分野　山本舜悟 [著]

遭遇頻度が高いにもかかわらず、系統立って診療の仕方を教わる機会が少ない肺炎。そんな肺炎に非専門医が勇気を持って立ち向かえるよう、他に類を見ない実践的指南書をつくりました！ 現場の生々しい悩みに関するQ&Aも収載。日常診療で役立つこと間違いなしの「31の方法」を伝授します。

日本医事新報社

〒101-8718　東京都千代田区神田駿河台2-9

ご注文は
TEL：03-3292-1555
FAX：03-3292-1560
URL：http://www.jmedj.co.jp/

書籍の詳しい情報は小社ホームページをご覧ください。

医事新報　検索

jmedmook [ジェイメドムック]

隔月刊誌　バックナンバー

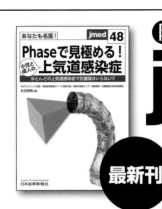

最新刊

偶数月25日発行
B5判　約190頁　フルカラー

定価(本体3,500円+税)　送料実費
〔前金制年間(6冊)直送料金〕
(本体21,000円+税)　送料小社負担

バックナンバー 第5、6、7、9～47号 好評発売中。
毎号確実にご覧頂ける定期購読も随時受付中。

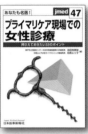 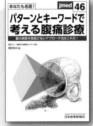 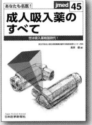 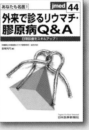 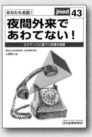

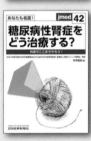 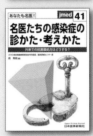 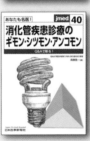 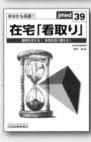 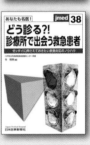

第37号	あなたも名医！ 不明熱、攻略！	第21号	あなたも名医！ 新しい経口抗凝固薬、どう使う？
第36号	あなたも名医！ どうするの、結核は!!	第20号	あなたも名医！ 高血圧、再整理
第35号	あなたも名医！ 見逃すと怖い血管炎	第19号	あなたも名医！ もう困らない救急・当直ver.2
第34号	あなたも名医！ よく診る皮膚症状20・皮膚疾患60	第18号	あなたも名医！ アレルギー？ 大丈夫、恐れるに足らず
第33号	あなたも名医！ 患者さんを苦しめる慢性痛にアタック！	第17号	あなたも名医！ 外来でどう診る？ 甲状腺疾患
第32号	あなたも名医！ 貧血はこう診る	第16号	あなたも名医！ 危ない蛋白尿・血尿
第31号	あなたも名医！ パターンで把握する脂質異常症	第15号	あなたも名医！ あぁ～どうする?! この不整脈
第30号	あなたも名医！ ゼッタイ答えがみつかる心不全	第14号	あなたも名医！ このめまい、コワい？ コワくない？
第29号	あなたも名医！ 透析まで行かせない！ CKD診療	第13号	あなたも名医！ 知っておきたい閉塞性動脈硬化症
第28号	あなたも名医！ 侮れない肺炎に立ち向かう31の方法	第12号	いきなり名医！ どう診る？ 日常診療に潜む睡眠障害
第27号	あなたも名医！ 患者さんのむくみ、ちゃんと診ていますか？	第11号	いきなり名医！ 日常診療で診る・見守る認知症
第26号	あなたも名医！「うつ状態」を知る・診る	第10号	いきなり名医！ その咳と喘鳴、本当に喘息ですか？
第25号	あなたも名医！ 脳卒中と一過性脳虚血発作を見逃すな！	第9号	いきなり名医！ 見わけが肝心、不定愁訴
第24号	あなたも名医！ Team DiETの糖尿病療養メソッド	第7号	いきなり名医！ 見逃したらコワイ外来で診る感染症
第23号	あなたも名医！ ここを押さえる！ パーキンソン病診療	第6号	いきなり名医！ 高齢者に対する薬の安全処方
第22号	あなたも名医！ 漢方を使いこなそう	第5号	いきなり名医！ これでわかった下肢静脈瘤診療

日本医事新報社
〒101-8718　東京都千代田区神田駿河台2-9

ご注文は
TEL：03-3292-1555
FAX：03-3292-1560
URL：http://www.jmedj.co.jp/

書籍の詳しい情報は
小社ホームページをご覧ください。
医事新報　検索

巻 頭 言

　日本の抗菌薬使用の90％は経口抗菌薬であり，そのほとんどが上気道感染症に使われているると考えられる。風邪はウイルス性上気道炎であるのに対し，中耳炎・鼻副鼻腔炎・咽喉頭炎などは細菌性上気道炎と言われる。風邪に抗菌薬の効果がないことは，医師であれば当然理解しているが，その見極めができないために抗菌薬を処方しているのが現状である。上気道は，外界との最初の侵入門戸であり体表感染症を起こす領域で，ウイルスか細菌かで抗菌薬処方の有無を決めるのではなく，抗菌薬が必要なphase，つまり【抗菌薬処方phase】かどうかで判断することが必要となる。

　1990年代までは，耐性菌は抵抗力の低下した入院患者を中心とした感染症の問題とされ，外来での経口抗菌薬の使用に躊躇のない【抗菌薬ゆとり時代】であった。しかし，2000年に入り，耐性肺炎球菌・インフルエンザ菌，市中感染型MRSA，ESBL産生大腸菌・肺炎桿菌，カルバペネム耐性腸内細菌科細菌など市中感染症の領域にまで耐性菌が影響する状況となっており，2017年現在，【抗菌薬衰退時代】となっている。

　「予防，念のため」「患者が希望するから」の大義名分の白旗を振り回し，診断も根拠もなしに抗菌薬を処方するゆとりはもはやなく，このままでいくと，あと10～20年で感染症治療に抗菌薬という名の武器がない世界，つまり【抗菌薬終焉時代】が確実にやってくる。

　感染症に関わる医師の役割は【軍師：Strategists】である。診断を見極め，抗菌薬という名の武器を使うべきphaseを見極め，細菌，ワクチン，抗菌薬（種類・量・回数），問診（主訴・現病歴・既往歴），局所＆全身所見，機嫌（小児）などを見極め，治療方針を決定し，その経過予測【説明処方箋：0円】をきちんと患者に説明しなければならない。

　日本は医療機関への受診しやすさが世界でトップであるがゆえに，上気道感染症はなおのこと飛びぬけて一番多い外来感染症である。にもかかわらず，日本の現状と世界基準，感染症科，小児科，内科，皮膚科，眼科，耳鼻咽喉・頭頸部外科の視点を含めた「上気道感染症」のテーマでまとめられたテキストはこれまでなかった。そこで，日本医事新報社から**jmed**mookの執筆依頼を頂いたことをきっかけに，筆者が10年以上開催してきた感染症倶楽部シリーズでの人気講演である「Phaseで見極める上気道感染症」を書籍化することにした。小児～成人の解剖，微生物，ワクチン，抗菌薬，PK／PD，診断，Phaseなどを総合的に判断した治療戦略について，基礎的・臨床的論文を参考とするだけでなく，日々の診療で上気道感染症を数十万例診ている末端最前線の地域医療の実践経験も含めて書かせて頂いた。本書が上気道感染症を診る医師，研修医，薬剤師，微生物検査技師のなどの方々のお役に立ち，さらに2020年の外来経口抗菌薬50％減達成の一助となることを願っている。

2017年2月　　　　　　　　　　　　　　　　　　　　　　　　　　　　　　　　永田理希

jmed 48

あなたも名医！

Phaseで見極める！
小児と成人の上気道感染症

ほとんどの上気道感染症で抗菌薬はいらない⁈

Chapter-1
根拠を持って戦略（Strategy）を決めよう！

- 1　1　根拠を持って上気道感染症を診よう！
- 4　2　上気道の解剖を知るべし！

Chapter-2
上気道感染症に関わる微生物（Bacterium）について語ろう！

- 10　1　肺炎球菌　*Streptococcus pneumoniae*
- 15　2　インフルエンザ菌　*Haemophilus influenzae*
- 22　3　モラクセラ・カタラーリス　*Moraxella catarrhalis*
- 24　4　A群β溶血性連鎖球菌（溶連菌）　*Streptococcus pyogenes*
- 28　5　嫌気性菌　*Peptostreptococcus*属, *Fusobacterium*属, *Prevotella*属, *Bacteroides*属

Chapter-3
上気道感染症に関わるワクチン (Vaccine) について語ろう！

- 33　**1** 肺炎球菌ワクチン
- 40　**2** インフルエンザ菌ワクチン

Chapter-4
上気道感染症に関わる経口抗菌薬 (Drugs) について語ろう！

- 45　**1** 抗菌薬という武器を使いこなすために──PK/PDについて語ろう！
- 54　**2** 経口ペニシリン系抗菌薬という名の武器の使い方
- 64　**3** 経口セフェム系抗菌薬という名の武器の使い方
- 80　**4** 経口マクロライド＆リンコマイシン系抗菌薬という名の武器の使い方
- 90　**5** 経口キノロン系抗菌薬という名の武器の使い方

Chapter-5
PK/PD理論から戦略 (Strategy) について語ろう！

- 101　**1** A群β溶連菌 vs PCV & PCG & AMPC & CDTR-PI
- 118　**2** 肺炎球菌 vs PCV & PCG & AMPC & CDTR-PI
- 129　**3** インフルエンザ菌 vs AMPC & CDTR-PI

Chapter-6
急性中耳炎の診断 (Diagnosis) について語ろう！

- 139　**1** その耳痛は本当に中耳炎か？
- 143　**2** その中耳炎には本当に抗菌薬が必要か？──抗菌薬処方phaseを見極める！ 90%はいらない
- 147　**3** 抗菌薬処方phaseには，どの武器がベストか？
- 154　**4** その中耳炎には本当に抗菌薬入り点耳薬が必要か？
- 158　**5** その中耳炎には本当に外科的ドレナージ，消毒・ガーゼ挿入が必要か？
- 160　**6** 中耳炎症例トレーニング
- 166　**7** 外耳道炎・鼓膜炎の治療法は？

Chapter-7
急性鼻副鼻腔炎の診断（Diagnosis）について語ろう！

- 170　**1** その鼻汁・鼻閉は本当に鼻副鼻腔炎か？
- 174　**2** その鼻副鼻腔炎には本当に抗菌薬が必要か？──抗菌薬処方phaseを見極める！ 90％はいらない
- 182　**3** 抗菌薬処方phaseには，どの武器がベストか？
- 184　**4** 鼻副鼻腔炎の重症合併症は？
- 188　**5** 急性鼻副鼻腔炎由来の結膜炎の治療法は？
- 190　**6** その鼻副鼻腔炎には本当にネブライザーが必要か？
- 192　**7** 鼻副鼻腔炎症例トレーニング

Chapter-8
急性咽頭炎の診断（Diagnosis）について語ろう！

- 208　**1** その咽頭痛は本当に溶連菌性咽頭炎か？
- 216　**2** 溶連菌性咽頭炎には，どの武器がベストか？
- 221　**3** 溶連菌と鑑別すべき咽頭炎
- 231　**4** 命に関わる細菌性咽頭炎──killer sore throat

- 250　索引

あなたも名医！

jmed (ジェイメド) 48

Phaseで見極める！
小児と成人の 上気道感染症

ほとんどの上気道感染症で抗菌薬はいらない？！

ながたクリニック 院長／感染症倶楽部シリーズ 統括代表／加賀市医療センター 感染制御・抗菌薬適正使用指導顧問
永田理希 [著]

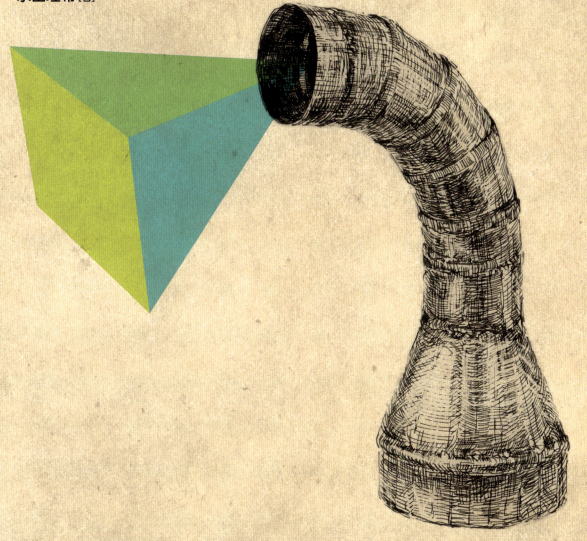

Chapter 1　根拠を持って戦略 (Strategy) を決めよう！

1　根拠を持って上気道感染症を診よう！

軍師RIKI

皆さんは，急性上気道炎の患者さんをどのように診ていますか？

患者さんの状態の評価，つまり診断ができていないと，患者さんに説明もできないし自分も不安になってしまい，何となく抗菌薬を出したり，不安を打ち消すがごとく鼻炎止め，咳止め，熱冷まし，抗炎症薬，整腸剤，気管支拡張薬などいっぱい薬を出しちゃってます．小児科医は上気道を診る訓練はしていないため，中耳炎や鼻副鼻腔炎などを見逃したと言われるのも不安で，ついそんな対応になってしまいます．

小児科
若手医師W

それは内科医も一緒です．肺炎の診かたはわかるのですが，それでも気管支炎かもしれないなどと言いつつ，喉頭蓋炎や鼻副鼻腔炎などを見逃すのも怖いので，念のため抗菌薬など多剤処方をしていました．細菌性上気道炎の診断方法をこれまできちんと学ぶことはなかったです．

内科
若手医師S

妊娠中，授乳中などで薬を飲むことを不安に思う方が産婦人科に風邪症状で受診されますが，頼りにされることはうれしいのですが，やはり学ぶ機会もなく見逃しが怖くなり，つい抗菌薬を出してしまいがちになります．

産婦人科
若手医師M

耳鼻咽喉科医は外科医であるがゆえに手術の修練がメインになることが多く，上気道の所見などは個々の判断・経験で診ることとなり，現状は抗菌薬処方ありきになってしまっています．今のガイドラインに照らし合わせると2歳未満の小児の中耳炎は抗菌薬処方になりますし，鼻副鼻腔炎についても全例内視鏡を行うのは現実的ではないですし……．咽頭炎は喉頭蓋炎と膿瘍症例を見逃さないようにし，所見と症状が強ければ

耳鼻咽喉科
若手医師H

なんとなく抗菌薬処方に……。大学病院は紹介状なしでは受診できないので，コモンな疾患を診ることはほとんどないです。紹介入院症例や手術症例，頭頸部癌の患者さんばかりで。

特に中耳炎は，鼓膜所見を診る自信がないので耳鼻咽喉科に紹介すると，ほぼ全例，抗菌薬を処方されちゃうみたいなので，実際どうなんだろう？と思ってます。

小児科
若手医師N

海外の論文やガイドラインでは，抗菌薬が必要なことはほとんどないと記載があり，日本と異なることが多いですよね。それは，家庭医が診る海外と専門医が診る日本との違いによると，多くの感染症の書籍でまとめられているように思います。そこはどうなんでしょうか？

感染症科
若手医師T

軍師RIKI

確かにそうですね。耳鼻咽喉科の医師も，開業医にでもならない限り，軽症・中等症・重症などの多数の上気道炎を診ることはありません。勤務医の仕事は入院患者の点滴治療や手術，腫瘍やがんなどの治療がメインです。風邪と細菌性上気道炎を見極める訓練をすることはまずありません。局所所見の供覧もしにくいですし，個々で学んでいくしかないのです。ゆえに専門医でもそのスキルに差が出ます。

また，小児科や内科の先生方が上気道感染症の診かたを学ぶことがないように，耳鼻咽喉科の先生が下気道感染症の診かたを学ぶことは残念ながらほとんどありません。しかし，患者さんは気道感染症がメインとなる風邪症状を訴えて，小児科・内科・耳鼻咽喉科を受診します。中規模病院では，患者さんはある程度前医で診断されていたり，症状によって専門科を受診しますが，診療所にはいろいろな風邪症状のある方が受診されます。それをどう診るか医師のスキルが問われるのですが，「診る」ではなく，薬を「処方する」ことだけがメインとなってしまっていることも多いようです。

軽症〜中等症は経口抗菌薬，重症は点滴抗菌薬を処方するだけで，きちんと診て抗菌薬が必要なphaseかどうかを見極めていないことが多いのです。

確かに，上気道感染症の診かたは学ぶ機会がほとんどありません。手術やがん治療，抗菌薬処方は学びますが，「どういったときに抗菌薬が必

耳鼻咽喉科
若手医師H

2　Chapter 1　● 根拠を持って戦略（Strategy）を決めよう！

要か」などの見極めを重要視したことはないかもしれません。
肺炎などの下気道疾患や皮疹を伴う風邪症状に関しても小児科，呼吸器内科の先生にお任せする形で，大学病院で勤務しているとさらに細分化されて，耳・鼻・のど・頭頸部腫瘍などのチームに分かれることになるのでなおさらです。

循環器や血液疾患などの重症・先天性疾患，肺炎，喘息，アレルギー疾患などに比べ，風邪や上気道感染症の診かた，見極めかたなどを学ぶことはありません。特に鼓膜は診る自信がないので，耳鼻咽喉科にお任せしてしまいます。上気道感染症で切開などの外科的処置が必要なものもありますし。だから，なんとなく抗菌薬を処方してしまいます。

小児科
若手医師N

成人に関しては専門医ですから，重症感染症，稀な疾患・鑑別，術後感染症などもよく診ますが，小児に関してはなかなか難しいです。成人でも上気道感染症などの市中感染症領域は，他院での外来アルバイトや時間外当直などで診ることがありますが，開業医の先生方のような経験数はありません。わが子が上気道感染症にかかると，どこの耳鼻咽喉科・小児科の先生に診てもらえばよいのか非常に悩みます。

感染症科
若手医師S

上気道感染症の診かたや見極めかたを学ぶ機会もなかったので，妊婦や産後の方が風邪症状で受診されるとなんとなく不安で抗菌薬を処方してしまいます。「鼻副鼻腔炎でないか心配です」と受診されると，つい……。

産婦人科
若手医師M

実際，どう診ればいいのでしょうか？ 多くの感染症の書籍には，風邪ではない重症疾患などの診断についての記載はあるのですが，よくある細菌性上気道感染症には明確な記載がありません。

内科
若手医師T

軍師RIKI

そうですね！「見る」ではなく，「診る」。そして，きちんと診断して，抗菌薬が必要なphaseかどうかを「見極める」ということが急性上気道感染症のポイントです。まさにそれについて，本書で学んで頂ければと思います。
病気を理解するには解剖を理解しておくことが大切ですので，次項で上気道の解剖についておさらいしましょう！

Chapter 1　根拠を持って戦略（Strategy）を決めよう！

2 上気道の解剖を知るべし！

軍師RIKI

上気道はウイルスや細菌が侵入してくる最初の入口であり，外界とつながっています．ゆえに，ウイルスと細菌感染症との境界を線引きするというよりは，「抗菌薬治療を必要とするphaseか見極める」ことが診断・治療においてのポイントとなるわけです．病気を理解するには，まず解剖を理解することが必要です．上気道の常在菌，ジョー君に上気道内（図1）を探検してもらいながら説明します．

常在菌 ジョー

こんにちは！　ジョーです．
それでは人間の呼吸の基本である鼻から入ります．

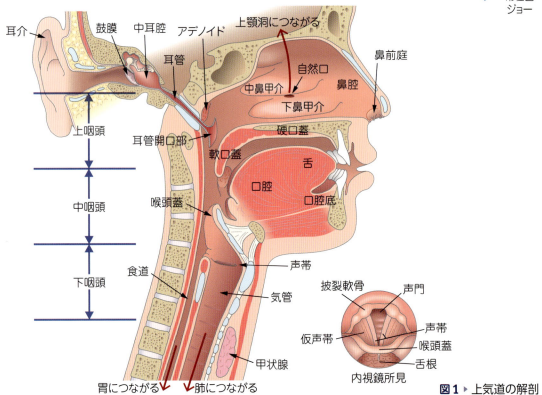

図1 ▶ 上気道の解剖

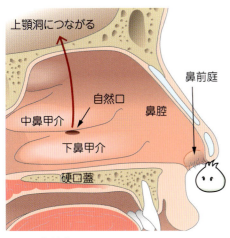

図2 ▶ 鼻前庭

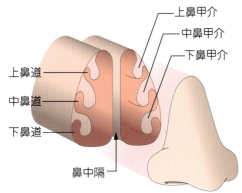

図3 ▶ 鼻道と鼻甲介

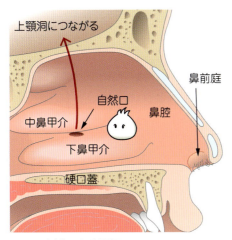

図4 ▶ 自然口と上顎洞

常在菌ジョー：入口に鼻毛が生えているところがあります（図2）。ここは何というところなの？

軍師RIKI：鼻前庭（びぜんてい）といって，皮膚に覆われ，鼻毛・汗腺・皮脂腺があります。鼻を触りすぎたり，擦りすぎることで炎症を起こして鼻前庭炎となる場所ですね。細菌が感染し，とびひになることもあります。

常在菌ジョー：奥に入ると3つの山のようなものがみえます（図3）。この山は何？

軍師RIKI：図3に山の名前を示しました。異物排除と加温・加湿というラジエーターのような役割があります。下鼻甲介は風邪やアレルギーなどで腫れたり，血管収縮薬入りの点鼻薬の連用で腫れっぱなしになることもあります。
鼻中隔という左右の鼻腔の仕切りがありますが，これはまっすぐでないことが多く，すごく曲がっている方もいます。軽い鼻中隔の曲がりは乳児からみられ，年齢とともにその割合と程度が増し，日本人の成人の約9割が大なり小なり曲がっているとされています。

常在菌ジョー：中鼻道を通っていくと途中で穴があり，そこを覗くと大きな洞穴が拡がっています（図4）。これは何？

軍師RIKI：その穴は自然口といって，そこから見える大きな洞穴は副鼻腔の1つである上顎洞になります。この自然口が腫れて塞がると鼻副鼻腔炎が起こります。

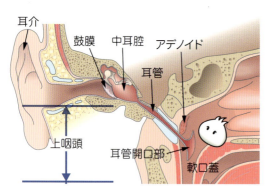

図5 ▶ 上咽頭

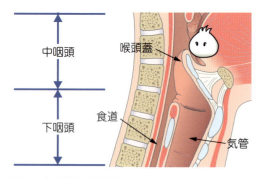

図6 ▶ 中咽頭と下咽頭

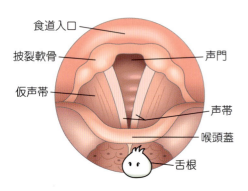

図7 ▶ のどの内視鏡所見

常在菌ジョー：鼻の一番奥にきました（図5）。天井のほうに小山がみえます。その下の左右に1つずつ穴もある……。これは？

軍師RIKI：天井の小山は，アデノイドといってリンパ組織の1つです。大体，7歳までに大きさがピークになります。その下の左右にある穴は，中耳腔につながる管である耳管の開口部です。ここから中耳炎になります。ここから，口蓋垂（のどちんこ）の根元の高さまでを上咽頭と言います。

アデノイドのある場所に成人でEBウイルスにより上咽頭癌ができることがあります。鼻づまりやのどの奥の違和感，耳閉感という訴えで見つかることが多いです。

常在菌ジョー：今，舌の付け根のあたりです。ここから崖の下を覗いています。足元に蓋みたいなものがあって，その間に白いV字がみえます（図6）。V字が開くと中に洗濯機のホースみたいな蛇管がみえて，その上にくぼみがみえます（図7）。

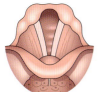 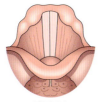

安静・吸気時　　発声時

図8 ▶ 声帯の動き

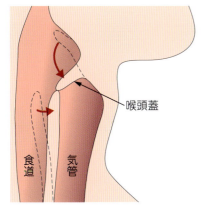

図9 ▶ 喉頭蓋の動き

 軍師RIKI

足元の蓋は喉頭蓋といって，まさにのど（喉）の蓋です。白いV字の振るえながら開閉しているのが声帯です（図8）。V字が開いたときに見える蛇管のようなものは気管でここから肺につながります。

ゴックンと飲み込むと喉頭蓋が気管内に内容物が入らないように蓋をし，上の窪みの食道の入口へ誘導，飲み込んだものを気管ではなく食道〜胃へと入るようにします（図9）。この喉頭蓋が炎症を起こすと喉頭蓋が丸々と腫れ上がり窒息死に至るので，喉頭蓋炎は見逃してはならない疾患です。

 常在菌ジョー

ひえ〜，怖い病気があるのですね。この蓋が感染を起こして腫れ上がると窒息死のリスクになるんですね。

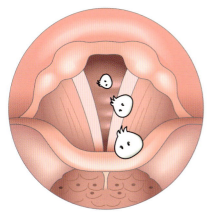

 常在菌ジョー

わーっ！　気管（図10）に入っちゃった！助けて〜。

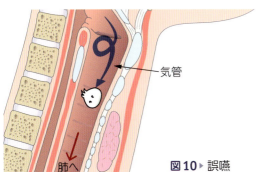

図10 ▶ 誤嚥

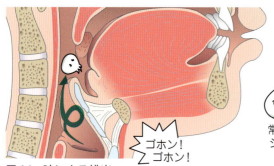

図11 ▶ 咳による排出

常在菌ジョー

あれ～！ 肺からいきなり突風があ！（図11）

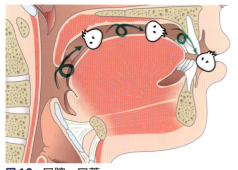

図12 ▶ 口腔～口蓋

常在菌ジョー

口まで一気に来ちゃった（図12）。助かったあ。マジやばかった。
せっかくだし，口の入口からも探検してみよう！ 真ん中にぶら下がっているのと，両側にでっぱりがある（図13）。これは何？

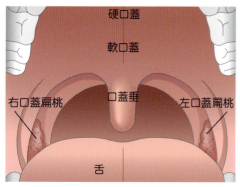

図13 ▶ 口蓋垂と口蓋扁桃

軍師RIKI

真ん中にぶら下がっているのが口蓋垂（のどちんこ）で，両側に出ているものは，口蓋扁桃です。よく扁桃腺と言われますが，「腺」ではないのです（図13）。
口蓋扁桃の大きさは，①埋まっている埋没型，②小サイズのⅠ度，③中サイズのⅡ度，④大サイズのⅢ度の4つに分類されます。もともとのサイズには個人差があり，左右差があることもあります。

軍師RIKI

これで上気道の解剖は大体わかりましたね。従来，感染の原因がウイルスか細菌かの二元論で治療の是非を論じることが多いのですが，そもそも外界とつながっている上気道の感染では，「細菌がいる」ことと「抗菌薬治療が必要である」ことはイコールではないのです。
次章以降で，上気道感染症にかかった場合の治癒過程を解説します。こじれて二次感染に至る過程などを理解しておかないと診断も治療もできません。上気道感染症のphaseを理解すれば，この意味がわかるはずです。

Chapter 2
上気道感染症に関わる微生物（Bacterium）について語ろう！

起炎菌のことなんて，あまり考えたことなかったかも……。
喉が赤い，痛い，咳が長い，ひどい，黄色い鼻水が出る，熱が高い，CRPなどの炎症反応も強いから，抗菌薬を処方していたし，知らなくても治療できたけどなあ。疾患というより患者さんの訴えや所見，CRPの程度を，抗菌薬の処方基準にしてたのだけど，ダメ？

抗菌薬
ゆとり世代医師M

中耳炎だとペニシリン系抗菌薬，鼻副鼻腔炎だとマクロライド系，咽頭炎だと第3世代セフェム系の経口抗菌薬という感じで覚えてました。疾患＝抗菌薬みたいな……。

内科
若手医師S

私は軽症だと経口ペニシリン系，中等症だと第3世代セフェム系，重症だとキノロン系の経口抗菌薬という感じで覚えて，重症度によって，抗菌薬の系統を使い分けるといった形で理解してました。ダメなんですか？ 周りはそんな感じですけど……。

耳鼻咽喉科
若手医師H

上気道感染領域では耐性菌がすごく増えてきているから，ペニシリン系や第3世代セフェム系の経口抗菌薬で無効の場合や重症度の高い場合には，小児で唯一日本で適応のあるキノロン系のTFLX（オゼックス®細粒小児用）やカルバペネム系経口抗菌薬のTBPM-PI（オラペネム®小児用細粒）を処方すると覚えていました。

小児科
若手医師W

軍師RIKI

感染症を治療する際に，必ず知っておくべきはその疾患の起炎菌です。戦うべき「敵」のことを知らないと，抗菌薬の選択など戦い方を理解することができません。
上気道感染症に関わる微生物つまり細菌は，そんなに多くはありません。最低限知っておくべき，細菌たちの特徴をここでは習得しましょう！

Chapter 2 　上気道感染症に関わる微生物（Bacterium）について語ろう！

1 肺炎球菌
Streptococcus pneumoniae

1 肺炎球菌の基本情報

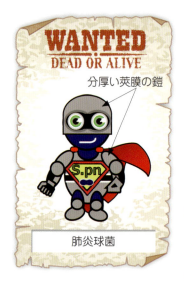

肺炎球菌によって起こる代表的感染症は？
中耳炎・鼻副鼻腔炎・結膜炎・肺炎
髄膜炎・腹膜炎・関節炎・骨髄炎・菌血症・敗血症

- 莢膜の血清型により94種類に分類される。
- 鎧のような莢膜の存在が免疫の貪食作用に抵抗する。
  → 強い病原性を発揮する原因となる。
- 3カ月〜1歳までに20〜50％と高率に上咽頭に保菌。
  5.7±2.9カ月[1]。
- 低年齢における集団保育がハイリスク因子。
- 3歳未満の集団保育児童の保菌率は90％以上。
- 成人では10％未満の保菌率。
- 3歳未満児との同居高齢者や保育士は保菌率上昇。
- ワクチンはプレベナー13®，ニューモバックス®NPが日本認可。

2 グラム染色

- グラム陽性球菌（gram positive coccus；GPC）
  → 外界につながる厳しい環境に生息する菌に多く，そのため厚い細胞壁を保有。ヒトの細胞にはなく，細胞壁を構成しているのがペプチドグリカン。ここを青く染めるのがグラム染色。ゆえにグラム陽性。
- 青く染まった菌体の周囲に透明な莢膜がみえる（図1）。

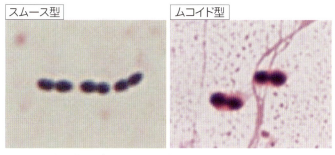

図1 ▶ 肺炎球菌のグラム染色像（×1,000倍）

- ➡ 殻付きピーナッツの形状。
- ☐ スムース型はグラム染色で莢膜が白く抜け透明にみえるが，ムコイド型は赤くみえる（図1）。
- ☐ 培養検体をグラム染色すれば，戦いのスナップショットをみることが可能。
  - ➡ 迅速かつ診断・治療方針に非常に役立つ情報となる。

3 培地コロニー

- ☐ 血液寒天培地の培養で20時間後にはコロニーの形状から肺炎球菌かどうかを高率に推定できる。
- ☐ 緑色にみえる，部分的な溶血となるα溶血環がみられる。
- ☐ β溶血＞α溶血＞γ溶血の順で病原性が強いが，肺炎球菌は例外的に病原性が強い。
- ☐ コロニーの形状により1.0mmほどの正円形で中心が自己融解のために陥没して透明となるスムース型と，2.0mmほどの露滴状で扁平透明となるムコイド型に鑑別される（図2）！
- ☐ スムース型は小児に，ムコイド型は成人に多くみられる。
- ☐ ムコイド型はスムース型に比べ，莢膜が厚く病原性が強いが，耐性菌は少なく，ペニシリン系抗菌薬が奏効する。

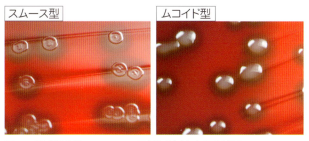

図2 ▶ 肺炎球菌のコロニー形状（血液寒天培地）

4 耐性菌分類 (表1)

☐ 耐性菌は以下の3つ。

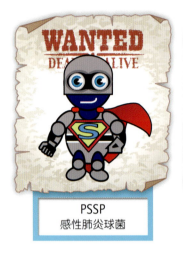
PSSP
感性肺炎球菌

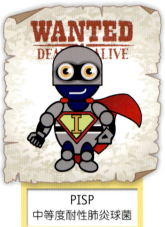
PISP
中等度耐性肺炎球菌

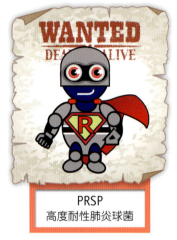
PRSP
高度耐性肺炎球菌

表1 ▶ 微量液体稀釈法による耐性分類 (CLSI基準, 2008年1月〜)

	A. 髄膜炎 (点滴)	B. 髄膜炎以外 (点滴)	C. 髄膜炎以外 (経口) 中耳炎・鼻副鼻腔炎・肺炎 etc
	ペニシリンG	ペニシリンG	ペニシリンG
S	MIC≦0.06μg/mL	MIC≦2.0μg/mL	MIC≦0.06μg/mL
I	—	MIC=4.0μg/mL	0.12μg/mL≦MIC≦1.0μg/mL
R	MIC≧0.12μg/mL	MIC≧8.0μg/mL	MIC≧2.0μg/mL

☐ 2008年1月より, 髄膜炎は髄液移行性が悪いため別の耐性基準とし, 髄膜炎以外の疾患は点滴治療と経口治療では基準を変更。経口治療に関してはそれまでの基準に準じることとした[2]。
　➡ 過去の文献をみるときに要注意!

☐ 2012年の耳鼻咽喉科領域検体での肺炎球菌感受性割合は, この基準で半分がPSSPであとは耐性菌となっており, その12.3%がPRSP (図3)。

 50.9%　　 36.8%　　 12.3%

図3 ▶ 2012年耳鼻咽喉科領域検体の肺炎球菌感受性報告〔CLSI基準　髄膜炎以外:経口における耐性分類 (表1)〕

(文献2を参考に作成)

5 肺炎球菌の薬剤耐性メカニズム

- PBP（ペニシリン結合蛋白）は，βラクタム系（ペニシリン系・セフェム系・カルバペネム系）抗菌薬の作用ターゲットである。
- PBPは細菌の細胞壁の合成に関わる蛋白。
- βラクタム系抗菌薬はこのPBPに結合することにより，細菌の細胞壁の合成を阻害し，細胞内外の浸透圧により溶菌にする。
- *pbp*遺伝子が変異するとβラクタム系抗菌薬が結合できないPBPがつくられ，抗菌薬が結合できない。細菌の細胞壁の合成を阻害できないため，溶菌できない。つまり耐性となる。
- 肺炎球菌の耐性化の分類については，*pbp*遺伝子変異による耐性分類をUbukataらが報告している（**表2**）[3]。
- *pbp1a*，*pbp2b*は，経口ペニシリン系抗菌薬による耐性誘導。
  - ➡ ペニシリン系抗菌薬を中心に処方されている欧米では*pbp2b*変異が多い[3,4]。
- *pbp2x*は，経口第3世代セフェム系抗菌薬よる耐性誘導。
  - ➡ 第3世代セフェム系抗菌薬を中心に処方されている日本では*pbp2x*変異が多い[3,4]。
- 髄膜炎検体の肺炎球菌（日本，2012〜2013年）は，*pbp2x*遺伝子変異を保有する株が83.6％ある（**図4**）[5,6]。

表2 ▶ *pbp*遺伝子変異における耐性分類

pbp1a・*pbp2b*・*pbp2x*	*pbp*遺伝子変異
gene S	変異なし
gene I	1〜2つに変異あり
gene R	3つすべてに変異あり

（文献3を参考に作成）

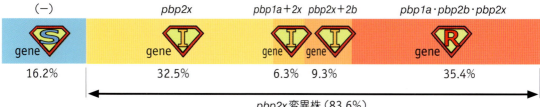

図4 ▶ 2012年髄膜炎検体の肺炎球菌感受性報告〔*pbp*遺伝子変異における耐性分類（表2）〕　（文献5, 6を参考に作成）

➡ 経口第3世代セフェム系抗菌薬により耐性誘導しやすく，使うべきではない！

☐ 日本の耐性肺炎球菌は，マクロライド系抗菌薬耐性遺伝子を保有するものが91.2％と大多数を占め（図5）[5, 6]，*ermB*耐性遺伝子はすべてマクロライド系抗菌薬やCLDMに耐性，*mefA*耐性遺伝子は14・15員環マクロライド系抗菌薬に耐性となる。

➡ 経口マクロライド系抗菌薬は基本，耐性と考えて，使うべきではない！

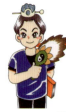

(−)	マクロライド系抗菌薬耐性肺炎球菌（91.2%）			
S	*mefA*	*mefB*		*mefA*＋*ermB*
8.8%	26.7%	50.3%		14.2%

図5 ▶ マクロライド系抗菌薬耐性遺伝子を保有する肺炎球菌の割合　　　（文献5, 6を参考に作成）

肺炎球菌に対しては，基本的にペニシリン系抗菌薬を用いる！

肺炎球菌に対する武器──苦手な抗菌薬は？

		経口抗菌薬	点滴抗菌薬	
S	PSSP 感性肺炎球菌	アモキシシリン （AMPC）	ペニシリンG （PCG）	アンピシリン （ABPC）
I	PISP 中等度耐性肺炎球菌	アモキシシリン（AMPC）	ペニシリンG （PCG）	アンピシリン （ABPC）
R	PRSP 高度耐性肺炎球菌	アモキシシリン（AMPC）	ペニシリンG （PCG）	アンピシリン （ABPC）
		成人：レボフロキサシン（LVFX）	第3世代セフェム （CTRX, CTX）	
		小児：トスフロキサシン（TFLX）		

（髄膜炎は除く）

◉文 献

1) Faden H, et al：J Infect Dis. 1997；175(6)：1440-5.
2) Suzuki K, et al：J Infect Chemother. 2015；21(7)：483-91.
3) Ubukata K, et al：J Infect Chemother. 1997；3(4)：190-7.
4) Muñoz R, et al：Mol Microbiol. 1992；6(17)：2461-5.
5) Chiba N, et al：Emerg Infect Dis. 2014；20(7)：1132-9.
6) Ubukata K, et al：J Infect Chemother. 2013；19(1)：34-41.

Chapter 2 上気道感染症に関わる微生物(Bacterium)について語ろう！

2 インフルエンザ菌
Haemophilus influenzae

1 インフルエンザ菌の基本情報

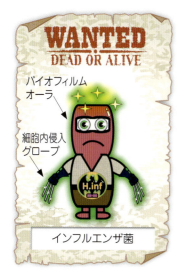

インフルエンザ菌

インフルエンザ菌によって起こる代表的感染症は？
中耳炎・鼻副鼻腔炎・結膜炎・肺炎・蜂巣炎
髄膜炎・喉頭蓋炎・心内膜炎・関節炎・骨髄炎・菌血症・敗血症

- 莢膜の有無や血清型により7種類に分類される。
- バイオフィルム形成能あり[1]。
- 細胞内侵入能あり[1,2]。
- 3カ月〜1歳までに20〜50％と高率に上咽頭に保菌。6.6±3.2カ月[3]。
- 低年齢における集団保育がハイリスク因子。
- 3歳未満の集団保育児童の保菌率は90％以上。
- 成人では10％未満の保菌率。
- 3歳未満児との同居高齢者や保育士は保菌率上昇。
- 日本では，莢膜b型ワクチンはHibワクチン（アクトヒブ®）が認可されているが，無莢膜型ワクチンのPCV10（シンフロリックス®）は2017年2月時点で未承認。
- 肺炎球菌に比べ，無莢膜インフルエンザ菌は病原性が低い。莢膜b型は例外！
- 莢膜b型はほとんどバイオフィルム形成能がないが，無莢膜型はバイオフィルム形成能が高い[4]。
- 無莢膜型の中でも感受性株のほうが耐性株よりバイオフィルム形成能が高い[5]。

- ☐ → 莢膜の血清型と有無により7種類に分類される。

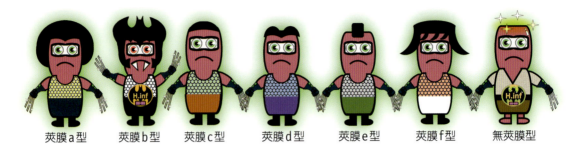

莢膜a型　莢膜b型　莢膜c型　莢膜d型　莢膜e型　莢膜f型　無莢膜型

- ☐ → 血清型・莢膜型による特徴を表1に示す。

表1 ▶ 血清型・莢膜型による特徴

血清型		疾患	好発年齢層
莢膜型	b型 Call me, Hib！	全身性疾患 (髄膜炎・敗血症 肺炎・喉頭蓋炎)	乳幼児 (95%が5歳未満)
	a　c　d　e　f	全身性疾患 (稀)	乳幼児
無莢膜型	無莢膜 = skin head！	局所疾患 (結膜炎・中耳炎 鼻副鼻腔炎・肺炎)	乳幼児 小児 成人

2 グラム染色

- ☐ → グラム陰性桿菌 (gram negative rod；GNR)。
  - ➡ 腸管内のような外界から守られた環境に生息する細菌が多いため、厚い細胞壁 (ペプチドグリカン) がなく、外側に外膜を持つ。
- ☐ → グラム染色で青く染めても脱色し、その後の染色で赤く染まる。ゆえにグラム陰性。
- ☐ → 赤く染まった小さな桿状の形状 (図1)。
- ☐ → 培養検体をグラム染色すれば、戦いのスナップショットを見ることが可能。
  - ➡ 迅速かつ診断・治療方針に非常に役立つ情報となる。

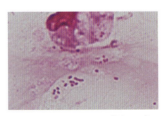

図1 ▶ インフルエンザ菌のグラム染色像 (×1,000倍)

3 培地コロニー

- チョコレート寒天培地の培養で20時間後にはコロニーの形状や培地などからインフルエンザ菌かどうかを高率に推定できる（図2）。

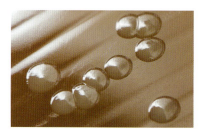

図2 ▶ インフルエンザ菌のコロニー形状（チョコレート寒天培地）

4 耐性菌分類（表2，図3[6]）

- 耐性菌分類は以下の6つ。

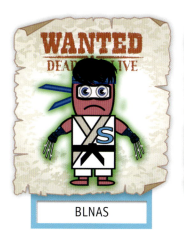

BLNAS

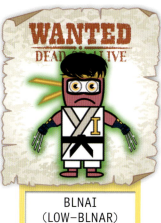

BLNAI
（LOW-BLNAR）

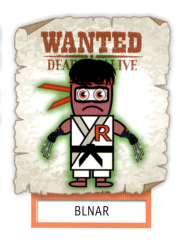

BLNAR

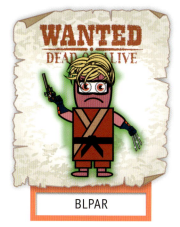

BLPAR

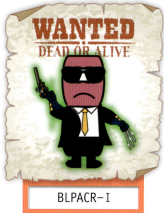

BLPACR-I

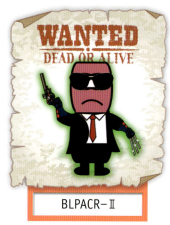

BLPACR-II

- 2012年の耳鼻咽喉科領域検体での肺炎球菌感受性割合は，BLNASは34.0%，BLNAIが15.1%，あとは高度耐性菌となっている（図3）[6]。

表2 ▶ 微量液体稀釈法による耐性分類（CLSI*基準，■は基準がない）

β-lactamase（−）	**S** BLNAS	**I** BLNAI（LOW-BLNAR）	**R** BLNAR
ABPC	MIC≦1.0μg/mL	MIC=2.0μg/mL	MIC≧4.0μg/mL
β-lactamase（+）	**R** BLPAR	**R** BLPACR-I	**R** BLPACR-II
ABPC	MIC≧4.0μg/mL	MIC≧2.0μg/mL	MIC≧4.0μg/mL
AMPC/CVA	MIC≧4.0μg/mL	MIC≧8.0μg/mL	MIC≧8.0μg/mL

＊CLSI：Clinical and Laboratory Standards Institute

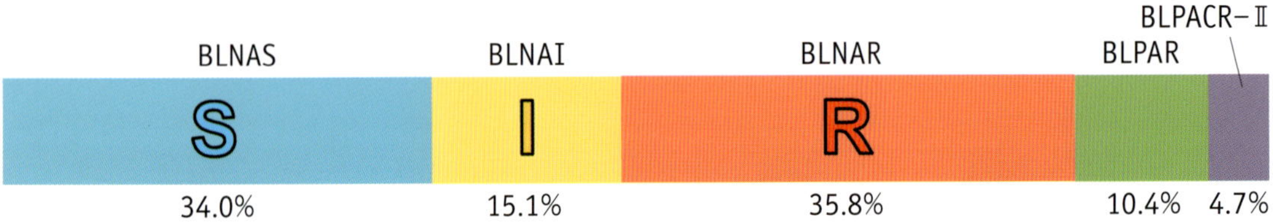

BLNAS	BLNAI	BLNAR	BLPAR	BLPACR-II
S	I	R		
34.0%	15.1%	35.8%	10.4%	4.7%

図3 ▶ 2012年耳鼻咽喉科領域検体のインフルエンザ菌感受性報告〔CLSI基準　微量液体稀釈法における耐性分類（表2）〕

（文献6を参考に作成）

5　インフルエンザ菌の薬剤耐性メカニズム[7]

- PBP（ペニシリン結合蛋白）は，βラクタム系（ペニシリン系・セフェム系・カルバペネム系）抗菌薬の作用ターゲットである。
- PBPは細菌の細胞壁の合成に関わる蛋白。
- βラクタム系抗菌薬はこのPBPに結合することにより，細菌の細胞壁の合成を阻害し，細胞内外の浸透圧により溶菌する。
- $ftsI$遺伝子が変異するとPBP3が構造変化を起こし，セフェム系抗菌薬の感受性が下がる（表3）[7]。

表3 ▶ *pbp*遺伝子変異における耐性分類（*ftsI*遺伝子）

β-lactamase（－）	S geneBLNAS	I geneBLNAI （LOW-BLNAR）	R geneBLNAR
*ftsI*遺伝子変異	変異なし	1つ変異あり	2つ変異あり
β-lactamase（＋）	R geneBLPAR	R geneBLPACR-I	R geneBLPACR-II
*ftsI*遺伝子変異	変異なし	1つ変異あり	2つ変異あり

（文献7を参考に作成）

□→ ほとんどが莢膜b型である髄膜炎検体のインフルエンザ菌（日本，2011年）は，*pbp3*遺伝子変異を保有する株が93.0％ある（図4）[8,9]。

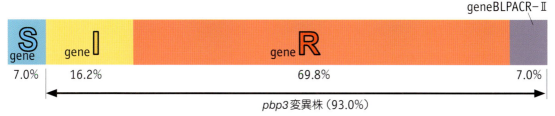

図4 ▶ 2011年髄膜炎検体のインフルエンザ菌感受性報告〔*pbp*遺伝子変異における耐性分類（表3）〕

（文献8，9を参考に作成）

□→ ほとんどが無莢膜型である外来検体インフルエンザ菌（日本，2010年）は，*pbp3*遺伝子変異を保有する株が78.4％ある（図5）[1]。

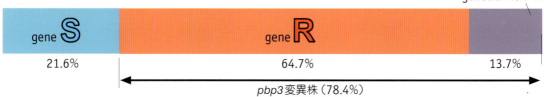

図5 ▶ 2010年外来検体のインフルエンザ菌感受性報告〔*pbp*遺伝子変異における耐性分類（表3）〕

（文献1より引用し改変）

インフルエンザ菌は経口第3世代セフェム系抗菌薬により耐性誘導しやすく，安易に使うべきではない！

- BLNARやBLPACRに関しては，経口抗菌薬においてはニューキノロン系抗菌薬を使わざるをえない。また，PK/PD理論上では，CDTR-PI倍量で対応できる可能性があると言われる（しかし，個人的にはやはり経口第3世代セフェム系抗菌薬は臨床上厳しいと考えている）。
- 点滴抗菌薬であれば，第3世代セフェム系抗菌薬であるCTRXやCTXの効果が期待できる。
- 2009年よりBLNARやBLPACR-Ⅱの株などでニューキノロン系抗菌薬耐性菌の国内報告あり[10, 11]。
    - ➡ 市中感染症に対し，ニューキノロン系抗菌薬を安易に使うべきではない！ ニューキノロン系抗菌薬でないと治癒を期待できないケース以外には使用しない！
- 遺伝子変異を考慮した微量液体希釈法による耐性分類を**表4**に示す。文献などによって，**表5**に示した基準による分類もある。
    - ➡ 文献などの感受性報告をみる際には，どの耐性基準でされているか，注意することが必要！（BLNARそのものが日本に特に多い耐性菌であり，CLSI（Clinical and Laboratory Standards Institute）の微量液体希釈法と遺伝子変異による分類にもズレなどがあるなど，まだ臨床的に使える基準が確立していない。）

表4 ▶ 遺伝子変異を考慮した微量液体希釈法による耐性分類
――第4回耳鼻咽喉科領域感染症臨床分離菌全国サーベイランス基準

＜CLSI基準に比べ，BLNASが1管低く，BLNARが2管低い基準＞

β-lactamase（−）	S BLNAS	R BLNAR	R BLPAR
ABPC	MIC≦0.5μg/mL	MIC≧1.0μg/mL	β-lactamase（＋）

表5 ▶ MIC≧2.0μg/mLをBLNARとする基準

＜CLSI基準に比べ，BLNASは同じでBLNARが1管低い基準＞

β-lactamase（−）	S BLNAS	R BLNAR	R BLPAR
ABPC	MIC≦1.0μg/mL	MIC≧2.0μg/mL	β-lactamase（＋）

インフルエンザ菌による市中感染症に対し，ニューキノロン系抗菌薬を安易に使うべきではない！

インフルエンザ菌に対する武器——苦手な抗菌薬は？

	経口抗菌薬				点滴抗菌薬
BLNAS ➡	アモキシシリン (AMPC)				アンピシリン (ABPC)
BLNAI (LOW-BLNAR) ➡	アモキシシリン (AMPC)				アンピシリン (ABPC)
BLNAR ➡	成人	レボフロキサシン (LVFX)	小児	トスフロキサシン (TFLX)	第3世代セフェム (CTRX, CTX)
BLPAR ➡	アモキシシリン (AMPC)	+	アモキシシリン/クラブラン酸 (AMPC/CVA)		アンピシリン/スルバクタム (ABPC/SBT)
BLPACR-Ⅰ BLPACR-Ⅱ ➡	成人	レボフロキサシン (LVFX)	小児	トスフロキサシン (TFLX)	第3世代セフェム (CTRX, CTX)

（髄膜炎は除く）
注：BLNAR, BLPACR-Ⅰ, BLPACR-Ⅱに対するTFLXなどの抗菌薬の臨床効果については，十分なエビデンスがない．

● 文 献

1) Hotomi M, et al：Auris Nasus Larynx. 2010；37(2)：137-44.
2) Kratzer C, et al：Wien Klin Wochenschr. 2007；119(9-10)：297-302.
3) Faden H, et al：J Infect Dis. 1997；175(6)：1440-5.
4) 加地千春, 他：化療の領域. 2005；21(6)：855-7.
5) 鈴木賢二, 他：化療の領域. 1998；10(8)：1525-8.
6) Suzuki K, et al：J Infect Chemother. 2015；21(7)：483-91.
7) 生方公子, 他：日化療会誌. 2002；50(10)：794-804.
8) 市中急性気道感染症 耐性菌の現況を考える. 紺野昌俊 監, 国際医学出版, 2016, p12.
9) Ubukata K, et al：J Infect Chemother. 2013；19(1)：34-41.
10) 福岡史奈, 他：臨床微生物. 2014；24(3)：213-9.
11) Hirakata Y, et al：Antimicrob Agents Chemother. 2009；53(10)：4225-30.

Chapter 2　上気道感染症に関わる微生物（Bacterium）について語ろう！

3 モラクセラ・カタラーリス
Moraxella catarrhalis

1 モラクセラ・カタラーリスの基本情報

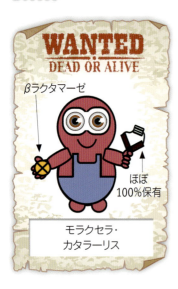

モラクセラ・カタラーリスによって起こる代表的感染症は？
急性中耳炎・鼻副鼻腔炎（間接的病原菌として）
COPDや気管支拡張症の急性増悪（直接的病原菌として）

☐→ 急性中耳炎，鼻副鼻腔炎の三大起炎菌の1つとされているが，肺炎球菌やインフルエンザ菌が直接的病原菌であるのに対し，間接的病原菌（indirect pathogen）とされる。

☐→ βラクタマーゼをほぼ100％保有しており，肺炎球菌やインフルエンザ菌に対する抗菌薬を分解し，これらへの作用を減らしてしまう。

　➡ つまり，間接的に邪魔をする細菌としての役割を果たすことが多い。

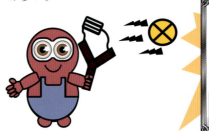

☐→ 非常に弱毒な細菌であり，日和見としての直接的病原菌として存在することもある。

☐→ 下気道の市中肺炎では稀だが，COPDや気管支拡張症の急性増悪時に起炎菌になることが多い。

2 グラム染色

- グラム陰性球菌（gram negative coccus；GNC）。
  → 腸管内のような外界から守られた環境に生息する細菌が多いため，厚い細胞壁（ペプチドグリカン）がなく，外側に外膜を持つ。
- グラム染色で青く染めても脱色し，その後の染色で赤く染まる。ゆえにグラム陰性。
- 赤く染まった双球菌の形状（図1）。
- 培養検体をグラム染色すれば，戦いのスナップショットを見ることが可能。
  → 迅速かつ診断・治療方針に非常に役立つ情報となる。

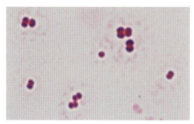

図1 ▶ モラクセラ・カタラーリスのグラム染色像（×1,000倍）

3 培地コロニー

- 血液，チョコレート寒天培地において，20時間後にはコロニーの形状などからモラクセラ・カタラーリスかどうかを推定できる（図2）。

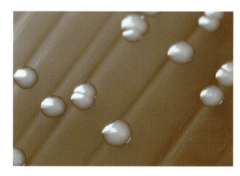

図2 ▶ モラクセラ・カタラーリスのコロニーの形状（チョコレート寒天培地）

モラクセラ・カタラーリスに対する武器──苦手な抗菌薬は？

	経口抗菌薬	点滴抗菌薬
モラクセラ・カタラーリス ➡	アモキシシリン／クラブラン酸（AMPC／CVA）	アンピシリン／スルバクタム（ABPC／SBT）

4 A群β溶血性連鎖球菌（溶連菌）
Streptococcus pyogenes

1 A群β溶血性連鎖球菌（溶連菌）の基本情報

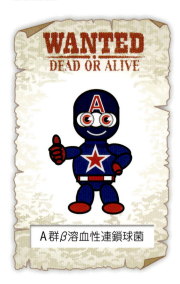

A群β溶血性連鎖球菌（溶連菌）によって起こる代表的感染症は？

咽頭扁桃炎・皮膚軟部組織感染症（丹毒・蜂窩織炎・とびひ・毛嚢炎）・壊死性筋膜炎・猩紅熱・トキシックショック症候群・中耳炎・鼻副鼻腔炎・肺炎・菌血症・感染性心内膜炎
（基本は，皮膚と喉で悪さをするイメージ）

- ☐ 皮膚，上気道（咽頭・鼻腔・喉頭）に常在菌の一部として存在し，小児で5％ぐらいに保菌し，集団保育乳幼児では20％の保菌とも言われる。成人では比較的少ないとされる。
- ☐ 強い病原性があるがペニシリン系抗菌薬に非常に弱い。
- ☐ 感染後免疫反応による疾患としてリウマチ熱・糸球体腎炎がある。
- ☐ C群，G群β溶連菌も似たような感染症を起こし，特に高齢者や基礎疾患のあるハイリスク患者で敗血症となることが多い。
- ☐ 小児の滲出性咽頭扁桃炎の20〜40％がA群β溶連菌，成人は10％以下[1〜3]。
- ☐ 3歳以下で滲出性咽頭扁桃炎を呈することが少なく，発熱・倦怠感・リンパ節腫脹のみとなることが多い[4]。

2 グラム染色

- グラム陽性球菌（gram positive coccus；GPC）。
- 青色に染まり，丸く長い連鎖がみられる（図1）。
- 培養検体をグラム染色すれば，戦いのスナップショットを見ることが可能。
  - ➡ 迅速かつ診断・治療方針に非常に役立つ情報となる。

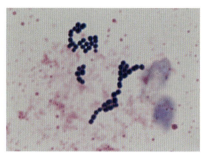

図1 ▶ A群β溶連菌のグラム染色像（×1,000倍）

3 培地コロニー

- 血液寒天培地の培養で20時間後にはコロニーの形状から溶連菌かどうかを高率に推定できる。
- β溶血つまり完全溶血となるコロニーは無色になる（図2）。
- β＞α＞γの順で病原性の強さを溶血性として示している。
- 肺炎球菌はα溶血であるが，例外的に強い病原性を示す。
- γ溶血は*Enterococcus*属（腸球菌）でみられ，弱毒性。

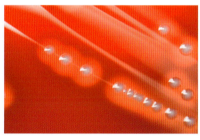

図2 ▶ A群β溶連菌のコロニー形状（血液寒天培地）

4 A群β溶連菌迅速検査キットについて

- A群β溶連菌の迅速検査キット（図3）は，感度・特異度ともに90〜99％[5]。しかし，日本の保険制度では培養とどちらかしか保険が通らない。
- 同様な感染症を起こすC群，G群β連鎖球菌や嫌気性菌である*Fusobacterium*では陰性になる。A群β溶連菌以外の細菌性咽頭扁桃炎を性行為感染症（STD）を含め，注意して判断する。

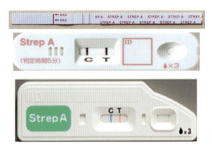

図3 ▶ A群β溶連菌迅速検査キット

☐→ 小児で5%程度保菌していることがあるので，臨床症状を含め，総合的に治療対象かを判断する。菌がいるから叩くのではない！

☐→ ASOは感染後1週間から上昇し，3〜6週でピークになる。ゆえに急性期感染の診断目的に用いることは無意味である。

5　A群β溶連菌の抗菌薬感受性について (図4)

☐→ A群β溶連菌は，ペニシリン系抗菌薬の感受性100%である！

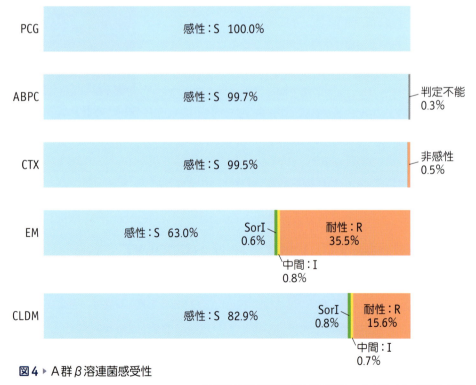

図4 ▶ A群β溶連菌感受性

〔JANIS（厚生労働省院内感染対策サーベイランス），2014より〕

➡ 重症だからといって，キノロン系抗菌薬を使う理由にはならない！

☐→ マクロライド系抗菌薬（EM，CAM，RXM，AZM）は35〜50％で耐性であるため，βラクタム系抗菌薬にアレルギーがある場合での使用には注意する。

☐→ 壊死性筋膜炎やトキシックショック症候群で毒素産生抑制を期待するとき以外のCLDMの使用は，βラクタム系抗菌薬にアレルギーがあるとき以外には控える。15〜20％耐性もある。

A群β溶連菌に対しては，ペニシリン系抗菌薬を使うべし！
重症であってもキノロン系抗菌薬は使わない！

A群β溶連菌に対する武器——苦手な抗菌薬は？

	経口抗菌薬		点滴抗菌薬	
A群β溶連菌 ➡	ベンジルペニシリン（BPG）	アモキシシリン（AMPC）	ペニシリンG（PCG）	アンピシリン（ABPC）
C群β溶連菌 ➡	ベンジルペニシリン（BPG）	アモキシシリン（AMPC）	ペニシリンG（PCG）	アンピシリン（ABPC）
G群β溶連菌 ➡	ベンジルペニシリン（BPG）	アモキシシリン（AMPC）	ペニシリンG（PCG）	アンピシリン（ABPC）

（髄膜炎は除く）

● 文 献

1) McMilka JA, et al:J Pediatr. 1986;109(5):747-52.
2) Espositp S, et al:J Med Microbiol. 2004;53(Pt 7):645-51.
3) Bisno AL:N Engl J Med. 2001;344(3):205-11.
4) ハリソン内科学 第4版（原著18版）．福井次矢，他監訳．メディカル・サイエンス・インターナショナル, 2013, p1023.
5) Choby BA:Am Fam Physician. 2009;79(5):383-90.

Chapter 2　上気道感染症に関わる微生物 (Bacterium) について語ろう！

5　嫌気性菌　*Peptostreptococcus*属, *Fusobacterium*属, *Prevotella*属, *Bacteroides*属

1　嫌気性菌の基本情報

嫌気性菌

*Peptostreptococcus*属
グラム陽性球菌

*Fusobacterium*属
*Prevotella*属
グラム陰性桿菌

横隔膜

*Bacteroides*属
グラム陰性桿菌

嫌気性菌によって起こる代表的感染症は？

脳膿瘍・鼻副鼻腔炎・歯肉炎・歯原性感染症・扁桃炎・扁桃周囲膿瘍・深頸部感染症・嚥下性肺炎・肺膿瘍（肺化膿症）・腹腔内感染症（虫垂炎，肝胆道系感染症など）・骨盤内臓器感染症（PID），糖尿病性足壊疽，壊死性筋膜炎など

- 嫌気性菌は，基本，単独感染 (single agent infection) ではなく混合感染 (polymicrobial infection) をとり，悪臭を伴うことが多い。
- 一般培養では培養されないため，嫌気培養をオーダーしないとわからない。
- 膿瘍を形成するため，外科的ドレナージをしないと培養が出せない。
  ➡ 解剖学的・疾患的に嫌気性菌を想定する場合に治療を行うことが多い。
- 横隔膜より上：ペプトストレプトコッカス（*Peptostreptococcus*）属が中心。
  ➡ 一部以外は，基本，βラクタマーゼを産生しない。
- 横隔膜より下：バクテロイデス・フラジリス（*Bacteroides fragilis*）が中心。
  ➡ βラクタマーゼ産生，CLDM耐性増加傾向あり。
- 抗菌薬だけでは治療不良になることが多く，膿瘍ドレナージ，壊死組織デブリードマンなど外科的治療の併用を常に考慮する必要がある。

注！ 嫌気性菌をカバーする目的でβラクタマーゼ阻害薬配合ペニシリンであるSBT/ABPCやTAZ/PIPCにCLDM，カルバペネム系抗菌薬を併用する意味はなく，害でしかない。

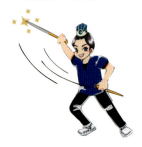

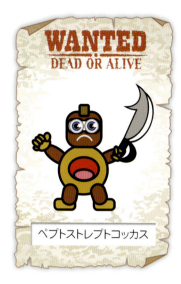

ペプトストレプトコッカス

ペプトストレプトコッカスによって起こる感染症の特徴は？

- 特に横隔前より上の感染症に多い。
- 血行性全身播種により腹腔内膿瘍を起こすこともある。

☐→ グラム陽性球菌（gram positive coccus；GPC）。

☐→ 口腔，腸管，腟の常在菌。

☐→ 基本，βラクタマーゼを産生しない。

☐→ 「嫌気性菌感染症診断・治療ガイドライン2007」[1]による抗菌薬の感受性は以下の通り。

　　PCG，CEZ ➡ 100％

　　CMZ，CTM ➡ 100％

　　FMOX ➡ 100％

　　CLDM ➡ 90％

　　EM ➡ 70〜90％

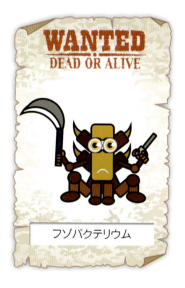

フゾバクテリウム

フゾバクテリウムによって起こる感染症の特徴は？

- 横隔膜より上の感染症で多い。
- 歯原性口腔下顎感染であるLudwig's anginaや内頸静脈敗血症性血栓性静脈炎，つまりLemierre症候群を起こすことがある。

☐→ グラム陰性桿菌（gram negative rod；GNR）。

☐→ 口腔，腸管の常在菌。

☐→ CLDMの耐性化が進んでいる。

☐→ 「嫌気性菌感染症診断・治療ガイドライン2007」[1]による抗菌薬の感受性は以下の通り。

　　ABPC ➡ 50％，SBT／ABPC ➡ 98.7％

　　CEZ ➡ 92.6％，CMZ，CTM ➡ 100％

　　FMOX ➡ 100％

　　CLDM ➡ 66.7％，EM ➡ 10.6％

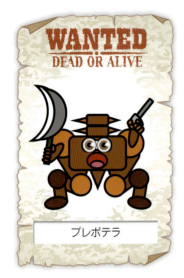

プレボテラ

プレボテラによって起こる感染症の特徴は？

歯原性口腔下顎感染であるLudwig's anginaや歯周〜口腔感染症，扁桃周囲膿瘍，肺膿瘍，骨盤内臓器感染症（PID）など

- □→ グラム陰性桿菌（gram negative rod；GNR）。
- □→ 口腔，腟の常在菌。
- □→ CLDMの耐性化が少しずつ進んでいる。
- □→ 「嫌気性菌感染症診断・治療ガイドライン2007」[1]による抗菌薬の感受性は以下の通り。

    ABPC➡32.2%，SBT/ABPC➡100.0%

    CEZ➡48.1%，CMZ➡100%，CTM➡48.1%

    FMOX➡95.3%

    CLDM➡77.8%，EM➡54.9%

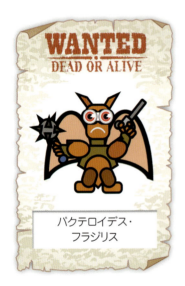

バクテロイデス・フラジリス

バクテロイデス・フラジリスによって起こる感染症の特徴は？

特に横隔膜より下の感染症で多く，腹腔内・骨盤腔内感染症，術後感染症などでみられる。

- □→ グラム陰性桿菌（gram negative rod；GNR）。
- □→ 口腔，腸管，腟の常在菌。糞便中で大腸菌より多く存在。
- □→ βラクタマーゼを産生する。
- □→ CLDM耐性化が顕著。
- □→ 「嫌気性菌感染症診断・治療ガイドライン2007」[1]による抗菌薬の感受性は以下の通り。

    ABPC➡0%，SBT/ABPC➡95.2%

    CEZ➡0%，CMZ➡76.8%，CTM➡0%

    FMOX➡76.0%

    CLDM➡37.1%，EM➡4.8%

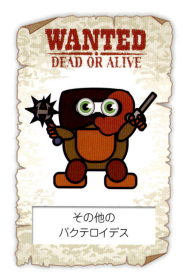

その他の
バクテロイデス

その他のバクテロイデスによって起こる感染症の特徴は？

特に横隔膜より下の感染症で多く，腹腔内・骨盤腔内感染症，術後感染症などでみられる。
消化管手術SSIの起炎菌としても，バクテロイデス・フラジリスと同等の頻度になってきている。

- グラム陰性桿菌（gram negative rod；GNR）。
- 口腔，腸管，腟の常在菌。糞便中で大腸菌より多く存在。
- βラクタマーゼを産生する。
- CLDM耐性化が顕著。
- 「嫌気性菌感染症診断・治療ガイドライン2007」[1]による抗菌薬の感受性は以下の通り。

　ABPC ➡ 10.2%，SBT/ABPC ➡ 100%
　CEZ ➡ 10.2%，CMZ ➡ 82.4%，CTM ➡ 8%
　FMOX ➡ 69.3%
　CLDM ➡ 29.5%，EM ➡ 15.6%

嫌気性菌に対する武器――苦手な抗菌薬は？

	経口抗菌薬		点滴抗菌薬	
ペプトストレプトコッカス ➡	アモキシシリン（AMPC）		ペニシリンG（PCG）	アンピシリン（ABPC）
フソバクテリウム ➡	アモキシシリン（AMPC） ＋	アモキシシリン/クラブラン酸（AMPC/CVA）	アンピシリン/スルバクタム（ABPC/SBT）	
プレボテラ ➡	アモキシシリン（AMPC） ＋	アモキシシリン/クラブラン酸（AMPC/CVA）	アンピシリン/スルバクタム（ABPC/SBT）	
バクテロイデス・フラジリス ➡	アモキシシリン（AMPC） ＋	アモキシシリン/クラブラン酸（AMPC/CVA）	アンピシリン/スルバクタム（ABPC/SBT）	
その他のバクテロイデス ➡	アモキシシリン（AMPC） ＋	アモキシシリン/クラブラン酸（AMPC/CVA）	アンピシリン/スルバクタム（ABPC/SBT）	

●文献

1) 日本化学療法学会，日本嫌気性菌感染症研究会：嫌気性菌感染症診断・治療ガイドライン2007．協和企画，2007．

Chapter 3
上気道感染症に関わるワクチン (Vaccine) について語ろう！

テレビのCMで肺炎予防ワクチン，PPV23（ニューモバックス®NP）のことは聞いたことがあるかも。一生に1回しか接種できなくて，5年しか効果がないんでしょ？ 患者さんには「5年に1度の無料のときに接種すればいい！」という風に話をしているけど違うの？

抗菌薬
ゆとり世代医師M

PPV23（ニューモバックス®NP）が成人用で，PCV7（プレベナー7®）やPCV13（プレベナー13®）は小児用だと理解してましたが，最近PCV13（プレベナー13®）は成人にも接種可とメーカーさんが案内してきました。少し混乱しています。

内科
若手医師S

Hibワクチン（アクトヒブ®）のおかげで，小児の侵襲性細菌感染症である髄膜炎が激減しました。すごいですよね，ワクチンの力って。感動ものです！ PCV（プレベナー13®）の定期接種化によって，肺炎で入院する小児が減ったように感じています。

小児科
若手医師W

PCV13（プレベナー13®）の定期接種化のおかげで，急性中耳炎の鼓膜切開率や入院症例が減ったように思います。髄膜炎などの侵襲性細菌感染症以外でもその恩恵は受けているように実感していますね。ただ，中耳炎や鼻副鼻腔炎での抗菌薬の処方率は変わっていないような印象もあります。

耳鼻咽喉科
若手医師H

軍師RIKI

2017年2月現在，日本で認可されている肺炎球菌のワクチンは，PPV23（ニューモバックス®NP）とPCV13（プレベナー13®）です。PCV7（プレベナー7®）のあとにPCV13（プレベナー13®）が入れ替わりの形で認可されています。インフルエンザ菌に期待できるワクチンはアクトヒブ®のみです。それらがどのようなワクチンで，どのような効果が期待できるのかは，非常に重要なポイントになります。ワクチンを理解せずに，上気道感染症の治療はできません。このChapterで一緒に学んでいきましょう！

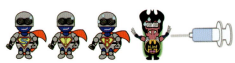

Chapter 3　上気道感染症に関わるワクチン (Vaccine) について語ろう！

1 肺炎球菌ワクチン

1 肺炎球菌ワクチンの種類とカバーする血清型

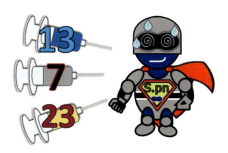

- 肺炎球菌は莢膜の血清型により94種類に分類される。
- PPV (pneumococcal polysaccharide vaccine) 23 (ニューモバックス®NP) は23種類の血清型をカバー。
- PCV (pneumococcal conjugate vaccine) 13 (プレベナー13®) は13種類の血清型をカバー。
- PCV7 (プレベナー7®) は7種類の血清型をカバー。

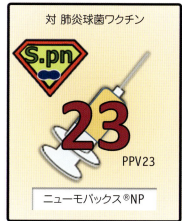
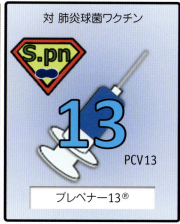
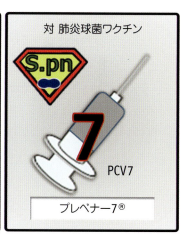

- これら3つの肺炎球菌ワクチンがカバーする血清型を図1に示す。

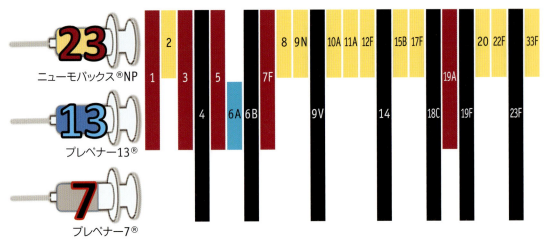

図1 ▶ 各肺炎球菌ワクチンがカバーする血清型

2 PPV23（ニューモバックス®NP）の特徴・臨床効果・血清型カバー率

● 特徴など

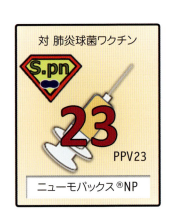

- □ 免疫抗原として，肺炎球菌の莢膜多糖体（ポリサッカライド）を使用。
- □ T細胞非依存性にてB細胞のみに反応するため，免疫原性が弱く，免疫応答持続期間が短い。また，ブースター効果が理論上はない。
- □ B細胞系免疫が未熟な2歳未満には効果が期待できない。
- □ 1・2・3・4・5・6B・7F・8・9N・9V・10A・11A・12F・14・15B・17F・18C・19A・19F・20・22F・23F・33F型の肺炎球菌血清23価のワクチン。
- □ PPV23は1988年3月に承認。肺炎球菌培養の際にウシの結合組織や酵素を使用していたが，それらを使用しないニューモバックス®NPを2006年10月に承認。
- □ 2009年に5年後以降の再接種承認。
- □ 2014年10月より2019年までの期限付き定期接種化。
- □ 適応：2歳以上で肺炎球菌による重篤疾患に罹患するリスクの高い，65歳以上の高齢者，脾臓摘出者，脾機能不全者，肝機能障害や糖尿病などの基礎疾患を持つ者，免疫抑制療法予定の者。

- 定期接種適応：60歳以上で上記ハイリスクのもの，65歳から5歳刻みの高齢者。

● 成人に対するPPV23の臨床効果

- 侵襲性肺炎球菌感染症(invasive pneumococcal disease；IPD)の予防は期待できる可能性あり[1]。
- インフルエンザワクチンとの同時接種で75歳以上では肺炎による入院減少効果の可能性あり[2]。

● 成人IPDのPPV23の血清型カバー率

- 2006～2007年：85.4%のカバー率[3]。
- 2013～2014年：60.0%のカバー率まで低下。つまり，PPVのカバーしていない血清型が40.0%[4]。

3 PCV7(プレベナー7®)の特徴・臨床効果・血清型カバー率

● 特徴など

- 免疫抗原として，肺炎球菌の莢膜多糖体(ポリサッカライド)にキャリア蛋白(無毒化ジフテリア毒素)を結合して使用。
- それによりT細胞依存性の抗原となり，B細胞系免疫の未熟な2歳未満にも効果を期待できるワクチンとなる。
- 複数回接種によるブースター効果あり。
- 4・6B・9V・14・18C・19F・23F型の肺炎球菌血清型7価のワクチン。
- PCV7(プレベナー7®)は，2009年10月に承認され，2013年3月に定期接種化。
- PCV7(プレベナー7®)導入による臨床効果[5〜7]が示されるが，この7価以外の血清型肺炎球菌による症例の増加報告あり[8]。
- これに1・3・5・6A・7F・19A型を加えたPCV13(プレベナー13®)が開発され，2013年11月とわずか8カ月で定期接種をPCV7からPCV13(プレベナー13®)に変更。
- 適応：生後2カ月～6歳未満を接種対象，初回免疫3回，追加免疫1回。

小児・成人に対するPCV7の臨床効果

- 海外報告にて，PCV7（プレベナー7®）導入によりその血清型におけるIPD発症率が5歳未満の小児で94％減少。65歳以上の高齢者でも65％減少。小児の接種により，直接接種していない65歳以上の高齢者に間接的予防効果も示された[5]。
- 海外報告にて，2歳までの小児急性中耳炎初回罹患に対する予防効果は52％，反復罹患の予防効果16％，反復罹患回数の45％減少効果あり[6]。
- 国内PCV導入前（2008〜2010年）の5歳未満小児におけるIPD罹患率に比し，2013年は57％減少[7]。

小児IPDのPCV7の血清型カバー率

- 2006〜2007年：75.3％のカバー率[3]。
- 2014年：2.1％のカバー率まで低下。つまり，PCV7のカバーしていない血清型が97.9％[8]。

4 PCV13（プレベナー13®）の特徴・臨床効果・血清型カバー率

特徴など

- 免疫抗原として，肺炎球菌の莢膜多糖体（ポリサッカライド）にキャリア蛋白（無毒化ジフテリア毒素）を結合して使用。
- それによりT細胞依存性の抗原となり，B細胞系免疫の未熟な2歳未満にも効果を期待できるワクチンとなる。
- 複数回接種によるブースター効果あり。
- 4・6B・9V・14・18C・19F・23F型（PCV7）＋1・3・5・6A・7F・19A型の肺炎球菌血清型13価のワクチン。
- PCV13（プレベナー13®）は，2013年11月に承認され，そのまま定期接種化。
- 2014年6月より，65歳以上の高齢者に承認。
- 適応：生後2カ月〜6歳未満を接種対象，初回免疫3回，追加免疫1回。

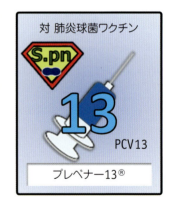

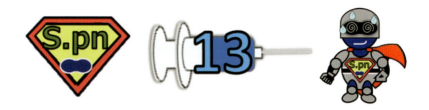

● 小児に対するPCV13の臨床効果

　□ 海外報告にて，2歳までの初回急性中耳炎発症の減少，乳様突起炎などの重症化の減少，鼓膜チューブ挿入術の19%減少効果[9]。

● 成人に対するPCV13の臨床効果

　□ 海外報告にて，65歳以上高齢者において，肺炎球菌性（ワクチン型），菌血症性，非菌血症性の市中肺炎とIPD（ワクチン型）の予防に有効[10]。

● 小児IPDのPCV13の血清型カバー率

　□ 2006～2007年：93.4%のカバー率[3]。
　□ 2010年：90.4%のカバー率[11]。
　□ 2014年：36.5%のカバー率まで低下。つまり，PCV13のカバーしていない血清型が63.5%[8]。

● 成人IPDのPCV13の血清型カバー率

　□ 2006～2007年：93.7%のカバー率[3]。
　□ 2013～2014年：46.0%のカバー率まで低下。つまり，PCV13のカバーしていない血清型が54.0%[12]。

5 PPV23，PCV13，PCV7の比較

　□ PPV23，PCV13，PCV7の比較を**表1**に示す。

表1 ▶ PPV23, PCV13, PCV7の比較

	ニューモバックス®NP	プレベナー13®		プレベナー7®
対象	成人・2歳以上小児	小児	成人	小児
適応	1) 2歳以上の無脾者 2) 2〜64歳のハイリスク患者 3) 65歳以上高齢者	2カ月〜6歳未満	65歳以上高齢者 （推奨に関しては 再評価待ち）	2カ月〜6歳未満
接種回数	5年毎に再接種可	初回3回＋追加1回	1回（＋PPV23）	初回3回＋追加1回
ワクチン抗原	肺炎球菌の莢膜多糖体 （ポリサッカライド）を使用	肺炎球菌の莢膜多糖体（ポリサッカライド）に キャリア蛋白として無毒化ジフテリア毒素を結合したものを使用		
免疫応答	T細胞非依存性… B細胞を活性化！ ↓ B細胞系免疫が未熟な 2歳未満には無効…	莢膜多糖体＋キャリア蛋白としたことにより T細胞依存性に免疫応答を誘導！ B細胞も活性化！ ↓ メモリー細胞を誘導し，ブースター効果あり！ 抗原性や免疫原性がパワーアップ！		
国内承認年	2006年10月	2013年11月	2014年6月	2009年10月
定期接種化	2014年10月〜2019年3月	2013年11月	—	2013年4月〜10月

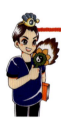

ワクチンがカバーしていない血清型肺炎球菌が増えること（セロタイプリプレイスメント）は，細菌が生き残る術であり避けることはできない！ 抗菌薬の適応やそのphaseを見極め，適切な抗菌薬を適切な量と回数で使用することにより耐性菌の出現を少しでも遅らせるしか手段はない。

◉文 献

1) Moberley S, et al：Cochrane Database Syst Rev. 2013；(1)：CD000422.
2) Kawakami K, et al：Vaccine. 2010；28(43)：7063-9.
3) Chiba N, et al：Epidemiol Infect. 2010；138(1)：61-8.
4) IASR. 2014；35：229-30.
   http://www.nih.go.jp/niid/ja/diseases/a/h-influenzae/1150-idsc/iasr-topic/5045-tpc416-j.html
5) Centers for Disease Control and Prevention (CDC)：MMWR Morb Mortal Wkly Rep. 2005；54(36)：893-7.
6) Eskola J, et al：N Engl J Med. 2001；344(6)：403-9.

7) Suga S, et al：Vaccine. 2015；33(45)：6054-60.
8) 庵原俊昭，他：厚生労働科学研究費補助金　新型インフルエンザ等新興・再興感染症研究事業「Hib，肺炎球菌，HPVおよびロタウイルスワクチンの各ワクチンの有効性，安全性並びにその投与方法に関する基礎的・臨床的研究」平成26年度研究報告書．「小児細菌性髄膜炎および侵襲性感染症調査」に関する研究（全国調査結果）．
9) Marom T, et al：JAMA Pediatr. 2014；168(1)：68-75.
10) Bonten MJ, et al：N Engl J Med. 2015；372(12)：1114-25.
11) 庵原俊昭，他：厚生労働科学研究費補助金　新型インフルエンザ等新興・再興感染症研究事業「新しく開発されたHib，肺炎球菌，ロタウイルス，HPV等の各ワクチンの有効性，安全性並びにその投与方法に関する基礎的・臨床的研究」平成22-24年度研究報告書．「小児細菌性髄膜炎および全身性感染症調査」に関する研究（全国調査結果）．
12) Ambati BK, et al：Ophthalmology. 2000；107(8)：1450-3.

Chapter 3　上気道感染症に関わるワクチン (Vaccine) について語ろう！

インフルエンザ菌ワクチン

1　インフルエンザ菌についてのおさらい

☐→ 前述のごとく，莢膜の血清型と有無により7種類に分類される。

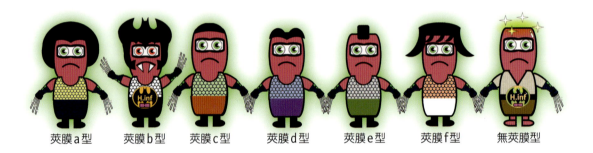

☐→ 莢膜は貪食細胞から逃れる「鎧」の働きをするため，鎧を着た細菌は宿主の持つ免疫機構から排除されにくい特徴を持つ。つまり，<u>莢膜を持っている細菌は莢膜を持たない細菌に比し，病原性が強い。</u>

☐→ インフルエンザ菌の莢膜はa〜fの6つの血清型に分類される。

☐→ <u>侵襲型インフルエンザ菌感染症（髄膜炎，急性喉頭蓋炎，菌血症など）の95％は莢膜b型による。</u>

☐→ インフルエンザ菌には莢膜を持たない無莢膜型が存在し，NTHi (non-typeable *Haemophilus influenzae*) と略して称される。

2 Hib（アクトヒブ®）の特徴・臨床効果

● 特徴など

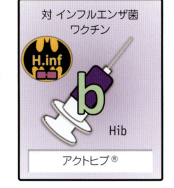

- 免疫抗原として，b型莢膜多糖体（ポリリボシルリビトールリン酸；PRP）にキャリア蛋白（破傷風トキソイド）を結合して使用。
- それによりT細胞依存性の抗原となり，B細胞系免疫の未熟な2歳未満にも効果を期待できるワクチンとなる。
- 複数回接種によるブースター効果あり。
- 致死性疾患の95％の原因となる莢膜b型のみのワクチン。
- 米国では1987年に認可。約20年後の2008年12月にようやく本邦で認可。
- 2010年11月に本邦公費助成開始。
- 2013年4月に本邦定期接種化。
- 髄膜炎，菌血症，急性喉頭蓋炎，鼻副鼻腔炎に伴う眼科周囲蜂窩織炎[1]などの起炎菌が莢膜b型。
- 急性中耳炎，鼻副鼻腔炎，肺炎，結膜炎などの局所疾患の原因となるインフルエンザ菌は無莢膜型であるNTHiであるため，Hibワクチンはこれらの疾患に対する予防効果はない。
- 適応：生後2カ月〜6歳未満を接種対象，初回免疫3回，追加免疫1回。

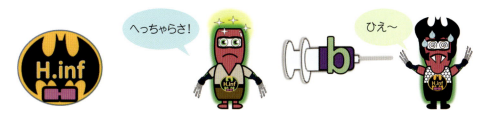

● 小児に対するHibの臨床効果

- 本邦にて，ワクチン導入により，5歳未満の髄膜炎が92％減少，急性喉頭蓋炎を含め非髄膜炎が82％減少[2]。

3 PCV10（シンフロリックス®）の特徴・臨床効果

● 特徴など

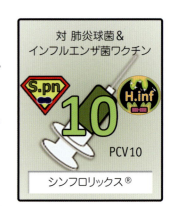

- 免疫抗原として，肺炎球菌の莢膜多糖体（ポリサッカライド）にキャリア蛋白として，破傷風およびジフテリアトキソイドに無莢膜型インフルエンザ菌由来プロテインDを加えて結合し，使用。
- それによりT細胞依存性の抗原となり，B細胞系免疫の未熟な2歳未満にも効果を期待できるワクチンとなる。
- 複数回接種によるブースター効果あり。
- 1，4，5，6B，7F，9V，14，18C，19F，23F型の肺炎球菌血清型10価のワクチン。
- プレベナー13®より3・6A・19A型の3つのカバーが少ないが，交差免疫が期待できるので6A・19A型の抗体も十分に上昇するとされる。3型によるものは小児には稀であると言われている。
- 2015年3月に国内製造発売承認。しかし，2016年3月に定期接種採用は見送り決定。
- 適応：生後1カ月半から5歳未満を接種対象，初回免疫3回＋追加免疫1回。

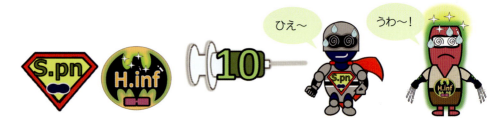

● 小児に対するPCV10の臨床効果

- 海外報告にて，急性中耳炎全体で罹患率の33.6％減少。ワクチン血清型肺炎球菌で57.6％減少，交差反応を含めた血清型肺炎球菌で65.5％減少，無莢膜型インフルエンザ菌（NTHi）で35.3％減少[3]。
- 海外報告にて，IPD症例全体で65％減少，ワクチン血清型肺炎球菌で100％減少，肺炎で18.2％減少，急性中耳炎で16.1％減少であったが統計学的優位差なし，サブグループ解析では，肺炎球菌による急性中耳炎全体では56.1％減少，ワクチン含有血清型肺炎球菌では67.1％減少，無莢膜型インフルエンザ菌（NTHi）で15.0％減少[4]。

● 2歳未満への鼻咽腔への定着予防効果

- 海外報告にて，ワクチン血清型肺炎球菌の定着42.8％減少，無莢膜型インフルエンザ菌（NTHi）の定着42.6％減少[5]。

● PCV10に関する国内ワクチン評価に関する小委員会報告（2016年3月24日）

- PCV13とPCV10を比較した場合，含有される血清型が少ないことなどにより，有効性が若干劣る可能性が否定できないため，現時点で費用対効果の評価も考慮し，PCV10を定期接種として採用しない方針。P6などのほかの共通抗原を使ったワクチン開発も進められているので，そちらも期待したい[6]。

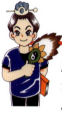
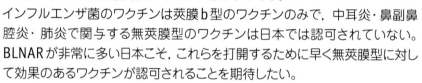

肺炎球菌ワクチンによる侵襲性疾患の減少，重症化の減少などの臨床効果が報告されている。抗菌薬と一緒で，ワクチンのカバーしていない血清型により疾患が増えてくるというセロタイプリプレイスメントは避けられない。しかし幸い，それらは感受性のあるものばかりである。
インフルエンザ菌のワクチンは莢膜b型のワクチンのみで，中耳炎・鼻副鼻腔炎・肺炎で関与する無莢膜型のワクチンは日本では認可されていない。BLNARが非常に多い日本こそ，これらを打開するために早く無莢膜型に対して効果のあるワクチンが認可されることを期待したい。

● 文献

1) Ambati BK, et al：Ophthalmology. 2000；107(8)：1450-3.
2) 庵原俊昭, 他：厚生労働科学研究費補助金 新型インフルエンザ等新興・再興感染症研究事業「新しく開発されたHib, 肺炎球菌, ロタウイルス, HPV等の各ワクチンの有効性, 安全性並びにその投与方法に関する基礎的・臨床的研究」平成22-24年度研究報告書.「小児細菌性髄膜炎および全身性感染症調査」に関する研究（全国調査結果）.
3) Prymula R, et al：Lancet. 2006；367(9512)：740-8.
4) Tregnaghi MW, et al：PLoS Med. 2014；11(6)：e1001657.
5) Prymula R, et al：Vaccine. 2009；28(1)：71-8.
6) Nomura Y, et al：J Clin Immunol. 2008；28(4)：361-9.

Chapter 4
上気道感染症に関わる経口抗菌薬（Drugs）について語ろう！

私の抗菌薬選択基準は，はっきりわからないときは適応菌種が広いと添付文書に書いてある経口第3世代セフェム系。軽症ならペニシリン系，ひどそうだったり，高齢者や，基礎疾患がある患者さんにはキノロン系。慢性疾患ならマクロライド系という感じ。これではダメ？

抗菌薬
ゆとり世代医師M

ガイドラインをみて，疾患ごとに第一選択薬を選びますが，ファーストチョイスとされる抗菌薬がたくさん記載されていて，実際何を選択すればいいのかがよくわかりません。

内科
若手医師S

小児は感染症を起こしやすいのでガイドラインをみたりしていますが，軽症ではペニシリン系，第3世代セフェム系，中等症以上だと経口キノロン系，場合によっては経口カルバペネム系といった記載もあります。マイコプラズマや百日咳を疑う場合にはマクロライド系を処方しますが，最近は耐性が増えたと聞き，キノロン系を処方しがちかも……。

小児科
若手医師W

上気道感染症が多いですが，小児科の先生と同様な処方をすることが多いです。耐性菌が多いため，第3世代セフェム系や経口キノロン系や経口カルバペネム系を最初から使っている先生も多い印象です。中耳炎にはほとんど何かしらの抗菌薬を処方しています。

耳鼻咽喉科
若手医師H

軍師RIKI

日本でも2000年頃より，PK/PD理論に基づく，抗菌薬の選択・用法・用量の解析が進み，臨床に導入されてきました。
なんとなく抗菌薬を処方していた「ゆとり時代」は1990年代に終わり，今や耐性菌が日常外来の市中感染にまで拡がり，このままでは数十年後に抗菌薬という武器がなくなってしまいます。2016年にようやく日本もAMR対策アクションプランを策定，2020年までに外来での抗菌薬の不適切処方を50％まで下げる目標を掲げ，本腰を入れることになりました。病原菌と戦うためにも抗菌薬を根拠を持って選択し，効果的な用法・用量で使えるように，ここでは「抗菌薬という名の武器」の特徴を皆さんと一緒に学んでいきましょう！

Chapter 4 上気道感染症に関わる経口抗菌薬（Drugs）について語ろう！

1 抗菌薬という武器を使いこなすために──PK/PDについて語ろう！

軍師RIKI

一般的な薬は人間の身体に作用しますが，抗菌薬は細菌にのみ作用します。しかしそれは，病原菌だけでなく常在菌にも作用してしまいます。常在菌がいるおかげで病原菌が人間に悪さをしにくくしてくれてもいます。ゆえに，ターゲットとなる病原菌にのみ抗菌薬が効果的に作用するように薬剤を選択し，適切な用法・用量で投与することがポイントになります。

細菌感染症にかかり抗菌薬が必要なphaseになったときに，武器となる抗菌薬をより効果的に使いこなすためにはPK/PD理論を理解しておかなければなりません。

1 PK (pharmacokinetics) とは？

- ☐ PKとは薬物動態学のことで，体内に入った薬がどこの臓器・組織に，どのくらいの濃度で届くのか（いっぱい届くのか，ちょっとしか届かないのか）を示します。
- ☐ 武器である抗菌薬の吸収（Absorption）→分布（Distribution）→代謝（Metabolism）→排泄（Excretion）のADMEを理解することがポイントです。
- ☐ どんなに広域の細菌をカバーしている薬剤でも腸管からの吸収が少なく，ほとんどが体外に排泄されてしまうのでは臨床的な効果は期待できない武器になってしまいます。その割合をバイオアベイラビリティ（生物学的利用能）と言います。**表1**に経口βラクタム系抗菌薬のバイオアベイラビリティを示します[1, 2]。

表1 ▶ 経口βラクタム系抗菌薬のバイオアベイラビリティ

	抗菌薬 略語・一般名	抗菌薬 先発商品名®	バイオアベイラビリティ
ペニシリン系	PCV（PPP） フェノキシメチルペニシリンカリウム	ペニシリン®V 日本未発売	60〜73%
	PCG（BPG） ベンジルペニシリンベンザチン水和物	バイシリン®G	30%以下
	ABPC アンピシリン水和物	ビクシリン®	50〜62%
	SBTPC スルタミシリントシル酸塩水和物	ユナシン®	70〜80%
	AMPC アモキシシリン水和物	サワシリン® パセトシン®	80〜90%
	AMPC/CVA アモキシシリン水和物・クラブラン酸カリウム	オーグメンチン® クラバモックス®	80〜90/30〜98%
第1世代 セフェム系	CEX セファレキシン	ケフレックス®	90〜99%
第1.5世代 セフェム系	CCL セファクロル	ケフラール®	93%
第2世代 セフェム系	CXM-AX セフロキシム アキセチル	オラセフ®	50%
	CTM-HE セフォチアム ヘキセチル	パンスポリン®T 2016年日本発売中止	68%
第3世代 セフェム系	CFDN セフジニル	セフゾン®	25%
	CPDX-PR セフポドキシム プロキセチル	バナン®	46%
	CDTR-PI セフジトレン ピボキシル	メイアクトMS®	16%
	CFPN-PI セフカペン ピボキシル塩酸塩水和物	フロモックス®	35%
	CFTM-PI セフテラム ピボキシル	トミロン®	未記載
カルバペネム系	TBPM-PI テビペネム ピボキシル	オラペネム®	ヒト 未記載 サル 44.9% イヌ 34.8%

（各薬剤のインタビューフォームおよび文献1, 2を参考に作成）

2　PD (pharmacodynamics) とは？

- PDとは薬力学のことで，体内に入った薬が細菌に及ぼす効果，つまり，武器としての力を示しています。これはMIC (minimum inhibitory concentration)，つまり，最小発育阻止濃度で表し，細菌が抗菌薬によって，これ以上増えも減りもしない，菌の増殖を阻止するギリギリの濃度のことです。

3　PK/PD理論とは？

- 上記の2つを組み合わせて，実際の患者さんの状態が改善していくかの治療効果を予測する考え方で，薬物動態とMICを組み合わせた以下の3つが治療効果と相関するパラメータとして，臨床的に使用されます。

> ① TAM (time above MIC)
> ② C_{max}/MIC
> ③ AUC/MIC

- TAM (time above MIC) とは，1日の投与時間の中で抗菌薬の濃度がMICを超えている時間が何％あるかを示し，C_{max}/MICは，最高血中濃度C_{max}がMICの何倍あるか，AUC/MICはAUC (血中濃度−時間曲線下面積) がMICの何倍あるかを示すパラメータです (表2，図1)。

表2 ▶ 各抗菌薬の指標となるPK/PDパラメータ

		TAM	C_{max}/MIC	AUC/MIC	抗菌薬特性	抗菌薬対応
βラクタム系		○			時間依存性	投与回数を増やす！
キノロン系			○	○	濃度依存性	1回投与量を増やす！
マクロライド系	EM	○			時間依存性	投与回数を増やす！
	CAM/AZM	△/	△/	○	濃度依存性	1回投与量を増やす！

βラクタム系：ペニシリン系・セフェム系・カルバペネム系
経口カルバペネム系抗菌薬TBPM-PI (オラペネム®) は，TAMよりC_{max}/MIC，AUC/MICと相関。

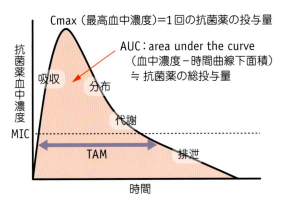

図1 ▶ 治療効果と相関するパラメータ

● 時間依存性：βラクタム系（ペニシリン系・セフェム系・カルバペネム系）

➡ TAM（time above MIC）を増やす！
➡ 1日の投与時間の中で抗菌薬の濃度がMICを超えている時間の割合（％）を増やす！
➡ 1日の投与回数を増やす！

□ 抗菌薬の総投与量が同じであれば，1日1回や1日2回投与より3回投与のほうがTAM（％）はより多くなり，臨床的効果が高くなります。（図2，表3 [3)]）。

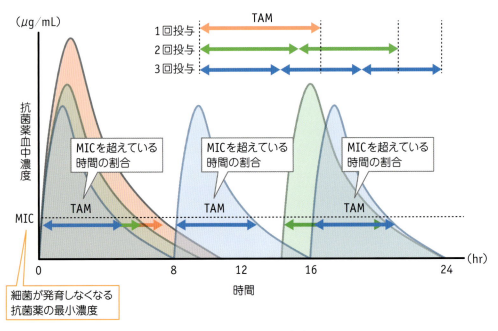

図2 ▶ 1日1回・2回・3回投与した場合のTAMの割合（％）

表3 ▶ 経口βラクタム系抗菌薬で臨床的に必要とされるTAM値

	増殖抑制作用（静菌効果）	最大殺菌作用
カルバペネム系	20%以上	40%以上
ペニシリン系	30%以上	50%以上
セフェム系	40%以上	60%以上

（文献3より引用）

- グラム陰性菌では，PAEがほぼないペニシリン系やセフェム系抗菌薬ではさらにTAM（%）の割合が高く必要とされ，また，免疫異常のある場合には90%以上必要とされるとの報告[4]もあります。

4 PAEとは？

- Post-Antibiotic Effect（PAE）という概念がありますが，これは抗菌薬を細菌に曝露した後に抗菌薬の濃度がMIC以下に低下しても細菌の増殖を抑える効果のことです。
- 細菌が薬剤により受けたダメージに対し回復に時間がかかること，つまり立ち上がるのに時間がかかるようなパンチを受けダウンしたことを示します（図3）。
- 抗菌薬や細菌の種類によってPAEの有無や効果の持続時間が異なります（表4[5]）。
- グラム陽性菌ではすべての抗菌薬でPAEがありますが，グラム陰性菌ではペニシリン系やセフェム系抗菌薬だけはPAEがないか，あっても持続時間が短いため，つまりK.O.パンチする能力を持たないため，その場合には最大殺菌効果を示すTAM（%）の割合を70%以上と高く想定します。

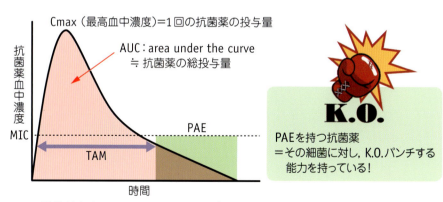

図3 ▶ 抗菌薬血中濃度と時間とPK/PDパラメータ

表4 ▶ PAEと細菌と抗菌薬の関係

	グラム陽性菌 肺炎球菌, 溶連菌 黄色ブドウ球菌 など	グラム陰性菌 インフルエンザ菌 大腸菌, 緑膿菌 など
ペニシリン系	PAEあり	PAEなし PAE短い
セフェム系	PAEあり	PAEなし PAE短い
カルバペネム系	PAEあり	PAEあり
キノロン系	PAEあり	PAEあり
マクロライド系	PAEあり	PAEあり

（文献5より引用）

● → 濃度依存性：キノロン系

➡ C_{max}/MIC と AUC/MIC を増やす！
　C_{max}/MIC ➡ 1回の投与量を増やして抗菌薬の最高濃度を高くする！
　AUC/MIC ➡ 1日の総投与量を増やす！
➡ 十分な総投与量を1回に投与する！

☐ → 抗菌薬の総投与量（AUC）が同じであれば, 1日2回, 3回などの複数回投与より1回投与のほうがC_{max}は高くなり, そのC_{max}は1回量を増やせば高くなります（図4）。

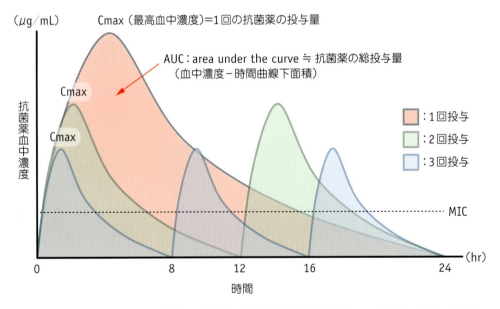

図4 ▶ 1日1回・2回・3回投与した場合の抗菌薬血中濃度とC_{max}/MIC・AUC/MIC

☐ → キノロン系抗菌薬は, グラム陽性菌・陰性菌のいずれの細菌に対してもPAE（K.O.パンチ）を有し, 半減期（抗菌薬の血中濃度が半分になるまでの時間。一般的に半減期の

5倍で血中濃度が0になる）が長いものばかりなので，1日1回投与が可能な武器です。

□→ 抗菌薬の総投与量（AUC）が同じであれば，複数回投与と1回投与を比較すると複数回投与のほうが耐性菌選択濃度域（MSW☞メモ）にとどまる時間が長くなり，耐性菌を誘導するリスクが高くなります。

> **メモ**
>
> **MSWとは？（図5）**
>
> キノロン系抗菌薬を耐性化しにくくするための投与方法のパラメータとして，MSW（mutant selection window），T_{MSW}（time inside MSW），MPC（mutant prevention concentration）がある。MICは細菌が増えないギリギリの濃度，最小発育阻止濃度であり，この近似の濃度では耐性菌が誘導される可能性が高くなる。
>
> MPCは耐性菌を誘導させない濃度，耐性菌出現阻止濃度のことを言う。MICとMPCの間の濃度域では耐性菌を高頻度に誘導させてしまい，この濃度域をMSW（耐性菌選択域）と言う。抗菌薬の濃度がMSWにある時間をT_{MSW}と言う。

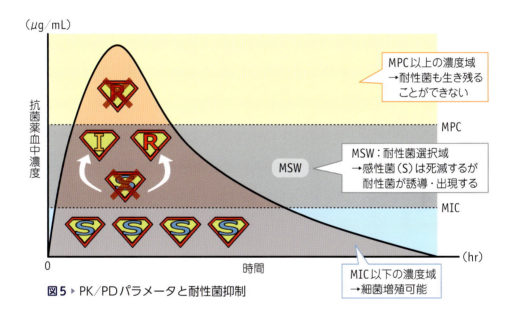

図5 ▶ PK/PDパラメータと耐性菌抑制

□→ 臨床効果を最大限に発揮し，耐性菌を誘導・発現させないためには，Cmax/MICを確保できる十分な量を1回で投与することにより，T_{MSW}を少なくし，MPC以上の濃度を維持する時間を増やすことが可能となります。

□→ 逆に言えば，中途半端な量で2回，3回と複数回投与すると，T_{MSW}を増やし，MPC以上の濃度を達成することができなくなり，耐性菌を誘導・発現させることになります（図6）。

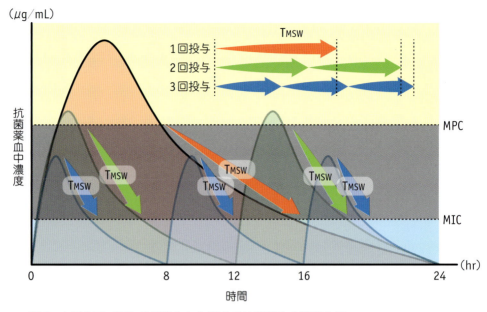

図6 ▶ 1日1回・2回・3回投与した場合の抗菌薬血中濃度とT_{MSW}

□→ 半減期が長く，グラム陽性菌・陰性菌などのいずれの細菌においてもPAEを有するキノロン系抗菌薬の1日1回投与は，臨床効果やアドヒアランスの向上だけでなく，耐性菌誘導・発現の抑制にも適しており，PAEの長さはCmax（最高血中濃度）が高いほど長くなります（**表5**）。ゆえに半減期が短い例外的なキノロン系抗菌薬でない限り，複数回投与する理由はどこにもありません。

表5 ▶ キノロン系抗菌薬におけるAUC/MIC・Cmax/MICの目標値

	PK/PDパラメータ	目標値
肺炎球菌（グラム陽性菌）	AUC/MIC	30～40以上
グラム陰性菌 黄色ブドウ球菌	AUC/MIC	100～125以上
免疫不全患者	Cmax/MIC	8～10以上

目標値は遊離型濃度（血中で蛋白結合している抗菌活性を持つもの）が前提となっているので各キノロン系抗菌薬の蛋白結合率を考慮して判断。

蛋白結合した抗菌薬は膜組織を越えて他の組織へ拡がることができない。つまり，蛋白結合率（％）が高い抗菌薬は患部の組織への濃度が上がらず組織移行性が悪いはず。
「蛋白結合率（％）が高い」ほど，臨床的に働く活性体が少ない。
「蛋白結合率（％）が低い」ほど，臨床的に働く活性体が多い。

●文献

1) 日本語版 サンフォード 感染症治療ガイド2016（第46版）．菊池　賢，他監．ライフサイエンス出版, 2016．
2) 抗菌薬適正使用生涯教育テキスト 改訂版．日本化学療法学会 編．2013．
3) Drusano GL：Clin Infect Dis. 2003；36(Suppl 1)：S42-50．
4) Turnidge JD：Clin Infect Dis. 1998；27(1)：10-22．
5) Craig WA：Eur J Clin Microbiol Infect Dis. 1995；14(7)：636-42．

Chapter 4 上気道感染症に関わる経口抗菌薬 (Drugs) について語ろう！

2 経口ペニシリン系抗菌薬という名の武器の使い方

軍師RIKI

ペニシリンは1929年にフレミングが発見した抗菌薬です。グラム陽性菌をターゲットにした抗菌薬の基本ともいうべき武器となります。上気道細菌感染症で必ず覚えておくべき細菌はグラム陽性菌である肺炎球菌と溶連菌です。つまり，ペニシリン系抗菌薬を使いこなすことができるようになれば，上気道細菌感染症については9割方マスターしたも同然です。

1 作用メカニズム──この武器はどこを攻撃するのか？

- βラクタム系抗菌薬（ペニシリン系・セフェム系・カルバペネム系）は細胞壁合成阻害薬です。
- PBP（ペニシリン結合蛋白）にβラクタム系抗菌薬が作用します（図1）。
- PBPは細菌の細胞壁の合成に関わる蛋白です。
- βラクタム系抗菌薬はこのPBPに結合することにより細胞壁の合成を阻害し，殺菌効果を発揮します。
- 細菌の細胞壁のペプチドグリカン層は人間の細胞やウイルスにはなく，細菌にのみある構造です。
- 風邪などのウイルス感染に抗菌薬をむやみやたらに処方しても，治癒効果や細菌感染の予防効果はありません。それどころか，常在菌を殺し，病原菌が住みやすい環境をつくり，耐性菌を誘導・発現することになり，害でしかありません。

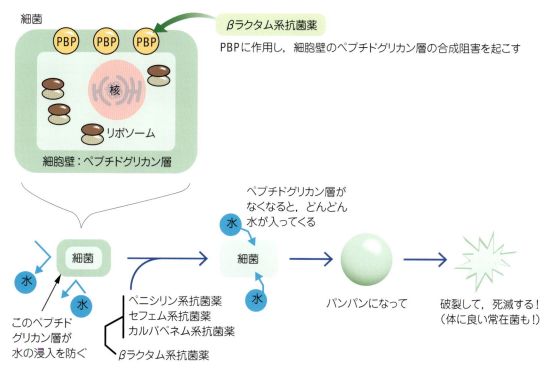

図1 ▶ 細菌への細胞壁合成阻害薬の作用メカニズム

2 経口ペニシリン系抗菌薬の分類と各薬剤の特徴など

軍師RIKI

日本で承認されている経口ペニシリンは，大きく分けて以下の3つに系統分類されます。

p.o.

① 天然ペニシリン：PCV, PCG
② アミノペニシリン：ABPC, AMPC
③ βラクタマーゼ阻害薬配合ペニシリン：ABPC/SBT, AMPC/CVA

これら経口ペニシリン系抗菌薬という名の武器の使い方について，実践的に学んでいきましょう！

1. 経口天然ペニシリン

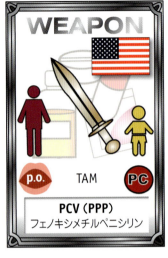
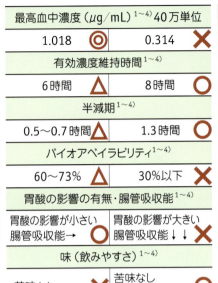
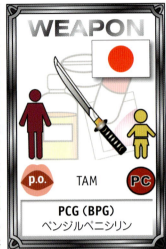

いろいろな書籍や添付文書などにはPCGもPCVもともに分2～3と記載があるが，再燃を抑えしっかり殺菌するためには半減期が非常に短いことなどを考慮すると，PCVもPCGも分4で高用量投与がよいと考える。

● 抗菌スペクトル──どんな細菌に効果がある武器なのか？

1. グラム陽性球菌：肺炎球菌，溶連菌，腸球菌
2. グラム陰性菌：髄膜炎菌
3. 嫌気性菌：ペプトストレプトコッカス属
4. その他：梅毒，レプトスピラ，破傷風菌
   ※黄色ブドウ球菌には無効！　淋菌は耐性化傾向！

● 臨床適応疾患

● 溶連菌による咽頭扁桃炎

☐→ 経口天然ペニシリンにはPCV（ペニシリン®V）とPCG（バイシリン®G）があります。

☐→ 海外ではPCGの腸管吸収能が悪いためPCVが認可されていますが，日本ではなぜかPCVは未承認で，PCGのみ認可されています。

☐→ 経口天然ペニシリンは最高血中濃度も低く（図2）半減期がかなり短いため，また，AMPCなどほかに優れた経口ペニシリン系の武器があるため，使用される場面は日本の臨床現場ではあまり多くありません。

☐→ 総合的に判断するとPCGよりPCVのほうに軍配が上がるのですが，日本では認可

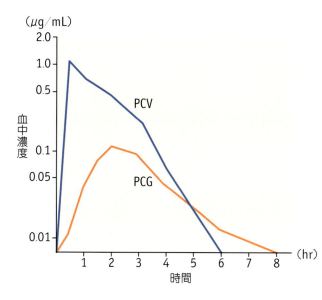

図2 ▶ 小児にPCV，PCGをそれぞれ40万単位経口投与した際の血中濃度

（文献1～4を参考に作成）

- PCGは胃酸の影響を受けやすいので，使用する際には空腹時に内服するのがよいでしょう。
- 両方とも溶連菌に対しては十分臨床効果が期待できますが，それ以外の細菌に対しては抗菌スペクトルがあっても臨床的に使用するのは無理があります。
- 天然ペニシリンの臨床的適応疾患は，「溶連菌による咽頭扁桃炎・蜂窩織炎」です。しかし，経口内服治療できる蜂窩織炎の起炎菌を黄色ブドウ球菌ではなく溶連菌によるものと診断できることは難しく，現実的には「溶連菌による咽頭扁桃炎」しかありません。

	抗菌薬 略語・一般名	抗菌薬 先発商品名®	バイオアベイラビリティ	半減期	臨床的至適用法・用量
天然ペニシリン	PCV フェノキシメチルペニシリンカリウム	ペニシリン®V 日本未発売	60～73%	0.5時間	1日160～240万単位，分3～4 1日5～8万単位/kg，分4
	PCG ベンジルペニシリンベンザチン水和物	バイシリン®G顆粒 40万単位	30%以下	1時間	1日160～240万単位，分4 1日8万単位/kg，分4

※ 本表の該当製剤を使用する場合は，添付文書の「用法・用量」および使用上の注意の内容を確認した上で使用すること。
☞：臨床的至適用法・用量の根拠の詳細はChapter 5参照。

2. 経口アミノペニシリン

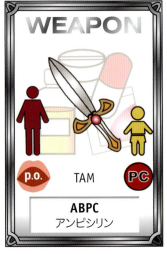

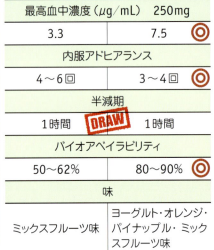

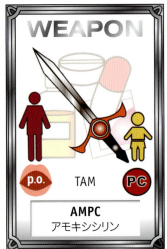

最高血中濃度（µg/mL） 250mg	
3.3	7.5 ◎
内服アドヒアランス	
4〜6回	3〜4回 ◎
半減期	
1時間　DRAW　1時間	
バイオアベイラビリティ	
50〜62%	80〜90% ◎
味	
ミックスフルーツ味	ヨーグルト・オレンジ・パイナップル・ミックスフルーツ味

ABPC アンピシリン　　AMPC アモキシシリン

● 抗菌スペクトル──どんな細菌に効果がある武器なのか？

1. PCGのスペクトラム
2. グラム陽性桿菌：リステリア
3. 感受性のあるインフルエンザ菌・大腸菌・サルモネラ菌，赤痢菌などのグラム陰性菌
4. 嫌気性菌のフゾバクテリウム属もややカバー
   ※バクテロイデス属は無理！

● 臨床適応疾患

1. 感受性のある肺炎球菌肺炎の内服スイッチ
2. 抗菌薬適応phaseの急性中耳炎・鼻副鼻腔炎
3. 歯科領域の口腔内感染症，抜歯後感染の予防投与
4. 梅毒：プロベネシド（高尿酸排泄薬）併用→AMPCの血中濃度アップ目的

☐→ 経口アミノペニシリンにはABPCとAMPCがありますが，AMPCがABPCよりすべてにおいてまさっています。

☐→ 日本では経口アミノペニシリンはAMPC，点滴アミノペニシリンはABPCを使用します（欧州にはAMPCの点滴薬も存在）。

☐→ 成人と小児の臨床的至適用法・用量は以下の通りです。
成人：1日1,500mg，分3（250mg6錠・カプセル，分3）
小児：1日60mg/kg，分3，75〜90mg/kg，分2

☐→ 成人の1,500mgについては保険で切られることはないのでしっかり処方しましょう！　症状により適宜増減と添付文書に記載されています。

- 2012年2月，先発品のサワシリン®細粒10%・パセトシン®細粒10%が1日最大90mg/kgまで処方可能になりました。
- 2012年7月，後発のワイドシリン®細粒10%・20%も同様に1日最大90mg/kgまで処方可能になりました。
- 溶連菌の再燃防止や，肺炎球菌の治療効果アップおよび耐性誘導抑制を目的として，最低でも60mg/kgにしたいのですが，総量が2〜3倍必要となり，小児に飲ませるのが大変になります。
- そこで，力価が倍であるワイドシリン®細粒20%を用いれば，総量は半分にすることが可能です。総量が同じでも力価は倍という処方ができ，小児に飲みやすく，親御さんも安心，臨床効果も十分で医師も満足できます！

	抗菌薬 略語・一般名	抗菌薬 先発商品名®	バイオアベイラビリティ	半減期	臨床的至適用法・用量☞
アミノペニシリン	ABPC アンピシリン水和物	ビクシリン®カプセル250mg	50〜62%	1時間	1日4〜6カプセル，分4（1,000〜3,000mg）
		ビクシリン®ドライシロップ10%			1日25〜50mg/kg，分4
	AMPC アモキシシリン水和物	サワシリン®カプセル125 サワシリン®カプセル250 サワシリン®錠250 パセトシン®カプセル125 パセトシン®カプセル250	80〜90%	1時間	1日6錠・カプセル，分3（1,500mg）
		サワシリン®細粒10% パセトシン®細粒10% ワイドシリン®細粒10%* ワイドシリン®細粒20%*			1日60mg/kg，分3，75〜90mg/kg，分2 最大90mg/kgまで投与可（2012年〜）

＊：後発品
※ 本表の該当製剤を使用する場合は，添付文書の「用法・用量」および使用上の注意の内容を確認した上で使用すること。
☞：臨床的至適用法・用量の根拠の詳細はChapter 5参照。

解説コラム：耐性菌とβラクタマーゼ阻害薬

軍師RIKI

細菌の中には，「βラクタマーゼ」という酵素を搭載することにより，βラクタム系（ペニシリン系・セフェム系・カルバペネム系）抗菌薬を分解し，抗菌薬の殺菌効果を失活させる耐性能力を保有するものがいます。BLPAR（βラクタマーゼ産生アンピシリン耐性インフルエンザ菌）やMSSA（黄色ブドウ球菌），モラクセラ・カタラーリス，バクテロイデスなどがそうです。

βラクタム系抗菌薬 vs βラクタマーゼ産生菌

☐→ βラクタマーゼという武器を搭載している細菌は，βラクタム系抗菌薬を破壊することができます。抗菌薬という武器を失った人間は病原菌に細胞の攻撃を受けることになります。

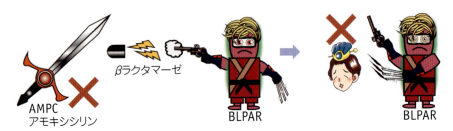

βラクタマーゼ阻害薬配合抗菌薬 vs βラクタマーゼ産生菌

☐→ 細菌がβラクタマーゼという武器で投与された抗菌薬に攻撃をしかけると対βラクタマーゼ専用の攻撃武器であるβラクタマーゼ阻害薬[CVA（クラブラン酸）]により破壊され無効化します。そしてその無防備になった病原菌に対し，βラクタム系抗菌薬という名の武器で攻撃をしかけ，殺菌することができます。二刀流の武器なのです！

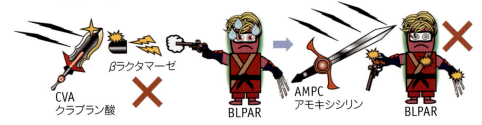

βラクタマーゼ阻害薬

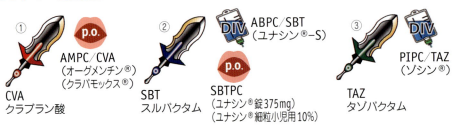

3. 経口βラクタマーゼ阻害薬配合ペニシリン

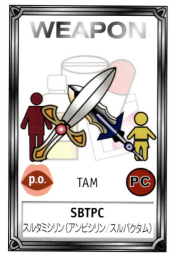

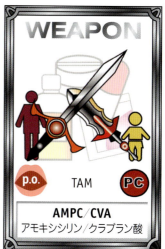

バイオアベイラビリティ	
70〜80%	80〜90% ◎

下痢の頻度			
ユナシン®錠375mg	ユナシン®細粒小児用10%	オーグメンチン®（2:1）	クラバモックス®（14:1）
2.38%	6.31%	0.68%	22.6%

半減期	
1時間	DRAW	1時間

ペニシリナーゼ阻害作用能力	
SBTはセファロスポリナーゼに対する阻害作用が強い！	CVAはペニシリナーゼに対する阻害作用強い！◎

味	
ユナシン®細粒小児用10%	クラバモックス®（14:1）
コーラ味	ミックスフルーツ味

左：SBTPC スルタミシリン（アンピシリン／スルバクタム）
右：AMPC/CVA アモキシシリン／クラブラン酸

● 抗菌スペクトル──どんな細菌に効果がある武器なのか？

1. ABPC & AMPC のスペクトラム
2. βラクタマーゼを産生することにより耐性をきたした細菌
   - MSSA（黄色ブドウ球菌）
   - バクテロイデスを含む多くの嫌気性菌
   - βラクタマーゼ産生アンピシリン耐性インフルエンザ（BLPAR）などのグラム陰性菌
   - モラクセラ・カタラーリス

● 臨床適応疾患

1. 皮膚軟部組織感染症
2. 中耳炎・鼻副鼻腔炎：BLPARやモラクセラ・カタラーリス，嫌気性菌を想定した場合
3. 口腔内・頸部感染症：歯肉膿瘍，咽後膿瘍，扁桃周囲膿瘍，深頸部膿瘍
4. 誤嚥性肺炎などの下気道感染症
5. 腹腔内感染症：虫垂炎，憩室炎，胆道感染症，腹膜炎
6. 骨盤腔内感染症
7. 動物咬傷・ヒト咬傷

- 経口βラクタマーゼ阻害薬配合ペニシリンにはSBTPCとAMPC/CVAがあります。
- SBTPCは，経口投与により腸管から吸収され生体内ではABPC/SBTになります。
- ABPCとAMPCは，総合的にAMPCがまさっています。
- βラクタマーゼ薬であるSBTとCVAを比べると，ペニシリナーゼに対する阻害作用が強いCVAが理論上ペニシリン薬の配合薬として組み合わせるにはベストです。
- 経口βラクタマーゼ阻害薬配合ペニシリンとして臨床的に使う一番の武器はAMPC/CVAです。
- 日本で成人に使用するAMPC/CVA（オーグメンチン®）は2：1の比率の薬剤であり，世界基準に比べAMPCが250mg少なくなっています。
- ゆえに日本で成人に処方する場合には，AMPC/CVA（オーグメンチン®）＋AMPC 250mgとしてAMPC 250mgを補った形で投与します。これによりAMPCの1回処方量は500mg，1日1,500mgと世界基準となります。
- 小児用AMPC/CVA（クラバモックス®）はAMPC 90mg/kg，CVA 6.4mg/kgであり，14：1の比率の薬剤です。
- 小児用AMPC/CVA（クラバモックス®）は高用量であるがゆえに下痢が比較的起こりやすいので注意しましょう。

	抗菌薬 略語・一般名	抗菌薬 先発商品名®	バイオアベイラビリティ	半減期	用法・用量
アミノペニシリン／βラクタマーゼ阻害薬	SBTPC スルタミシリントシル酸塩水和物	ユナシン®錠375mg	70〜80%	1時間	1日2〜3錠，分2〜3 （750〜1,125mg）
		ユナシン®細粒小児用10%			1日15〜30mg/kg，分3
	AMPC/CVA アモキシシリン水和物・クラブラン酸カリウム	オーグメンチン®配合錠125SS オーグメンチン®配合錠250RS （2：1）	80〜90%／30〜98%	1時間	1日3〜4錠，分3〜4 （375〜1,000mg）
		クラバモックス®小児用配合ドライシロップ （14：1）			1日96.4mg/kg，分2

※本表の該当製剤を使用する場合は，添付文書の「用法・用量」および使用上の注意の内容を確認した上で使用すること。

経口ペニシリン系抗菌薬：AMPC ⇔ 点滴バージョン：ABPC
経口βラクタマーゼ阻害薬配合ペニシリン：AMPC/CVA ⇔ 点滴バージョン：ABPC/SBT

軍師RIKI

日本で承認されている経口ペニシリン系という名の武器のうち，覚えて使いこなすべきは下記の3つ！

① 天然ペニシリン：PCG
② アミノペニシリン：AMPC
③ βラクタマーゼ阻害薬配合ペニシリン：AMPC/CVA

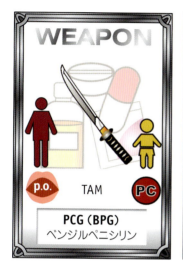

PCG（BPG）
ベンジルペニシリン

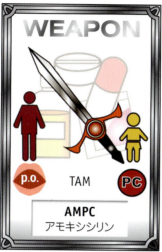

AMPC
アモキシシリン

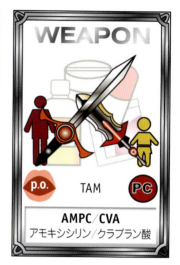

AMPC/CVA
アモキシシリン／クラブラン酸

● 文献

1) 藤田晃三, 他：臨床薬理. 1983；14(2)：399-401.
2) Fujita K, et al：Pediatr Pharmacol (New York). 1983；3(1)：37-41.
3) Steele RW, et al：Clin Pediatr (Phila). 1997；36(4)：193-9.
4) 日本語版 サンフォード 感染症治療ガイド2016（第46版）．菊池 賢, 他監．ライフサイエンス出版, 2016.

3 経口セフェム系抗菌薬という名の武器の使い方

軍師RIKI

日本の注射薬・経口抗菌薬を含めた使用量は，経口抗菌薬の割合が90％以上ときわめて高く，中でも経口セフェム系抗菌薬が27％を占め，さらにその80％が第3世代経口セフェムであるとされています。薬剤耐性率の国際比較の報告では，耐性肺炎球菌の割合が一番多いのが日本という残念な結果となっています。

日本の耐性肺炎球菌は経口第3世代セフェムにより誘導される*pbp2x*変異が多く，抗菌薬の適正使用，特に経口第3世代セフェム系抗菌薬の乱用防止が重要となります。

p.o.

1 作用メカニズム──この武器はどこを攻撃するのか？

- βラクタム系抗菌薬（ペニシリン系・セフェム系・カルバペネム系）は細胞壁合成阻害薬です。
- PBP（ペニシリン結合蛋白）にβラクタム系抗菌薬が作用します。
- PBPは細菌の細胞壁の合成に関わる蛋白です。
- βラクタム系抗菌薬はこのPBPに結合することにより細胞壁の合成を阻害し，殺菌効果を発揮します。
- 細菌の細胞壁のペプチドグリカン層は人間の細胞やウイルスにはなく，細菌にのみある構造です。

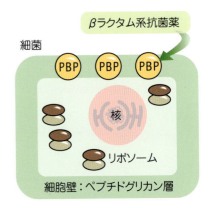

- 風邪などのウイルス感染に抗菌薬をむやみやたらに処方しても，治癒効果も細菌感染の予防効果もありません．常在菌を殺し，病原菌が住みやすい環境をつくり，耐性菌を誘導・発現することになるので，害でしかありません．

2 経口セフェム系抗菌薬の分類と各薬剤の特徴など

軍師RIKI

日本で承認されている経口セフェムは大きく分けて以下の3つに系統分類されます．

① 第1世代セフェム
② 第2世代セフェム
③ 第3世代セフェム

点滴製剤では，第3世代の扱いや考え方も違いますし，第4世代セフェムというのもありますが，ここでは「経口セフェム系抗菌薬という名の武器の使い方」についての実践的な知識を学んでいきましょう！

● セフェム系抗菌薬の種類とその分類

- 経口・点滴製剤を含め，第1世代，第2世代，第3世代，第4世代の4世代のセフェム系抗菌薬が日本で認可を受けています．
- 新しい世代ほど，古い世代より優れた薬剤という理解はまったくの無意味であり，一般的に世代が新しくなるにつれ，グラム陰性菌のカバー率が改善されていき，それに伴い，実はグラム陽性菌に関してはカバー率が下がっています．
- 点滴第4世代セフェムに関しては，それらを双方ともカバーした広域スペクトルな薬剤となり，イメージとしては「カルバペネム系抗菌薬のカバーから嫌気性菌のバクテロイデスなどのカバーをなくした感じ」です．
- 経口カルバペネム系抗菌薬に関しては点滴カルバペネム系よりカバー率が下がっている例外的な薬剤なので注意しましょう．髄液移行性は点滴第3世代と点滴第4世代のみ，みられます（経口の場合は無理！ しかし，筆者は一度だけ髄膜炎の診断？ で経口第3世代セフェムを用いた治療をしている医師をみかけたことがあります……）．

グラム陽性菌
第4世代セフェム≒第1世代セフェム＞第2世代セフェム＞第3世代セフェム

グラム陰性菌
第4世代セフェム≒第3世代セフェム＞第2世代セフェム＞第1世代セフェム

第4世代セフェム系抗菌薬のスペクトルイメージ
第4世代セフェム＝第1世代＋第3世代（1＋3＝4）

● セフェム系抗菌薬が無効（苦手な）細菌

▫ セフェム系抗菌薬の無効の細菌は以下の通りです。

細胞内寄生菌（マイコプラズマ，クラミジア，レジオネラなど）
腸球菌
MRSA
嫌気性菌→セファロスポリン系セフェムは基本的に苦手
ESBL（extended-spectrum β-lactamase）産生菌：大腸菌やクレブシエラなど

▫ 日本で認可され，頻用されている経口セフェム系抗菌薬は9種類あります。これらをきちんと使いこなせるように，以下，世代別に詳細に説明します。

1. 経口第1世代セフェム系抗菌薬

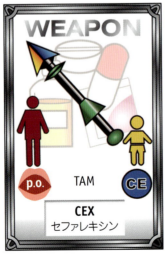
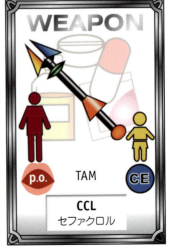

● 抗菌スペクトル──どんな細菌に効果がある武器なのか？

1. グラム陽性球菌
   - MSSA（黄色ブドウ球菌）や溶連菌をカバー（しかし，肺炎球菌はカバーできない，腸球菌も無理）
2. グラム陰性菌
   - 腸内細菌（PEK）➡ プロテウス（*Proteus mirabilis*）・大腸菌（*E.coli*）・クレブシエラ（*Klebsiella pneumoniae*）の3つ。
   ※嫌気性菌でもバクテロイデスなどはカバーできない！
   ※インフルエンザ菌も無理！

● 臨床適応疾患

1. 皮膚軟部組織感染症（蜂窩織炎，とびひ，外耳道炎など）→ MSSA（黄色ブドウ球菌）や溶連菌が起炎菌
2. 術前投与（SSI予防）→ MSSA（黄色ブドウ球菌）がターゲット
3. 感受性のある尿路感染症（腸内細菌：PEK）→ 施設のアンチバイオグラム次第

- □→ バイオアベイラビリティはCEX 90～99％，CCL 93％。
- □→ 半減期はCEX 1～2時間，CCL 0.5時間。
- □→ L-（徐放剤）は二峰性の血中濃度にて1日2回で投与可能。
- □→ CCLは文献などや他の書籍などでは第2世代セフェムに分類されていることがあります。→真の第1世代セフェムはCEX。
- □→ アナフィラキシーショックの発生率でみると，CCL 0.05％，CEX 0.0041％，ABPC 0.0048％と他の薬剤より10倍以上高くなっています[1]。
- □→ CEXよりCCLのほうが半減期が短いのになぜか1日分3の記載……（理論上は分4）。
- □→ 上記を考慮すると，覚えて使いこなすべき経口第1世代セフェム系抗菌薬はCEXです。

	抗菌薬 略語・一般名	抗菌薬 先発商品名®	バイオアベイラビリティ	半減期	用法・用量
第1世代 セフェム系	CEX セファレキシン	ケフレックス®カプセル250mg	90～99％	1～2時間	1日4～8カプセル，分4 （1,000～2,000mg）
		ケフレックス®シロップ用細粒100 ケフレックス®シロップ用細粒200			1日25～100mg/kg，分4
		L-ケフレックス®顆粒 （500mg）		胃溶性と腸溶性の混合顆粒で二峰性を示すため半減期不明	1日1,000～2,000mg，分2
		L-ケフレックス®小児用顆粒 （200mg）			1日25～100mg/kg，分2
第1.5世代 セフェム系	CCL セファクロル	ケフラール®カプセル250mg	93％	0.5時間	1日3～6カプセル，分3 （750～1,500mg）
		ケフラール®細粒小児用100mg			1日20～40mg/kg，分3
		L-ケフラール®顆粒375mg		混合顆粒 半減期不明	1日750～1,500mg，分2

※本表の該当製剤を使用する場合は，添付文書の「用法・用量」および使用上の注意の内容を確認した上で使用すること。

2. 経口第2世代セフェム系抗菌薬

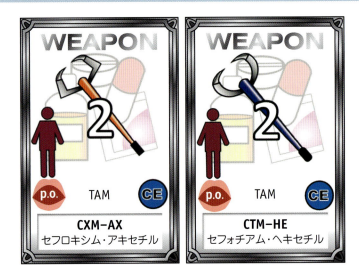

- 抗菌スペクトル――どんな細菌に効果がある武器なのか？

1. グラム陽性球菌
    - MSSA（黄色ブドウ球菌）は第1世代に劣る
    - 溶連菌は第1世代と同等以下
    - 肺炎球菌は耐性化が進み，厳しいことが多い（施設のアンチバイオグラム次第）
    - 腸球菌は，基本的にセフェム系は無理
2. グラム陰性菌
    - 腸内細菌（PEK：プロテウス，大腸菌，クレブシエラ）
    ※嫌気性菌もバクテロイデスなどは無理！
    - インフルエンザ菌とモラクセラ・カタラーリスに関しては第1世代より改善！
    ※BLNAR（βラクタマーゼ非産生アンピシリン耐性インフルエンザ菌）は無理！
    - モラクセラ・カタラーリスはAMPC/CVAでカバーできる

- 臨床適応疾患

1. 軽症の市中尿路感染症：ST合剤やキノロン系抗菌薬などが使えない妊婦の膀胱炎など

- 経口第2世代セフェム系抗菌薬にはCXM-AXとCTM-HEがあります。
- バイオアベイラビリティはCXM-AX 50％，CTM-HE 68％。
- 半減期はCXM-AX 1時間，CTM-HE 0.6時間。
- CTM-HEは2016年7月販売中止，2017年3月には在庫消失となります。安易な抗菌薬処方のため耐性誘導が進み，軽症の市中感染症にしか使えなくなり，シェアが伸びず，ついに販売中止になりました。
- 残ったCXM-AXはバイオアベイラビリティが50％と低く，使い道がありません。

➡臨床の現場で経口第2世代セフェムは使う選択肢は消えました……。

	抗菌薬 略語・一般名	抗菌薬 先発商品名®	バイオアベ イラビリティ	半減期	用法・用量
第2世代 セフェム系	CXM-AX セフロキシム アキセチル	オラセフ®錠250mg	50%	1時間	1日3～6カプセル, 分3 (750～1,500mg)
	CTM-HE セフォチアム ヘキセチル	パンスポリン®T錠 100mg・200mg 2016年日本発売中止	68%	0.6時間	1日3～6錠, 分3 (300～1,200mg)

※本表の該当製剤を使用する場合は, 添付文書の「用法・用量」および使用上の注意の内容を確認した上で使用すること.

3. 経口第3世代セフェム系抗菌薬

軍師RIKI

日本の抗菌薬使用については, 経口抗菌薬の割合が90%ときわめて高く, その中で経口マクロライド系抗菌薬の33%とともにツートップの27%の処方率を占める経口セフェム系抗菌薬. その処方の80%が経口第3世代セフェムであるとされています.

薬剤耐性率の国際比較の報告では耐性肺炎球菌 (PRSP) の割合が日本は一番多く, 日本の耐性インフルエンザ菌特有とされる無莢膜型のβラクタマーゼ非産生アンピシリン耐性インフルエンザ菌 (BLNAR) がかなり増えてきており, 特に上下気道感染症治療において臨床の現場で問題となっています.

日本でよく処方される経口第3世代セフェム系抗菌薬は以下の5つです.

①CPDX-PR (セフポドキシム プロキセチル:バナン®)
②CFDN (セフジニル:セフゾン®)
③CFTM-PI (セフテラム ピボキシル:トミロン®)
④CFPN-PI (セフカペン ピボキシル:フロモックス®)
⑤CDTR-PI (セフジトレン ピボキシル:メイアクトMS®)

これらの特徴を一つひとつ解析し, 安易な処方をしてはいけないその根拠をきちんと理解した上で, 適正使用のスキルを一緒に身につけていきましょう!

3-1. CPDX-PR（セフポドキシム プロキセチル：バナン®）

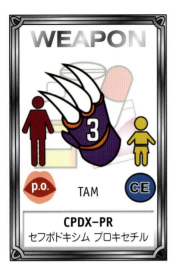

● 抗菌スペクトル──どんな細菌に効果がある武器なのか？

1. グラム陽性球菌
   - 溶連菌
   - 肺炎球菌
   ※ MSSA（黄色ブドウ球菌）は適応菌種に記載あるが，MIC が非常に高く無理！
2. グラム陰性菌
   - 腸内細菌（PEK：プロテウス，大腸菌，クレブシエラ）
   ※ 嫌気性菌もバクテロイデスなどは無理！
   - インフルエンザ菌とモラクセラ・カタラーリス

☐→ バイオアベイラビリティは46％。経口第3世代セフェム系抗菌薬の中では高めですが，所詮半分以下です。

☐→ 半減期が2時間しかないにもかかわらず1日分2と，PK/PD的には物足りません。もはや，いらない武器の1つと言えます。

☐→ バナン®ドライシロップはオレンジ味。

	抗菌薬 略語・一般名	抗菌薬 先発商品名®	バイオアベイラビリティ	半減期	用法・用量
第3世代 セフェム系	CPDX-PR セフポドキシム プロキセチル	バナン®錠100mg	46%	2時間	1日2〜4錠，分2 （200〜400mg）
		バナン®ドライシロップ 5%（50mg）			1日6〜13.5mg/kg 分2〜3

※ 本表の該当製剤を使用する場合は，添付文書の「用法・用量」および使用上の注意の内容を確認した上で使用すること。

3-2. CFDN（セフジニル：セフゾン®）

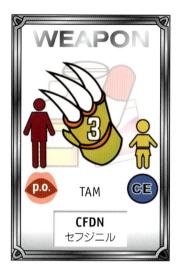

● 抗菌スペクトル──どんな細菌に効果がある武器なのか？

● 好気性菌に対するスペクトルはCCLと同じレベル
※嫌気性菌もバクテロイデスなどは無理！

- バイオアベイラビリティは25%，つまり内服した薬の3/4が尿や便となり体外に排泄されてしまい，無駄になるということです。
- 半減期は1.7時間。
- セフゾン®細粒はストロベリー味で飲みやすいので，この薬剤を選択したがる医師は「薬は飲んでくれてナンボだからあえてこれを選ぶ」という論理を唱えることが多いようです。
- しかし，飲んでほとんどが排泄され4分の1しか血中に残らないのであれば，飲みやすくても内服させる意味がありません。

	抗菌薬 略語・一般名	抗菌薬 先発商品名®	バイオアベイラビリティ	半減期	用法・用量
第3世代 セフェム系	CFDN セフジニル	セフゾン®カプセル50mg セフゾン®カプセル100mg	25%	1.7時間	1日3カプセル，分3 （300mg）
		セフゾン®細粒小児用10%			1日9～18mg/kg，分3

※本表の該当製剤を使用する場合は，添付文書の「用法・用量」および使用上の注意の内容を確認した上で使用すること。

3-3. CFTM-PI（セフテラム ピボキシル：トミロン®）

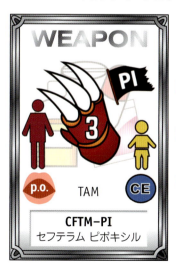

● 抗菌スペクトル──どんな細菌に効果がある武器なのか？

● 第3世代であるので適応菌種は広いけれど，ただ広いだけ……

- 溶連菌には効きますが，ペニシリン系の十分量にまさるとは思えません。反復性の場合の苦肉の策？
- BLNARのMICは2，BLPARのMICは4とCFPN-PIやCDTR-PIと比較し，非常に高い……。
- バイオアベイラビリティはどこを調べても未記載で不明です。飲んだ薬がどれだけ吸収されたか不明のものを処方すること自体がありえないし，同じ系統の薬剤である限り，10～50%未満ぐらいと思われます。

- □→ 半減期は0.9時間。
- □→ トミロン®細粒はストロベリー味。
- □→ 小児処方において，低カルニチン血症のリスクがあります。

	抗菌薬 略語・一般名	抗菌薬 先発商品名®	バイオアベ イラビリティ	半減期	用法・用量
第3世代 セフェム系	CFTM-PI セフテラム ピボキシル	トミロン®錠50mg・100mg	未記載	0.9時間	1日3～6錠，分3 （150～600mg）
		トミロン®細粒小児用10%			1日9～18mg/kg，分3

※ 本表の該当製剤を使用する場合は，添付文書の「用法・用量」および使用上の注意の内容を確認した上で使用すること。

3-4. CFPN-PI（セフカペン ピボキシル：フロモックス®）

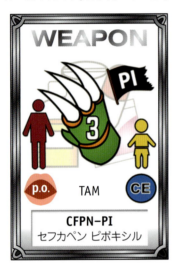

- ●抗菌スペクトル──どんな細菌に効果がある武器なのか？
  - ●第3世代であるので適応菌種は広いけれど，ただ広いだけ……
- □→ 日本で一番売れている経口第3世代セフェム薬です。
- □→ 溶連菌には効くのですが，ペニシリン系の十分量にまさるとは思えません。反復性の場合の苦肉の策？
- □→ BLNARのMICは1，BLPARのMICは1とCFTM-PIより低いのですが，CDTR-PIより高い……。
- □→ バイオアベイラビリティは35％。内服した薬の65％が尿や便となり排泄され，35％だけが血中に残るレベルです。
- □→ 半減期は1時間。

- □→ フロモックス®細粒はわずかにストロベリー味でオレンジジュースを混ぜるとおそろしくマズイです。
- □→ 小児処方において，低カルニチン血症のリスクがあります。

	抗菌薬 略語・一般名	抗菌薬 先発商品名®	バイオアベ イラビリティ	半減期	用法・用量
第3世代 セフェム系	CFPN-PI セフカペン ピボキシル 塩酸塩水和物	フロモックス®錠75mg フロモックス®錠100mg	35%	1時間	1日3～6錠，分3 （300～450mg）
		フロモックス®小児用 細粒100mg			1日9mg/kg，分3

※ 本表の該当製剤を使用する場合は，添付文書の「用法・用量」および使用上の注意の内容を確認した上で使用すること。

3-5. CDTR-PI（セフジトレン ピボキシル：メイアクトMS®）

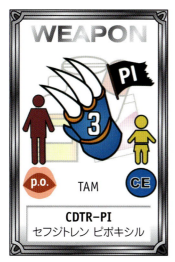

- 抗菌スペクトル──どんな細菌に効果がある武器なのか？
- 第3世代であるので適応菌種は広いけれど，ただ広いだけ……

☐→ 日本で耳鼻咽喉科医が一番処方している経口第3世代セフェム薬。溶連菌には効きますが，ペニシリン系の十分量にまさるとは思えません。反復性の場合の苦肉の策？

☐→ BLNARのMICは0.25，BLPARのMICは0.25と経口第3世代セフェムの中で一番低く，急性中耳炎や鼻副鼻腔炎を治療する耳鼻咽喉科医はガイドラインにも記載があるため，これを選択する傾向があります。

☐→ ワクチンが耐性肺炎球菌をカバーしている現在，肺炎球菌に関してはペニシリン高用量（60～90mg/kg）で対応が可能です！

☐→ バイオアベイラビリティは16％，つまり内服した薬の84％が尿や便となり排泄されて，ほとんど血中に残りません。

☐→ BLNARにも倍量ぐらいでは，臨床的には奏効しないはず。抗菌薬処方phaseでない中耳炎や鼻副鼻腔炎に処方し，奏効したと勘違いしている可能性があるのでは！？

☐→ BLNARに対する臨床効果に対しては結論が出し切れていませんが，少なくともそれ以外には使い道のない薬剤と言えます。

☐→ バナナ味の薬剤。

☐→ 小児処方において低カルニチン血症のリスクがあります。

	抗菌薬 略語・一般名	抗菌薬 先発商品名®	バイオアベイラビリティ	半減期	用法・用量
第3世代 セフェム系	CDTR-PI セフジトレン ピボキシル	メイアクトMS®錠 100mg	16%	1時間	1日3～6錠，分3 （300～600mg）
		メイアクトMS® 小児用細粒10%			1日9mg/kg，分3 最大18mg/kgまで投与可

※本表の該当製剤を使用する場合は，添付文書の「用法・用量」および使用上の注意の内容を確認した上で使用すること。

> **解説コラム** 経口カルバペネム系抗菌薬という名の武器は必要なのか？！

- ☐ TBPM-PI（テビペネム ピボキシル：オラペネム®）は2009年8月に日本のみで認可され発売されている，世界で唯一の経口カルバペネム系抗菌薬で，対高度耐性肺炎球菌のために開発・認可された薬剤です。
- ☐ 適応菌種では緑膿菌などはないものの，非常にワイドスペクトルな薬剤で手榴弾のような手当たり次第，無差別に破壊してしまう武器と言えます。
- ☐ ファロペネム ナトリウム（ファロム®）というペネム系抗菌薬があり，よく勘違いされるのですが，これはカルバペネム系ではありません！ どちらかというとファロム®は構造式上はペニシリン系に近い薬剤です。
- ☐ 肺炎球菌ワクチン（プレベナー7®やプレベナー13®）が定期接種になった現在，カバーしていない血清型が増えてはいるものの，耐性肺炎球菌に関しては問題ありません。ゆえに肺炎球菌に関しては経口ペニシリン系抗菌薬であるAMPC（バイオアベイラビリティが80～90％）の高用量で対応できます。
- ☐ 半減期は1時間ですが，カルバペネム系であるにもかかわらず，TAMではなく，AUC/MICの影響が強く，1日分2投与となっています。
- ☐ 抗菌薬の開発の限界，耐性菌の乱立など，この「ゆとりのない時代」に使うような薬剤ではありません。
- ☐ 小児処方において低カルニチン血症のリスクがあります。

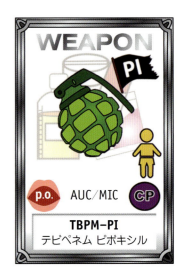

	抗菌薬 略語・一般名	抗菌薬 先発商品名®	バイオアベイラビリティ	半減期	用法・用量
カルバペネム系	TBPM-PI テビペネム ピボキシル	オラペネム® 小児用細粒10%	ヒト 未記載 サル 44.9% イヌ 34.8%	1時間	1日4〜6mg/kg, 分2

※ 本表の該当製剤を使用する場合は，添付文書の「用法・用量」および使用上の注意の内容を確認した上で使用すること。

> **解説コラム** "PIの一族"——低カルニチン血症に至る機序[5, 6)]

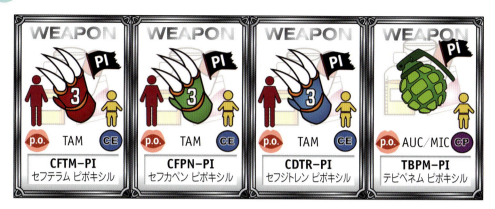

- "PIの一族"は小腸での抗菌薬の吸収（バイオアベイラビリティ）を少しでも上げるために「ピボキシル基：PI（pivoxil）」を搭載しています。
- 吸収された"PIの一族"の抗菌薬は，活性抗菌薬本体からピバリン酸を遊離，このピバリン酸にカルニチンが結合し，ピバロイルカルニチンが生成されます。
- このピバロイルカルニチンは尿中に排泄され，体外に出てしまう結果として，二次性カルニチン欠乏症となります。
- 小児（特に乳幼児）はカルニチンの体内合成が未熟なため，血中カルニチンが低い傾向があります。
- 感染症などで発熱，下痢，嘔吐などの体調不良の場合には食事からのカルニチンが十分に補充できないため，さらに血中カルニチンが低くなります。
- ここに"PIの一族"が体内に乱入することで重篤な低カルニチン血症が発症しやすくなるのです。
- カルニチンは脂肪酸を β 酸化（糖新生）させるために，ミトコンドリア内に輸送する働きがあります。
- カルニチンが欠乏すると低血糖症・痙攣・脳症などを起こし，さらに重篤になると後遺症に至ることもあります。
- 2012年4月，医薬品医療機器総合機構（PMDA）から注意喚起されています。
- そこに提示された症例を以下に示します。

> **症例1** 1歳男児，体重12kg
>
> 両側急性中耳炎の診断により，CDTR-PI 150mg（力価）/日投与開始。その後改善ないため200mg（力価）/日に増量処方。増量投与開始2日目に全身強直痙攣を発症。血糖値低下（21mg/dL），血中カルニチン値低下，痙攣，意識レベル低下（JCS100），脳浮腫を認め，治療開始。発症4日目で意識レベル改善するも左半身麻痺，てんかん発作が後遺症として残り，その後，抗てんかん薬投与。2年治療継続し麻痺も改善し，てんかん発作も認められなくなった。

> **症例2** 1歳男児，体重12kg
>
> 喘息様気管支炎の診断により，CFPN-PI 100mg（力価）/日投与開始。発熱に伴う食事摂取量低下もあり，投与開始翌日より痙攣・嘔吐発症。血糖値低下（45mg/dL），低カルニチン血症を認めたため治療を開始し回復。

> **症例3** 母親20歳代，腎盂腎炎，出生児（男児），出生時体重2,898g
>
> 母親が妊娠27週目に腎盂腎炎の診断により，CFPN-PI 300mg（力価）/日投与開始。妊娠39週目に陣痛発来し入院。その際にCFPN-PI投与中止。正常経腟分娩にて出生後，出生児は先天性代謝異常マススクリーニング検査にて低カルニチン血症が認められた。その後，母体にも低カルニチン血症が認められ，出生児と母体にカルニチン製剤を投与し，1カ月後に正常化。出生児・母体ともに自覚症状はなかった。

軍師RIKI

バイオアベイラビリティを上げるため搭載させたピボキシル基ですが，それでも16〜40%台と半分以下，CDTR-PIに関しては84%が尿や便となり排泄されてしまい，血中に残るのはわずかです。
広域スペクトルをカバーしているのに体内に吸収されないのでは耐性を誘導・発現するだけです。しかも，低カルニチン血症の合併症までPMDAから注意喚起となっているような経口第3世代セフェム系＆カルバペネム系抗菌薬の"PIの一族"。臨床の現場でメリットとなることは非常に限られます。けれど，哀しいことに一番使われてしまっています……。
最後に，ここまで解説した経口βラクタム系抗菌薬のバイオアベイラビリティ・半減期・用法・用量を**表1**にまとめて示します。

表1 ▶ 経口βラクタム系抗菌薬のバイオアベイラビリティ・半減期・用法・用量

	抗菌薬 略語・一般名	抗菌薬 先発商品名®	バイオアベイラビリティ	半減期	用法・用量
天然ペニシリン	PCV フェノキシメチルペニシリンカリウム	ペニシリン®V 日本未発売	60〜73%	0.5時間	1日160〜240万単位, 分3〜4 1日5〜8万単位/kg, 分4
	PCG ベンジルペニシリンベンザチン水和物	バイシリン®G顆粒40万単位	30%以下	1時間	1日160〜240万単位, 分4 1日8万単位/kg, 分4
アミノペニシリン	ABPC アンピシリン水和物	ビクシリン®カプセル250mg	50〜62%	1時間	1日4〜6C, 分4 (1,000〜3,000mg)
		ビクシリン®ドライシロップ10%			1日25〜50mg/kg, 分4
	AMPC アモキシシリン水和物	サワシリン®カプセル125 サワシリン®カプセル250 サワシリン®錠250 パセトシン®カプセル125 パセトシン®カプセル250	80〜90%	1時間	1日6錠・C, 分3 (1,500mg)
		サワシリン®細粒10% パセトシン®細粒10% ワイドシリン®細粒10%* ワイドシリン®細粒20%*			1日60mg/kg, 分3, 75〜90mg/kg, 分2 最大90mg/kgまで投与可 (2012年〜)
アミノペニシリン/βラクタマーゼ阻害薬	SBTPC スルタミシリントシル酸塩水和物	ユナシン®錠375mg	70〜80%	1時間	1日2〜3錠, 分2〜3 (750〜1,125mg)
		ユナシン®細粒小児用10%			1日15〜30mg/kg, 分3
	AMPC/CVA アモキシシリン水和物・クラブラン酸カリウム	オーグメンチン®配合錠125SS オーグメンチン®配合錠250RS	80〜90/ 30〜98%	1時間	1日3〜4錠, 分3〜4 (375〜1,000mg)
		クラバモックス®小児用配合ドライシロップ (14:1)			1日96.4mg/kg, 分2
第1世代セフェム系	CEX セファレキシン	ケフレックス®カプセル250mg	90〜99%	1〜2時間 胃溶性と腸溶性の混合顆粒で二峰性を示すため半減期不明	1日4〜8C, 分4 (1,000〜2,000mg)
		ケフレックス®シロップ用細粒100 ケフレックス®シロップ用細粒200			1日25〜100mg/kg, 分4
		L-ケフレックス®顆粒(500mg)			1日1,000〜2,000mg, 分2
		L-ケフレックス®小児用顆粒(200mg)			1日25〜100mg/kg, 分2

＊：後発品

表1 ▶ 経口βラクタム系抗菌薬のバイオアベイラビリティ・半減期・用法・用量　つづき

	抗菌薬 略語・一般名	抗菌薬 先発商品名®	バイオアベイラビリティ	半減期	用法・用量
第1.5世代 セフェム系	CCL セファクロル	ケフラール®カプセル250mg	93%	0.5時間	1日3〜6C, 分3 (750〜1,500mg)
		ケフラール®細粒小児用100mg			1日20〜40mg/kg, 分3
		L-ケフラール®顆粒375mg		混合顆粒 半減期不明	1日750〜1,500mg, 分2
第2世代 セフェム系	CXM-AX セフロキシム アキセチル	オラセフ®錠250mg	50%	1時間	1日3〜6C, 分3 (750〜1,500mg)
	CTM-HE セフォチアム ヘキセチル	パンスポリン®T錠 100mg・200mg 2016年日本発売中止	68%	0.6時間	1日3〜6錠, 分3 (300〜1,200mg)
第3世代 セフェム系	CPDX-PR セフポドキシム プロキセチル	バナン®錠100mg	46%	2時間	1日2〜4錠, 分2 (200〜400mg)
		バナン®ドライシロップ5%(50mg)			1日6〜13.5mg/kg, 分2〜3
	CFDN セフジニル	セフゾン®カプセル50mg セフゾン®カプセル100mg	25%	1.7時間	1日3C, 分3 (300mg)
		セフゾン®細粒小児用10%			1日9〜18mg/kg, 分3
	CFTM-PI セフテラム ピボキシル	トミロン®錠50mg トミロン®錠100mg	未記載	0.9時間	1日3〜6錠, 分3 (150〜600mg)
		トミロン®細粒小児用10%			1日9〜18mg/kg, 分3
	CFPN-PI セフカペン ピボキシル 塩酸塩水和物	フロモックス®錠75mg フロモックス®錠100mg	35%	1時間	1日3〜6錠, 分3 (300〜450mg)
		フロモックス®小児用 細粒100mg			1日9mg/kg, 分3
	CDTR-PI セフジトレン ピボキシル	メイアクトMS®錠100mg	16%	1時間	1日3〜6錠, 分3 (300〜600mg)
		メイアクトMS®小児用細粒10%			1日9mg/kg, 分3 最大18mg/kgまで投与可
カルバペネム系	TBPM-PI テビペネム ピボキシル	オラペネム®小児用細粒10%	ヒト 未記載 サル 44.9% イヌ 34.8%	1時間	1日4〜6mg/kg, 分2

C：カプセル

※ 本表の該当製剤を使用する場合は，添付文書の「用法・用量」および使用上の注意の内容を確認した上で使用すること。

ペニシリン系・セフェム系抗菌薬は，半減期が1時間前後と非常に短く，グラム陽性菌・陰性菌などのいずれの細菌に対してもPAEがない。PK/PDパラメータとしてTAMがポイントとなり，1日分3〜4などの頻回投与が臨床効果を上げるには必要不可欠となる。

AMPC/CVA (14：1)：クラバモックス®は，AMPCが90mg/kgと非常に高用量であるため，TAMがパラメータであるが，1日分2投与で臨床的効果が期待できる。

経口カルバペネム系抗菌薬であるTBPM-PI（オラペネム®）は，例外的にTAMよりAUC/MICがパラメータとして関与するため，1日分2投与とされている。

(各薬剤のインタビューフォームおよび文献2，3，4を参考に作成)

● 文 献

1) 森 久美子, 他:臨床薬理. 1988;19(1):173-4.
2) 日本語版 サンフォード 感染症治療ガイド2016(第46版). 菊池 賢, 他監. ライフサイエンス出版, 2016.
3) 抗菌薬適正使用生涯教育テキスト 改訂版. 日本化学療法学会 編. 2013.
4) Levison ME, et al:Infect Dis Clin North Am. 2009;23(4):791-815, vii.
5) Melegh B, et al:Biochem Pharmacol. 1987;36(20):3405-9.
6) Holme E, et al:Lancet. 1989;28(8661):469-73.

Chapter 4　上気道感染症に関わる経口抗菌薬 (Drugs) について語ろう！

4 経口マクロライド＆リンコマイシン系抗菌薬という名の武器の使い方

軍師RIKI

日本の抗菌薬使用量については，経口抗菌薬の割合が90％以上ときわめて高く，中でも経口マクロライド系抗菌薬はトップの33％を占めています。まるで「咳止め」や「鼻炎止め」といった対症療法薬のごとく，何の根拠も適正な診断もないまま，安易に処方されています。

そのため，黄色ブドウ球菌，溶連菌，肺炎球菌への耐性化が進み，かなり深刻な状態となっています。そればかりか，非定型菌のマイコプラズマまでも，耐性化が報告されているのです！

マクロライド系抗菌薬は抗菌作用以外にも基礎研究レベルでの効果の報告があり，それを理由にして処方の閾値を下げてしまっている医師が多いのが現状です。咳や鼻炎が長引いているから，症状がひどいからというだけで処方し，それにより抗菌作用を期待して使いたい疾患で耐性が生じ使えなくなる……。このような負のスパイラルを断ち切るために，「武器」の正しい使い方をしっかり学びましょう。

p.o.

1　作用メカニズム──この武器はどこを攻撃するのか？

- 細菌もヒトも生命活動においては蛋白質が必須です。蛋白質は，細胞内のリボソームで合成されます。
- 細菌とヒトではリボソームの形が異なっています。細菌のリボソーム (70S) は50Sと30Sのサブユニットで，ヒトのリボソーム (80S) は60Sと40Sのサブユニットで構成されています。

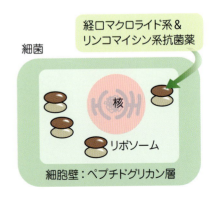

- この違いを利用して，ヒトの細胞には影響せずに細菌の細胞にのみ影響するのがマクロライド系＆リンコマイシン系抗菌薬なのです（図1）。
- この系統の抗菌薬は，細菌の細胞にあり，ヒトの細胞にはないリボソーム50Sサブユニットに作用し，蛋白質合成を阻害し抗菌効果を発揮します。

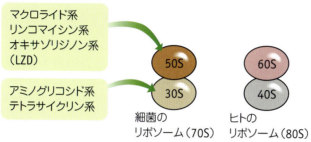

図1 ▶ 細菌とヒトのリボソームの構成の違いと細菌の細胞のみに影響する抗菌薬

2 経口マクロライド系抗菌薬の分類と各薬剤の特徴など

軍師RIKI

現在の臨床の現場でよく使う経口マクロライド系抗菌薬は大きく分けて以下の2つに系統分類されます。

① 14員環系マクロライド：EM，CAM，(RXM)
② 15員環系マクロライド：AZM

EMとAZMは点滴製剤があり，CAMとRXMは経口薬のみです。経口マクロライド系抗菌薬は，公式のものではありませんが，大きく分けて以下の3つに系統分類して理解すると便利です。

① 第1世代マクロライド：EM
② 第2世代マクロライド：CAM，(RXM)
③ 第3世代マクロライド：AZM

ここでは「経口マクロライド系抗菌薬という名の武器の使い方」について一緒に学んでいきましょう！

1. 第1世代：経口14員環マクロライド系抗菌薬

EM（エリスロマイシン：エリスロシン®）

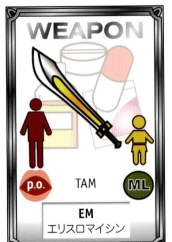

● 抗菌スペクトル——どんな細菌に効果がある武器なのか？

1. グラム陽性球菌
   - 適応菌種としては，MSSA（黄色ブドウ球菌）や溶連菌，肺炎球菌と記載されているが，耐性化のため武器として選択は無理！
   - 2015年12月に公開されたJANIS（厚生労働省サーベイランス）のデータでは，MSSAの感受性率は73.6％，溶連菌62.8％，肺炎球菌10.8％しかない。もちろん，腸球菌も無理！
2. グラム陰性菌
   - 腸内細菌（PEK：プロテウス，大腸菌，クレブシエラ）は戦えない
   ※嫌気性菌もバクテロイデスなどは無理！
   ※インフルエンザ菌も無理！
   - 百日咳菌（*Bordetella pertussis*）やネコひっかき病のバルトネラ・ヘンセラ（*Bartonella henselae*）はカバー
3. 細胞内寄生菌（非定型菌）
   - マイコプラズマ，クラミドフィラ（*Chlamydophila pneumoniae*），クラミジア，レジオネラをカバー

● 臨床適応疾患

1. びまん性汎細気管支炎に対する少量長期投与→マクロライドの中ではEMにエビデンスがある[1]
   ※投与回数が多く，モチリン様作用による下痢などの副作用の頻度も高い。これを利用して消化管蠕動促進薬として使われることもあるが，CAMやAZMがあるがゆえにあえて，EMを使うことは非常に少ない

> 他の系統の薬剤と異なる特徴は組織移行性，細胞内移行性もよく，細胞内寄生菌である非定型菌にも有効である点です。

> 肝臓のチトクロームP450（CYP）3Aを阻害するため，抗不整脈薬，抗痙攣薬，抗凝固薬，免疫抑制薬などとの併用に注意しましょう。

	成人保険適用量	小児保険適用量
日本	1日800〜1,200mg，分4〜6	1日25〜50mg/kg，分4〜6
海外	1日1,000〜2,000mg，分4	1日50mg/kg，分4

抗菌薬 略語・一般名		抗菌薬 先発商品名®	バイオアベイラビリティ	半減期	用法・用量
マクロライド 14員環系	EM エリスロマイシン (第1世代)	ステアリン酸塩	エリスロシン®錠100mg エリスロシン®錠200mg	18〜45%	2〜4時間	成人： 1日800〜1,200mg, 分4〜6 小児： 1日25〜50mg/kg, 分4〜6
		エチルコハク酸エステル	エリスロシン®ドライシロップ10% エリスロシン®ドライシロップW20% エリスロシン®W顆粒20%			

※ 本表の該当製剤を使用する場合は，添付文書の「用法・用量」および使用上の注意の内容を確認した上で使用すること．

2. 第2世代：経口14員環マクロライド系抗菌薬

CAM（クラリスロマイシン：クラリス®）

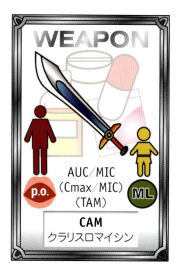

● 抗菌スペクトル──どんな細菌に効果がある武器なのか？

EM＋インフルエンザ菌の一部とモラクセラ・カタラーリスの一部に関してカバーが改善

1. グラム陽性球菌
   - 適応菌種としては，MSSA（黄色ブドウ球菌）や溶連菌，肺炎球菌と記載されているが，耐性化のため武器として選択は無理！2015年12月に公開されたJANIS（厚生労働省サーベイランス）のデータでは，MSSAの感受性率は73.6％，溶連菌62.8％，肺炎球菌10.8％しかない
   - 交差耐性（cross resistance）：マクロライド系抗菌薬のどれか1つでも耐性であればすべて耐性．EMが耐性であればCAMもAZMもすべて耐性
   - もちろん，腸球菌も無理！
2. グラム陰性菌
   - 腸内細菌（PEK：プロテウス，大腸菌，クレブシエラ）は戦えない
     ※ 嫌気性菌もバクテロイデスなどは無理！
     ※ インフルエンザ菌の一部とモラクセラ・カタラーリスの一部改善
     ➡ 基本，武器として使わない
   - 百日咳菌（Bordetella pertussis）やネコひっかき病のバルトネラ・ヘンセラ（Bartonella henselae）はカバー
   - ピロリ菌（Helicobacter pylori）
3. 細胞内寄生菌（非定型菌）
   - マイコプラズマ，クラミドフィラ（Chlamydophila pneumoniae），クラミジア，レジオネラをカバー．マイコプラズマは耐性傾向
4. MAC（Mycobacterium avium complex）
   - 単剤では耐性誘導にて禁忌！

● **臨床適応疾患**

1. ピロリ菌除菌メニューの1つとして
2. びまん性汎細気管支炎に対する少量長期投与
   →マクロライドの中ではEMにエビデンスがある[1]
3. 慢性閉塞性肺疾患（COPD）で短期間に急性増悪を繰り返す症例
   →再増悪コントロール目的[2]

※MAC（*Mycobacterium avium* complex）
   →単剤では効果が弱い上に早期にCAM耐性誘導されるので使用は禁忌！

裏ワザ

→エビデンスは十分とは言い切れないが，コントロール不良で他に手段がない場合，苦肉の策として，抗菌活性以外の目的で使用

1. 気管支拡張症：MAC合併の通常困難例→喀痰減少目的
2. 慢性鼻副鼻腔炎：急性症状ではなく3カ月以上長引き，粘膜異常をきたし慢性化して他に手段がない症例に対する苦肉の策として使用。3カ月以上の使用は無意味。急性鼻副鼻腔炎には使用しない！　現実的には好酸球性以外での真の慢性鼻副鼻腔炎となっている症例はあまりなく，当院では数年に1例程度

□→ EMよりも組織移行性，細胞内移行性がよいです。

□→ 肝臓のチトクロームP450（CYP）3Aを阻害するため，抗不整脈薬，抗痙攣薬，抗凝固薬，免疫抑制薬などとの併用に注意しましょう。

	成人保険適用量	小児保険適用量
日本	1日400mg，分2	1日10〜15mg/kg，分2〜3
海外	1日500〜1,000mg，分2	1日15mg/kg，分2

→日本はすごく少ない……。

小児用CAMは味に問題がある。ストロベリー味としているが後味がとても苦い。苦味をごまかすためにコーティングをしているが，オレンジジュース，スポーツ飲料，乳酸菌飲料などの酸性飲料での服用，口腔内に長い間含んだり，噛んだりするとコーティングが取れて，さらに苦味が増して飲めない。
マイコプラズマ肺炎は自然治癒するself-limited diseaseであるし，百日咳も診断がつく頃には抗菌薬の効果はない。効果があるのはカタル期のみ。
小児で使うことは高熱で症状の強いマイコプラズマ肺炎ぐらい。
そのほか，日常外来で頻度の高い疾患では使うことはないハズ！　なのに乱用され，耐性化がさらに進んでいる。

	抗菌薬 略語・一般名	抗菌薬 先発商品名®	バイオアベ イラビリティ	半減期	用法・用量
マクロライド 14員環系	CAM クラリスロマイシン （第2世代）	クラリス®錠200 クラリシッド®錠200mg	50%	5〜7時間	成人：1日400mg，分2 MAC：1日800mg，分2
		クラリシッド®・ドライシロップ10%小児用 クラリシッド®錠50mg 小児用			小児：1日10〜15mg/kg，分2〜3

※本表の該当製剤を使用する場合は，添付文書の「用法・用量」および使用上の注意の内容を確認した上で使用すること。

3. 第3世代：経口15員環マクロライド系抗菌薬

AZM（アジスロマイシン：ジスロマック®）

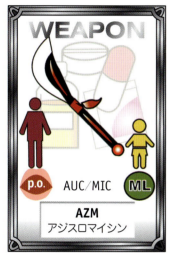

- ● 抗菌スペクトル──どんな細菌に効果がある武器なのか？
  - ● CAM＋インフルエンザ菌の一部とモラクセラ・カタラーリスの一部に関してカバーが改善

- ● 臨床適応疾患
  1. 細胞内寄生菌（非定型菌）による肺炎・子宮頸管炎，腟炎，尿道炎，咽頭炎など
     - マイコプラズマ，クラミドフィラ（*Chlamydophila pneumoniae*），クラミジア，レジオネラをカバー
     - 小児領域でマクロライド耐性マイコプラズマ増加の報告あり。マイコプラズマ肺炎は自然治癒する self-limited disease であるし，百日咳も診断がつく頃には抗菌薬の効果はない。効果があるのはカタル期のみ
     - 耐性マイコプラズマを想定して，やみくもにTFLXやMINOを使用する必要なし
     - 小児で使うことは高熱で症状の強いマイコプラズマ肺炎ぐらい
  2. 細菌性腸炎・旅行者下痢症
     - サルモネラ，赤痢菌，カンピロバクターetcをカバー
     - 淋菌は8割でキノロン耐性，AZMも耐性増加傾向，CTRX（セフトリアキソン）での耐性報告もあり。淋菌は30％がクラミジアと同時感染あり

☐→ CAMよりも組織移行性，細胞内移行性がよいです。マイクロスフェア製剤でファゴサイトデリバリーがあります（食細胞によって，AZMが運ばれて感染部位に高濃度が得られます）。

☐→ 半減期も60時間以上と非常に長く，組織内濃度を3日間の投与で7日間維持，5日間の投与で10日間維持することができます。

☐→ EMやCAMと異なり併用禁忌がなく，併用注意薬もかなり少ないです。

		成人保険適用量		小児保険適用量	
日本	1日500mg, 分1×3日		1日10mg/kg, 分1×3日		
	SR製剤	1日2,000mg, 分1×1日			
	MAC予防	1日1,200mg, 週1回			
	性行為感染症(STD)	1回1,000g, 単回			
海外	初日:1日500mg, 分1×1日 2〜4日目:1日250mg, 分1×4日		中耳炎 & 市中肺炎[3]	初日:1日10mg/kg, 分1×1日 2〜4日目:1日5mg/kg, 分1×4日	
			咽頭炎[3]	1日12mg/kg, 分1×5日	
	SR製剤	1日2,000mg, 分1×1日	ネコひっかき病[3]	1日12mg/kg, 分1×5日	
	MAC予防	1日1,200mg, 週1回	鼻副鼻腔炎[3]	1日10mg/kg, 分1×3日	
	性行為感染症(STD)	1日1,000g, 単回	旅行者下痢症[3]	1日10mg/kg, 分1×3日	

	抗菌薬 略語・一般名	抗菌薬 先発商品名®	バイオアベ イラビリティ	半減期	用法・用量
マクロライド 15員環系	AZM アジスロマイシン 水和物 (第3世代)	ジスロマック®錠 250mg	37%	68時間	成人:1日500mg, 分1×3日
		ジスロマック®カプセル 小児用100mg	37%	68時間	小児:1日10mg/kg, 分1×3日
		ジスロマック® 細粒小児用10%	37%	68時間	小児:1日10mg/kg, 分1×3日
		ジスロマック®SR 成人用ドライシロップ2g (マイクロスフェア製剤)	30%	59時間	成人:1日2,000mg, 分1×1日

※ 本表の該当製剤を使用する場合は、添付文書の「用法・用量」および使用上の注意の内容を確認した上で使用すること。

3 経口リンコマイシン系抗菌薬の分類

軍師RIKI

経口リンコマイシン系抗菌薬は1つのみです。

嫌気性菌キラー，偽膜性腸炎，βラクタム系抗菌薬にアレルギーがある場合の溶連菌感染症の代替薬(武器)として覚えている方も多いかもしれません。さて、現在ではどういう武器として、理解すればいいのでしょう？ ここでは、「経口リンコマイシン系抗菌薬という名の武器の使い方」の実践的な知識を一緒に勉強していきましょう！

CLDM（クリンダマイシン：ダラシン®）

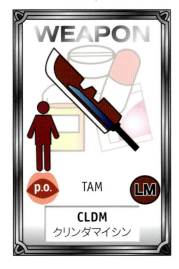

- バイオアベイラビリティが90％と点滴とほぼ同等です！
- 骨移行性はよく，肝臓代謝系の薬剤であるため腎機能による用量調節が不要です。慢性骨髄炎などの場合に長期使用することがあります。
- 嫌気性菌専用武器と勘違いされていることが多いのですが，もともとグラム陽性菌をターゲットにしていた武器です。
- 2015年12月に公開されたJANIS（厚生労働省サーベイランス）のデータでは，MSSAの感受性率は96.1％，MRSA37.7％，溶連菌82.8％，肺炎球菌40.7％。
- 嫌気性菌の感受性率は*Peptostreptococcus*属90％，*Fusobacterium*属66.7％，*Bacteroides fragilis*属37.1％，そのほかの*Bacteroides*属29.5％と*Peptostreptococcus*属以外での使用は厳しくなっているのが現状で，とても嫌気性菌専用武器とは言えなくなってしまっています[4]。
- もちろん，腸球菌は無理！ グラム陰性菌も無理！ です。
- 感受性があるMSSAであっても，血流感染症や感染性心内膜炎には武器として通用しません。
- 溶連菌に対する毒素産生抑制作用があり，トキシックショック症候群や壊死性筋膜炎などの重症致死性感染症の場合に併用点滴投与を行います。
- 本邦には小児用細粒やドライシロップはなく，カプセル製剤75mgと150mgのみです。

	成人保険適用量	小児保険適用量
日本	通常：1回150mg，1日600mg，分4 重症：1回300mg，1日900mg，分3	1日15～20mg/kg，分3～4
海外	1回150～450mg，1日1,200～1,800mg，分3～4	1日30～40mg/kg，分3～4 [5] 1日10～25mg/kg，分3 市中MRSA，腹腔内感染症，中耳炎： 1日30～40mg/kg，分3 [3]

- D-ZONE test（図2）はディスク法でEMとCLDMの阻止円をみるテストです。
- CLDM感受性，EM耐性と報告される黄色ブドウ球菌では，CLDM耐性遺伝子を搭載している可能性が高く，CLDM投与中に耐性誘導され，治療不良に終わる可能性があります。
- したがってCLDMを武器として使用する前にD-ZONE testで確認する必要があり

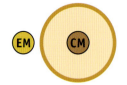
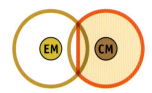

EMの影響を受けても
耐性誘導なし
→CLDMの阻止円は円形
→D-ZONE test：陰性

EMの影響を受け耐性誘導
→EMの境界部分が直線状
→CLDMの阻止円は「D」
→D-ZONE test：陽性

図2 ▶ D-ZONE test

ます。D-ZONE test陽性であれば，*erm*遺伝子を搭載しているためCLDMは武器として使えません。「D」の証明は，CLDMでは戦えない証明なのです[6]。

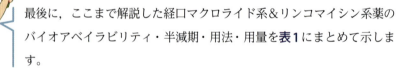

	抗菌薬 略語・一般名	抗菌薬 先発商品名®	バイオアベイラビリティ	半減期	用法・用量
リンコマイシン系	CLDM クリンダマイシン塩酸塩	ダラシン®カプセル75mg ダラシン®カプセル150mg	90%	2.4時間	成人通常：1回150mg 1日600mg，分4 成人重症：1回300mg 1日900mg，分3 小児：1日15〜20mg/kg，分3〜4

※本表の該当製剤を使用する場合は，添付文書の「用法・用量」および使用上の注意の内容を確認した上で使用すること。

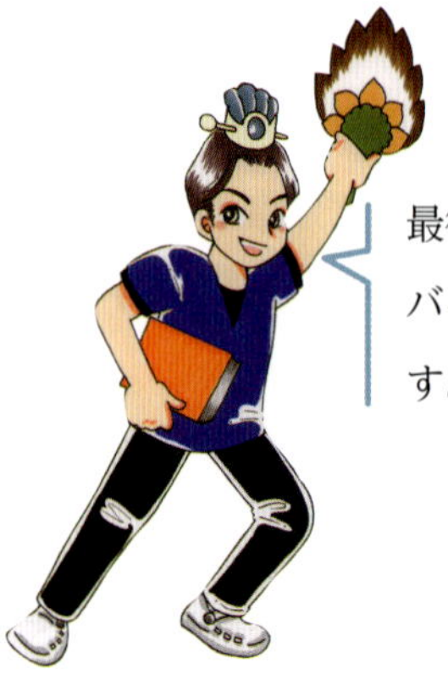

最後に，ここまで解説した経口マクロライド系&リンコマイシン系薬のバイオアベイラビリティ・半減期・用法・用量を**表1**にまとめて示します。

表1 ▶ 経口マクロライド系＆リンコマイシン系抗菌薬のバイオアベイラビリティ・半減期・用法・用量

	抗菌薬 略語・一般名		抗菌薬 先発商品名®	バイオアベイラビリティ	半減期	用法・用量
マクロライド 14員環系	EM エリスロマイシン （第1世代）	ステアリン酸塩	エリスロシン®錠100mg エリスロシン®錠200mg	18～45%	2～4時間	成人：1日800～1,200mg，分4～6
		エチルコハク酸エステル	エリスロシン®ドライシロップ10% エリスロシン®ドライシロップW20% エリスロシン®W顆粒20%			成人：1日800～1,200mg，分4～6 小児：1日25～50mg/kg，分4～6
	CAM クラリスロマイシン （第2世代）		クラリス®錠200 クラリシッド®錠200mg	50%	5～7時間	成人：1日400mg，分2 MAC：1日800mg，分2
			クラリシッド®・ドライシロップ10%小児用 クラリシッド®錠50mg小児用			小児：1日10～15mg/kg，分2～3
	RXM ロキシスロマイシン （第2世代）		ルリッド®錠150	未記載	6.2時間	成人：1日300mg，分2
マクロライド 15員環系	AZM アジスロマイシン水和物 （第3世代）		ジスロマック®錠250mg	37%	68時間	成人：1日500mg，分1×3日
			ジスロマック®カプセル小児用100mg	37%	68時間	小児：1日10mg/kg，分1×3日
			ジスロマック®細粒小児用10%	37%	68時間	小児：1日10mg/kg，分1×3日
			ジスロマック®SR成人用ドライシロップ2g（マイクロスフェア製剤）	30%	59時間	成人：1日2,000mg，分1×1日
リンコマイシン系	CLDM クリンダマイシン塩酸塩		ダラシン®カプセル75mg ダラシン®カプセル150mg	90%	2.4時間	成人通常：1回150mg，1日600mg，分4 成人重症：1回300mg，1日900mg，分3 小児：1日15～20mg/kg，分3～4

※ 本表の該当製剤を使用する場合は，添付文書の「用法・用量」および使用上の注意の内容を確認した上で使用すること．

(各薬剤のインタビューフォームおよび文献5を参考に作成)

●文 献

1) Kudoh S, et al：Am J Respir Crit Care Med. 1998；157(6 Pt 1)：1829-32.
2) Herath SC, et al：Cochrane Database Syst Rev. 2013；11：CD009764.
3) ネルソン小児感染症治療ガイド．齋藤昭彦 監．原書第22版，医学書院，2016．
4) 日本化学療法学会，日本嫌気性菌感染症研究会：嫌気性菌感染症診断・治療ガイドライン2007．協和企画，2007．
5) 日本語版 サンフォード 感染症治療ガイド2016（第46版）．菊池 賢，他監．ライフサイエンス出版，2016．
6) Woods CR：Pediatr Infect Dis J. 2009；28(12)：1115-8.

Chapter 4 上気道感染症に関わる経口抗菌薬（Drugs）について語ろう！

5 経口キノロン系抗菌薬という名の武器の使い方

軍師RIKI

日本の抗菌薬使用量については，経口抗菌薬の割合が90％以上ときわめて高く，その中で経口キノロン系抗菌薬は19％を占めます。バイオアベイラビリティが90％前後と非常に高いため，ほとんどが点滴と同等の効果が期待できる薬剤であり，グラム陽性菌＆陰性菌＆非定型菌まで非常に広いスペクトルを有するスゴイ武器です。しかも，半減期が長くPAEを有するため1日1～2回の投与でよく，良好なアドヒアランスが期待できる薬剤です。

それゆえに，キノロン系抗菌薬を使用しなくてもよいケースや，風邪などの抗菌薬を必要としない（害でしかない）ケースなどに安易に使用されています。このように，不勉強な医師の過剰処方が原因で耐性化を助長することとなり，市中感染症でメインとなる肺炎球菌や大腸菌，クレブシエラなどに対するキノロン耐性が既に問題となってきています。

p.o.

1 作用メカニズム──この武器はどこを攻撃するのか？

- DNAは細菌の分裂や多くの活動に必要な遺伝子情報のある場所です。
- 細菌が分裂・増殖する際のDNAの複製に関わる酵素として以下の2つがあります。
  - ① DNAジャイレース（トポイソメラーゼⅡ）
  - ② トポイソメラーゼⅣ

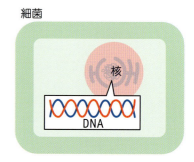
細菌 / 核 / DNA

- DNAジャイレースは，複雑にからみあったDNAらせん構造をほどき，複製します。この段階では複製されたDNAは絡みあったままですが，トポイソメラーゼⅣがこの絡みあったDNAをほどいて，複製されたDNAを分離します（図1）。
- キノロン系抗菌薬はこの2つの酵素に特異的に結合し，その作用を阻害します。βラクタム系抗菌薬とは作用メカニズムが異なります。

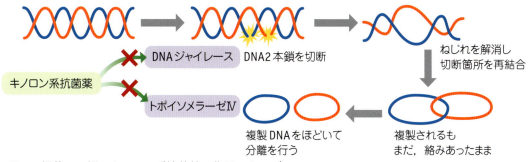

図1 ▶ 細菌への経口キノロン系抗菌薬の作用メカニズム

2 キノロン系抗菌薬の副作用と相互作用

●副作用

- 中枢神経障害：頭痛，めまい，不眠，混乱など様々な症状あり
- 筋骨格障害：関節痛，アキレス腱炎症，断裂（アキレス腱断裂の2～6％はキノロン系抗菌薬）
  ➡高齢者やステロイド内服患者，腎機能障害患者がハイリスクとなる
- 軟骨発育障害：幼犬のビーグル犬で報告があったため，妊婦では禁忌とされている。小児に関しては諸外国での使用経験から安全に使用できるとされているが，日本ではTFLX（オゼックス®細粒）以外は原則禁忌
- 心血管障害：QT延長の報告あり
  ➡抗不整脈薬内服中の患者，高齢者，低カリウム血症，心疾患の既往などの患者はハイリスクとなる
- 皮膚障害：光線過敏症は比較的多くみられる
  ➡対策として，外出を控え日光を避けるか，日焼け止めをしっかり塗るようにする
- 血糖異常障害：低血糖・高血糖

●相互作用

- 痙攣のリスクアップ：NSAIDs，テオフィリンとの併用
- 併用薬剤血中濃度アップ：ワルファリン，シクロスポリンとの併用
- QT延長リスクアップ：クラスⅠ，Ⅲの抗不整脈薬との併用
- 低血糖発作リスクアップ：スルホニルウレア系薬やインスリンとの併用
- バイオアベイラビリティの著しいダウン：金属イオン（Al，Ca，Fe，Mg，Zn）含有製剤との併用[1]

- ➡制酸薬（Al, Mg），止瀉薬（Al），胃粘膜保護薬（Al），骨粗鬆症治療薬（Ca），鉄剤（Fe），亜鉛剤（Zn），便秘薬（Mg），総合ビタミン剤，金属イオンの多く含まれたエンシュア®などの栄養補助剤，牛乳，ヨーグルトなどの飲食物
- ➡対策として，上記の金属イオン含有物はキノロン系抗菌薬内服後2時間以上空けて内服する
- ➡もし，金属イオン含有物を先に経口内服した際には，最低3～6時間以上空ける

3 経口キノロン系抗菌薬の分類と各薬剤の特徴など

軍師RIKI

経口キノロン系抗菌薬は，公式のものではありませんが，大きく分けて以下の4つに系統分類して理解すると便利です。

> ①第1世代キノロン（オールドキノロン）：ナリジクス酸NA
> ②第2世代キノロン：CPFX, OFLX
> ③第3世代キノロン：TFLX, LVFX
> ④第4世代キノロン：MFLX, GRNX, STFX

点滴製剤があるものもいくつかありますが，ここでは「経口キノロン系抗菌薬という名の武器の使い方」について，現在日本で販売されている第2～4世代を中心に実践的な知識を学んでいきましょう！

1. 経口第2世代キノロン系抗菌薬

1-1. CPFX（シプロフロキサシン：シプロキサン®）

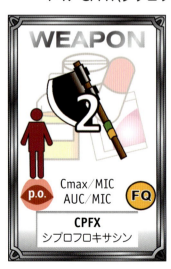

- ●抗菌スペクトル――どんな細菌に効果がある武器なのか？

1. グラム陽性菌は基本，カバーしきれていない！
   肺炎球菌は無理！
2. バクテロイデスを含む多くの嫌気性菌はカバーしない！
3. グラム陰性菌が主
   - ●腸内細菌：PEK（プロテウス，大腸菌，クレブシエラ）
   - ●細菌性腸炎の起炎菌：サルモネラ菌，赤痢菌，カンピロバクター
   - ●SPACE（*Serratia*, *Pseudomonas*, *Acinetobacter*, *Citrobacter*, *Enterobacter*）
   ➡緑膿菌を含む医療関連感染起炎菌
   ➡緑膿菌の抗菌力はキノロンで一番強い
   - ●呼吸器関連菌：インフルエンザ菌，モラクセラ・カタラーリス
   - ●淋菌は耐性化傾向にて要注意！
4. 非定型菌：マイコプラズマ，レジオネラ（クラミジア・トラコマチスは治療不良となるリスクあり）
5. MAC（*Mycobacterium avium* complex）
6. 結核菌はカバー

- ☐ → PUFX（スオード®），PZFX（パシル®）などもこの世代です。
- ☐ → 第1世代に比べ，血中濃度や半減期，臓器移行性が改善されています。
- ☐ → 経口と点滴製剤の2つがあります。
- ☐ → 半減期が短いので，1日2回投与が必要。

世代	抗菌薬 略語・一般名	抗菌薬 先発商品名®	バイオアベイラビリティ	半減期	用法・用量	蛋白結合率
第2世代	CPFX シプロフロキサシン	シプロキサン®錠100mg シプロキサン®錠200mg	70%	4時間	1回100～200mg 1日2～3回	20～40%

※ 本表の該当製剤を使用する場合は，添付文書の「用法・用量」および使用上の注意の内容を確認した上で使用すること。

1-2. OFLX（オフロキサシン：タリビッド®）

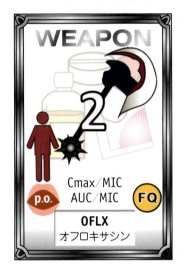

- ☐ → 第3世代キノロン系抗菌薬LVFXの開発前の薬剤です。
- ☐ → OFLXは光学異性体のS体とR体が1：1に混ざった混合物（ラセミ体）ですが，抗菌力が低く副作用の多いR体を取り除き，抗菌力が高く副作用の少ないS体だけを生成抽出しつくった薬剤がLVFXです。つまり，LVFXはOFLXのよいところだけを持っている薬剤です。
- ☐ → したがって，OFLXは経口キノロン系抗菌薬で使う意味がもはや見当たらない武器と言えます。
- ☐ → 経口薬と点眼薬，点耳薬，軟膏が日本で承認されています。
- ☐ → 半減期が短いので，1日2～3回の投与が必要。

- ●OFLX経口薬：オフロキサシン錠，タリビッド®錠など
  ➡ LVFX 250mg，500mg，10%細粒あり！
- ●OFLX点眼薬：オフロキサシン点眼薬0.3%，タリビッド®点眼薬0.3%など
  ➡ LVFX点眼薬0.5%，1.5%あり！
- ●OFLX耳科用液：タリザート耳科用液0.3%，タリビッド®耳科用液0.3%など
  ➡ LVFX耳科用液なし
- ●OFLX眼軟膏：オフロキサシン眼軟膏0.3%，タリビッド®眼軟膏0.3%など
  ➡ LVFX眼軟膏なし

- ☐ → 不純物なしのOFLXであるLVFXは経口薬と点眼薬はありますが，耳科用液と眼軟膏はOFLXしかありません。残念……。

世代	抗菌薬 略語・一般名	抗菌薬 先発商品名®	バイオアベイラビリティ	半減期	用法・用量	蛋白結合率
第2世代	OFLX オフロキサシン	タリビッド®錠 100mg	98%	4.5～7時間	1回100～200mg 1日2～3回	32%

※ 本表の該当製剤を使用する場合は，添付文書の「用法・用量」および使用上の注意の内容を確認した上で使用すること。

2. 経口第3世代キノロン系抗菌薬

2-1. TFLX（トスフロキサシン：オゼックス®）

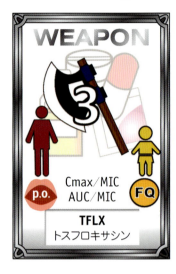

- □→ 結核をカバーしていないキノロン系抗菌薬です。
- □→ バイオアベイラビリティがヒトも動物も記載のない薬剤です（他と同等に高い？）。
- □→ 日本で唯一の小児適用承認のあるキノロン系抗菌薬（2017年2月時点）で，小児のBLNAR（βラクタマーゼ非産生アンピシリン耐性インフルエンザ菌）に使用したい薬剤ですが，臨床的効果についての結論が出ていません。
- □→ 適応菌種ではありませんがマイコプラズマに関して使用されることがあります。しかし，基本，マイコプラズマ肺炎にはマクロライドが第一選択薬となります。
- □→ 2000年以降にマクロライド耐性マイコプラズマが報告されはじめ，2010年前後に80％が耐性ではないか？　との報告もされ，重症例や効果不良例などの武器の選択にMINO（ミノサイクリン：ミノマイシン®）やTFLXが挙げられます。
- □→ しかし，マイコプラズマ肺炎は自然治癒する疾患であるため，高熱が続き，呼吸困難をきたすようなケースでない限り，抗菌薬は不要です。
- □→ テトラサイクリン系抗菌薬のMINO（ミノサイクリン：ミノマイシン®）は歯牙黄染やエナメル質形成不全などの副作用もあるので，8歳以下の歯牙形成期の小児には使えません（知らずに処方している医師も多いので要注意！）。
- □→ 結論として，小児では，キノロンを以下の2つの場合に使用します。
  - ①BLNARによる気道感染症（中耳炎・鼻副鼻腔炎・肺炎）
  - ②CAM耐性マイコプラズマ肺炎
- □→ 半減期が短いので，1日2〜3回の投与が必要。

世代	抗菌薬 略語・一般名	抗菌薬 先発商品名®	バイオアベイラビリティ	半減期	用法・用量	蛋白結合率
第3世代	TFLX トスフロキサシン トシル酸塩水和物	オゼックス®錠75 オゼックス®錠150	記載なし	4〜5時間	1回100〜150mg 1日2〜3回	15〜37%
		オゼックス®細粒 小児用15%			1回12mg/kg 分2	

※本表の該当製剤を使用する場合は，添付文書の「用法・用量」および使用上の注意の内容を確認した上で使用すること。

2-2. LVFX（レボフロキサシン：クラビット®）

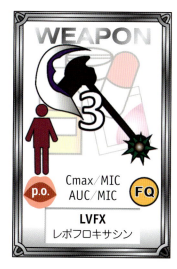

● 抗菌スペクトル──どんな細菌に効果がある武器なのか？

1. グラム陽性菌
   - 溶連菌，肺炎球菌（高度耐性）までカバー
   - MSSA（黄色ブドウ球菌）は治療失敗しやすいので使わない！
2. バクテロイデスを含む多くの嫌気性菌はカバーしない！
3. グラム陰性菌（CPFXと同じ）
   - 腸内細菌：PEK（プロテウス，大腸菌，クレブシエラ）
   ➡ 日本の大腸菌のLVFXの感受性は63％まで低下の報告あり。施設ごとのアンチバイオグラムをチェック
   - 細菌性腸炎の起炎菌：サルモネラ菌，赤痢菌，カンピロバクター
   - SPACE（*Serratia*，*Pseudomonas*，*Acinetobacter*，*Citrobacter*，*Enterobacter*）
   ➡ 緑膿菌を含む医療関連感染起炎菌だが，もはや緑膿菌は無理！
   - 呼吸器関連菌：インフルエンザ菌，モラクセラ・カタラーリス
   - 淋菌は耐性化傾向にて要注意！
4. 非定型菌：マイコプラズマ，クラミドフィラ（*Chlamydophila pneumoniae*），クラミジア，レジオネラをカバー
5. MAC（*Mycobacterium avium* complex）をカバー
6. 結核菌もカバー（2015年8月に添付文書にも効能追加表記に）

☐➡ 第2世代のCPFX（シプロフロキサシン）の弱点であったグラム陽性菌をしっかりとカバーした武器で，CPFX＋肺炎球菌のイメージです。

☐➡ 緑膿菌に関しては，もはや戦えない……。
MSSA（黄色ブドウ球菌），嫌気性菌，大腸菌，淋菌など安易な使用の影響で戦えない菌が増えてきている！

☐➡ 特に肺炎の治療の際には，肺結核を除外せずに安易に使用すると，診断を遅らせる上に耐性化を促すことになるので注意が必要！

☐➡ 市中呼吸器感染症のすべてをカバーしたレスピラトリーキノロンで，経口と点滴製剤の2つがあります。

☐➡ 2009年に「100mg3錠，分3」から「500mg1錠，分1」とPK/PD理論に準じた投与方法に改善されました。

世代	抗菌薬 略語・一般名	抗菌薬 先発商品名®	バイオアベイラビリティ	半減期	用法・用量	蛋白結合率
第3世代	LVFX レボフロキサシン 水和物	クラビット®錠250mg クラビット®錠500mg クラビット®細粒10%	99%	7時間	1回500mg（細粒5g） 1日1回	24～38%

※ 本表の該当製剤を使用する場合は，添付文書の「用法・用量」および使用上の注意の内容を確認した上で使用すること。

3. 経口第4世代キノロン系抗菌薬

3-1. MFLX（モキシフロキサシン：アベロックス®）

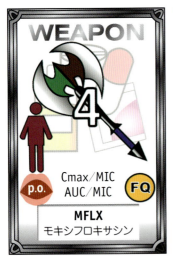

● 抗菌スペクトル──どんな細菌に効果がある武器なのか？

第4世代は第1～3世代キノロン系と異なり，バクテロイデスを含む嫌気性菌をカバーしている！

1. グラム陽性菌
   - 溶連菌，肺炎球菌（高度耐性まで）までカバー
2. バクテロイデスを含む嫌気性菌をカバー！
3. グラム陰性菌（CPFXと同じ）
   - 腸内細菌：PEK（プロテウス，大腸菌，クレブシエラ）
   - 細菌性腸炎の起炎菌：サルモネラ菌，赤痢菌，カンピロバクター
   - SPACE（*Serratia*, *Pseudomonas*, *Acinetobacter*, *Citrobacter*, *Enterobacter*）
   ➡ 緑膿菌を含む医療関連感染起炎菌
   ➡ 緑膿菌への抗菌力はキノロン系抗菌薬の中では弱め
   - 呼吸器関連菌：インフルエンザ菌，モラクセラ・カタラーリス
   - 淋菌は耐性化傾向にて要注意！
4. 非定型菌：マイコプラズマ，クラミドフィラ（*Chlamydophila pneumoniae*），クラミジア，レジオネラをカバー
5. MAC（*Mycobacterium avium* complex）をカバー
6. 結核菌もカバー

- □→「LVFX＋バクテロイデスを含む嫌気性菌もカバー」のイメージで，市中呼吸器感染症のすべておよび嫌気性菌をカバーしたレスピラトリーキノロンです。
- □→ しかし，嫌気性菌耐性の報告も散見されています。
- □→ 国内では経口薬のみが販売されており，点滴製剤はありません。
- □→ キノロン系唯一の肝臓代謝薬で，腎機能に応じた調節は不要です。
- □→ 尿路への移行が悪く，尿路感染には使えません。
- □→ 重篤な肝障害の報告もあるので，肝機能不良患者への安易な使用は控えることが重要です。

世代	抗菌薬 略語・一般名	抗菌薬 先発商品名®	バイオアベイラビリティ	半減期	用法・用量	蛋白結合率
第4世代	MFLX モキシフロキサシン塩酸塩	アベロックス®錠 400mg	89%	10～14時間	1回400mg 1日1回	30～50%

※ 本表の該当製剤を使用する場合は，添付文書の「用法・用量」および使用上の注意の内容を確認した上で使用すること。

3-2. GRNX（ガレノキサシン：ジェニナック®）

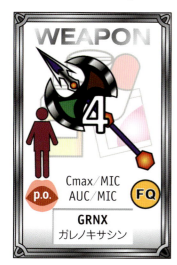

●抗菌スペクトル──どんな細菌に効果がある武器なのか？

第4世代は第1〜3世代キノロン系と異なり，バクテロイデスを含む嫌気性菌をカバーしている！
抗菌スペクトルは基本，MFLXと同じ

- 「LVFX＋バクテロイデスを含む嫌気性菌もカバー」のイメージです。
- LVFXやMFLXなどと比べ肺炎球菌に対するMPC（mutant prevention concentration）が高く，MSW（mutant selection window）が狭いため，理論上，耐性化しにくいという特徴があります[2]。
- 嫌気性菌に関してはMFLXよりも抗菌力が強いとされています。
- ある意味，キノロン系抗菌薬の中でも結核，緑膿菌，嫌気性菌，非定型菌，その他常在菌など無差別にぶった斬るような武器なので，肺炎球菌，溶連菌，大腸菌などの市中感染に安易に使うものではありません。
- 市中感染症には，緑膿菌をはじめとするSPACEをカバーする必要がある感染症は基本的にありません。
- 結核を除外し，GRNXでなければ治癒しえないケースでない限り，適応にはなりません。というより，むしろ使ってはならない武器です（経口摂取できる状態の患者さんではそのようなケースはありません）。特に肺炎では，肺結核を十分に除外した上で処方しないと診断の遅れに直結します。

世代	抗菌薬 略語・一般名	抗菌薬 先発商品名®	バイオアベイラビリティ	半減期	用法・用量	蛋白結合率
第4世代	GRNX メシル酸ガレノキサシン水和物	ジェニナック®錠200mg	92%	12〜13時間	1回400mg 1日1回	79〜80%

※本表の該当製剤を使用する場合は，添付文書の「用法・用量」および使用上の注意の内容を確認した上で使用すること。

3-3. STFX（シタフロキサシン：グレースビット®）

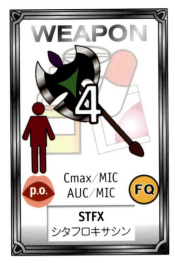

●抗菌スペクトル──どんな細菌に効果がある武器なのか？

第4世代は第1〜3世代キノロン系と異なり，バクテロイデスを含む嫌気性菌をカバーしている！
抗菌スペクトルは基本，MFLXと同じ

- □→「LVFX＋バクテロイデスを含む嫌気性菌もカバー」のイメージです。
- □→肺炎球菌，大腸菌に関する抗菌力が他のキノロン系抗菌薬の中でも強く，他のキノロン系抗菌薬で耐性菌となっているものにも期待できるかもしれないという報告もあります[3]。
- □→臨床的効果のエビデンスはいまだありません。

世代	抗菌薬 略語・一般名	抗菌薬 先発商品名®	バイオアベイラビリティ	半減期	用法・用量	蛋白結合率
第4世代	STFX シタフロキサシン水和物	グレースビット®錠50mg グレースビット®細粒10%	74.8%	5〜6時間	1回50mg（細粒0.5g）〜100mg（細粒1.0g），1日2回 1回100mg（細粒1.0g），1日1回	46〜55%

※本表の該当製剤を使用する場合は，添付文書の「用法・用量」および使用上の注意の内容を確認した上で使用すること。

軍師RIKI

ここまで解説した経口キノロン系抗菌薬のバイオアベイラビリティ・半減期・用法・用量・蛋白配合率を表1にまとめて示します[4]。

さて，上気道感染症に関わる抗菌薬という名の武器の使い方をここまで一気に紹介しちゃいましたけど，イメージできたでしょうか？ 必要なものを理解するためには，必要でないものの根拠も知る必要がありますので，全体をしっかり解説しました。

まだ，他にもサルファ剤のST合剤SMX/TMPやテトラサイクリン系のMINO，DOXYなどの経口抗菌薬がありますが，ここでは省きます。

表1 経口キノロン系抗菌薬のバイオアベイラビリティ・半減期・用法・用量・蛋白結合率

世代	抗菌薬 略語・一般名	抗菌薬 先発商品名®	バイオアベイラビリティ	半減期	用法・用量	蛋白結合率
第2世代	NFLX ノルフロキサシン	バクシダール®錠100mg バクシダール®錠200mg	30〜40%	3〜4時間	1回100〜200mg 1日3〜4回	10〜15%
第2世代	OFLX オフロキサシン	タリビッド®錠100mg	98%	4.5〜7時間	1回100〜200mg 1日2〜3回	32%
第2世代	CPFX シプロフロキサシン	シプロキサン®錠100mg シプロキサン®錠200mg	70%	4時間	1回100〜200mg 1日2〜3回	20〜40%
第3世代	TFLX トスフロキサシントシル酸塩水和物	オゼックス®錠75 オゼックス®錠150 オゼックス®細粒小児用15%	記載なし	4〜5時間	1回100〜150mg 1日2〜3回 1回12mg/kg 分2	15〜37%
第3世代	LVFX レボフロキサシン水和物	クラビット®錠250mg クラビット®錠500mg クラビット®細粒10%	99%	7時間	1回500mg(細粒5g) 1日1回	24〜38%
第3世代	PUFX プルリフロキサシン	スオード®錠100	ヒト 記載なし サル 24.9% イヌ 42.2%	7時間	1回200〜300mg 1日2回	45%
第4世代	MFLX モキシフロキサシン塩酸塩	アベロックス®錠400mg	89%	10〜14時間	1回400mg 1日1回	30〜50%
第4世代	GRNX メシル酸ガレノキサシン水和物	ジェニナック®錠200mg	92%	12〜13時間	1回400mg 1日1回	79〜80%
第4世代	STFX シタフロキサシン水和物	グレースビット®錠50mg グレースビット®錠細粒10%	74.8%	5〜6時間	1回50mg(細粒0.5g)〜100mg(細粒1.0g), 1日2回 1回100mg(細粒1.0g), 1日1回	46〜55%

※ 本表の該当製剤を使用する場合は,添付文書の「用法・用量」および使用上の注意の内容を確認した上で使用すること.

LVFXは「1回100mg, 1日2〜3回」という効果が低く, 耐性誘導・発現しやすい用法・用量で添付文書に記載されていた(PK/PDからずれている). しかし, 先発商品のクラビット®100mgが2009年7月に販売中止となり, 250mg・500mgを販売開始, LVFX100mg後発品も2015年度内に販売中止となり, PK/PDに適した1回高用量投与とされ, 世界にかなり遅れて日本もようやく改善された.

(各薬剤のインタビューフォームおよび文献4を参考に作成)

軍師RIKI

本当はPCG(BPG)よりPCV(PPP)のほうを日本でも採用すべきだし, LVFXも小児適応が欲しいのですが, 現在の日本で上気道感染症を見極めてきちんと診るにあたり必要なのは, 次頁に挙げた11種類です!

1：天然ペニシリン　2：アミノペニシリン　3：βラクタマーゼ阻害薬配合ペニシリン　4：経口第1世代：セフェム系抗菌薬

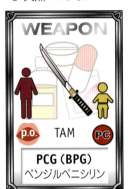
PCG（BPG）
ベンジルペニシリン

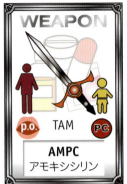
AMPC
アモキシシリン

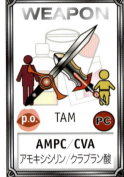
AMPC/CVA
アモキシシリン/クラブラン酸

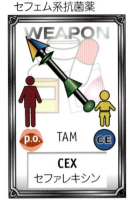
CEX
セファレキシン

5：第2世代：マクロライド系抗菌薬　6：第3世代：マクロライド系抗菌薬　7：リンコマイシン系抗菌薬　8：第2世代：キノロン系抗菌薬

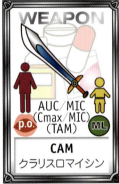
CAM
クラリスロマイシン

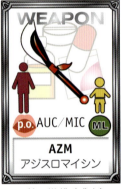
AZM
アジスロマイシン

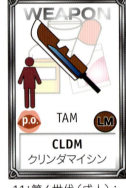
CLDM
クリンダマイシン

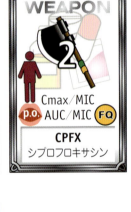
CPFX
シプロフロキサシン

9：第3世代（小児）：キノロン系抗菌薬　10：第3世代（成人）：キノロン系抗菌薬　11：第4世代（成人）：キノロン系抗菌薬

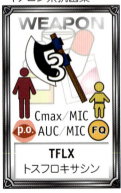
TFLX
トスフロキサシン

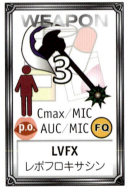
LVFX
レボフロキサシン

MFLX
モキシフロキサシン

●文 献
1） 伊藤由紀，他：医薬ジャーナル．2001；378(12)：3598-603．
2） Suzuki K, et al：Jpn J Antibiot．2010；63(4)：312-8．
3） Kanda H：Nihon Yakurigaku Zasshi．2009；133(1)：43-51．
4） 日本語版 サンフォード 感染症治療ガイド2016（第46版）．菊池 賢，他監．ライフサイエンス出版，2016．

Chapter 5　PK/PD理論から戦略（Strategy）について語ろう！

1　A群β溶連菌 vs PCV & PCG & AMPC & CDTR-PI

軍師RIKI

臨床的効果の期待できるTAMは，ペニシリン系では増殖抑制（静菌作用）で30％以上，最大殺菌作用で50％以上，セフェム系では増殖抑制で40％以上，最大殺菌作用で60％以上必要とされます。そして，グラム陽性菌である溶連菌や肺炎球菌では，細菌に曝露した後に抗菌薬の濃度がMIC以下に低下しても細菌の増殖を抑える効果，つまりPAEというK.O.パンチをペニシリン系＆セフェム系抗菌薬ともに有しています。A群溶連菌による咽頭扁桃炎は自然治癒する疾患，self-limited diseaseです。しかし，中途半端に攻撃すると再燃を繰り返し，咽後膿瘍，扁桃周囲膿瘍，深頸部膿瘍など，周囲への感染拡大をきたします。最大殺菌まではいかないまでも，<u>経口ペニシリン系抗菌薬の臨床効果の目標はTAM40％以上，経口セフェム系抗菌薬では50％以上を狙います</u>。ただ，実際の臨床としては，リウマチ熱や再燃・反復などを考慮し，菌を叩ききることを目的にTAM70％以上，可能な限り100％を狙います。

A群溶連菌感染症 咽頭炎：成人経口 PCV & PCG 治療ガイドライン

PCV　1回80万単位，1日2回／1回40万単位，1日4回→サンフォード2016[*1]

PCG　1回40万単位，1日2〜4回，年齢・症状で適宜増減→日本添付文書

A群溶連菌感染症 咽頭炎：小児経口 PCV & PCG 治療ガイドライン

PCV　25〜50mg（4万〜8万単位）/kg/日，分4→サンフォード2016[*1]

PCV　50〜75mg（8万〜12万単位）/kg/日，分2〜3→ネルソン22th[*2]

PCG　5万単位/kg/日，分3〜4→小児呼吸器GL[*3]

PCG　4万〜8万単位/kg/日，分2〜3→日本添付文書

[*1]：日本語版 サンフォード 感染症治療ガイド2016（第46版）．菊池　賢，他監．ライフサイエンス出版，2016．
[*2]：ネルソン小児感染症治療ガイド．原書第22版．齋藤昭彦 監．医学書院，2016．
[*3]：小児呼吸器感染症治療ガイドライン2011．小児呼吸器感染症診療ガイドライン作成委員会，協和企画，2011．

 TAM 100%　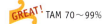 TAM 70〜99%　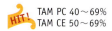 TAM PC 40〜69% / TAM CE 50〜69%　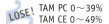 TAM PC 0〜39% / TAM CE 0〜49%

1 A群β溶連菌 vs PCV & PCG ── 成人の場合

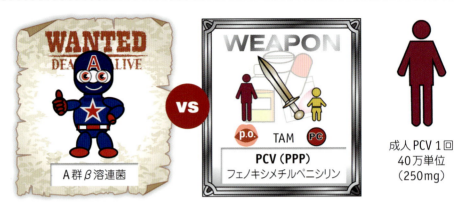

- 経口天然ペニシリンにはPCV（ペニシリンV：PPP）とPCG（バイシリン®G：BPG）がありますが，日本ではPCG（バイシリン®G）のみが承認されています。
- A群β溶連菌に対するPCV & PCGのMIC90は0.016〜0.025[1]≒0.02です。

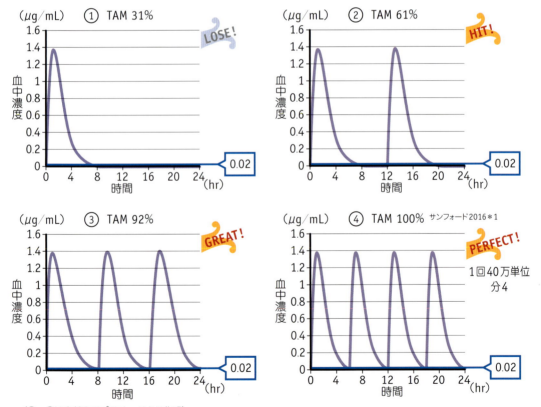

（①〜④は文献2のパラメータより作成）

*1：日本語版 サンフォード 感染症治療ガイド2016（第46版），菊池 賢，他監．ライフサイエンス出版，2016．

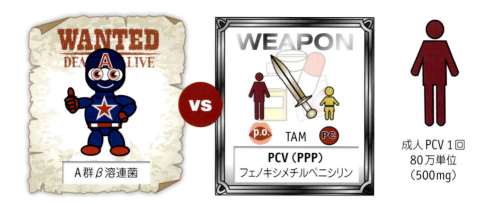

- 経口天然ペニシリンにはPCV（ペニシリンV：PPP）とPCG（バイシリン®G：BPG）がありますが，日本ではPCG（バイシリン®G）のみが承認されています。
- A群β溶連菌に対するPCV＆PCGのMIC90は0.016〜0.025[1]≒0.02です。

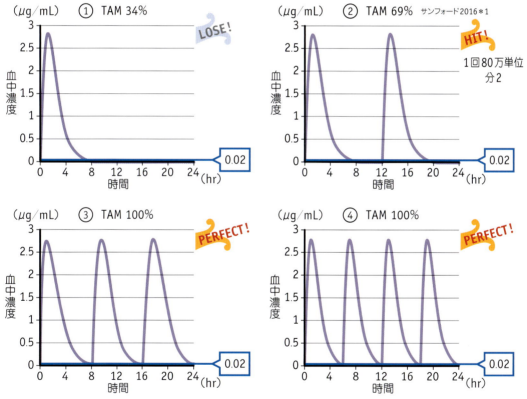

（①〜④は文献2のパラメータより作成）

＊1：日本語版 サンフォード 感染症治療ガイド 2016（第46版）．菊池 賢，他監．ライフサイエンス出版，2016．

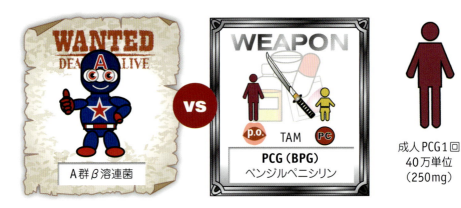

□→ 経口天然ペニシリンにはPCV（ペニシリンV：PPP）とPCG（バイシリン®G：BPG）がありますが，日本ではPCG（バイシリン®G）のみが承認されています。

□→ A群β溶連菌に対するPCV＆PCGのMIC90は0.016〜0.025[1]≒0.02です。

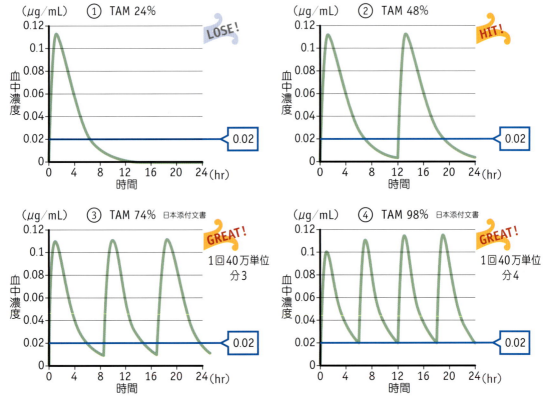

（①〜④はバイシリン®G 医薬品インタビューフォーム，2016年11月改訂：改訂第12版，MSD，2016のデータより解析，作成）

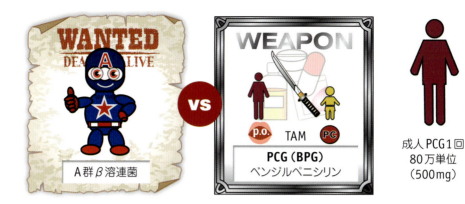

- 経口天然ペニシリンにはPCV（ペニシリンV：PPP）とPCG（バイシリン®G：BPG）がありますが，日本ではPCG（バイシリン®G）のみが承認されています。
- A群β溶連菌に対するPCV＆PCGのMIC90は0.016～0.025[1]≒0.02です。

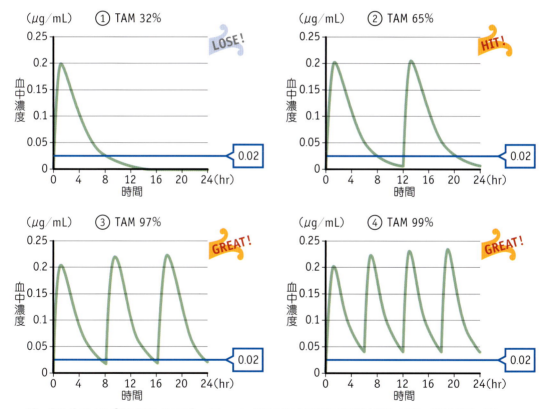

（①～④はバイシリン®G 医薬品インタビューフォーム，2016年11月改訂：改訂第12版，MSD，2016のデータより解析，作成）

2 A群β溶連菌 vs PCV & PCG ── 小児の場合

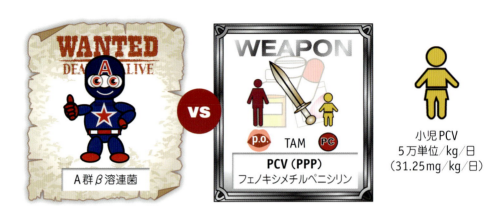

小児 PCV
5万単位/kg/日
(31.25 mg/kg/日)

- 経口天然ペニシリンにはPCV(ペニシリンV:PPP)とPCG(バイシリン®G:BPG)がありますが,日本ではPCG(バイシリン®G)のみが承認されています。
- A群β溶連菌に対するPCV & PCGのMIC90は0.016〜0.025 [1] ≒ 0.02です。

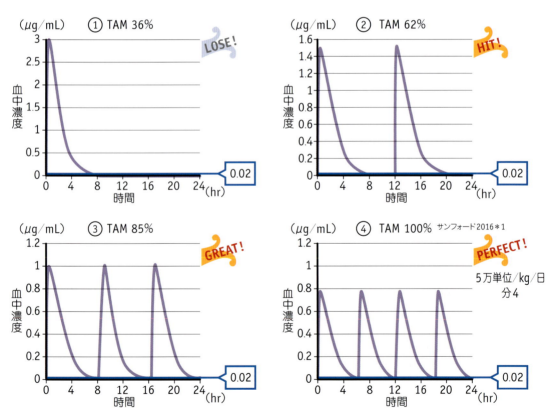

(①〜④は文献3のデータより解析,作成)
*1:日本語版 サンフォード 感染症治療ガイド2016(第46版).菊池 賢,他監.ライフサイエンス出版,2016.

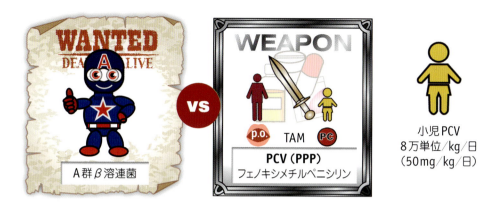

- 経口天然ペニシリンにはPCV（ペニシリンV：PPP）とPCG（バイシリン®G：BPG）がありますが，日本ではPCG（バイシリン®G）のみが承認されています。
- A群β溶連菌に対するPCV＆PCGのMIC90は0.016〜0.025[1]≒0.02です。

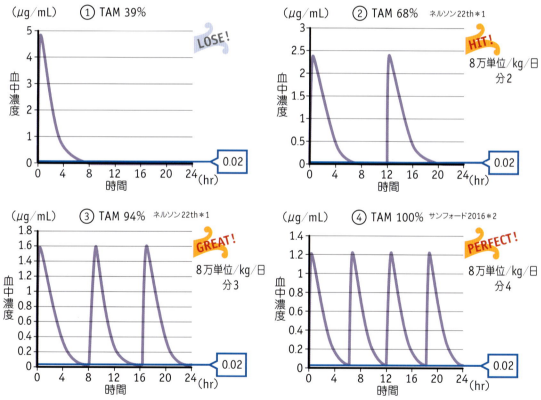

（①〜④は文献3のデータより解析，作成）

*1：ネルソン小児感染症治療ガイド．原書第22版．齋藤昭彦 監．医学書院，2016．
*2：日本語版 サンフォード 感染症治療ガイド2016（第46版）．菊池 賢，他監．ライフサイエンス出版，2016．

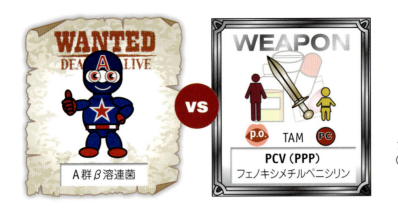
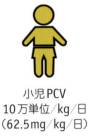

小児 PCV
10万単位/kg/日
(62.5mg/kg/日)

- 経口天然ペニシリンにはPCV（ペニシリンV：PPP）とPCG（バイシリン®G：BPG）がありますが，日本ではPCG（バイシリン®G）のみが承認されています。
- A群β溶連菌に対するPCV＆PCGのMIC90は0.016〜0.025[1]≒0.02です。

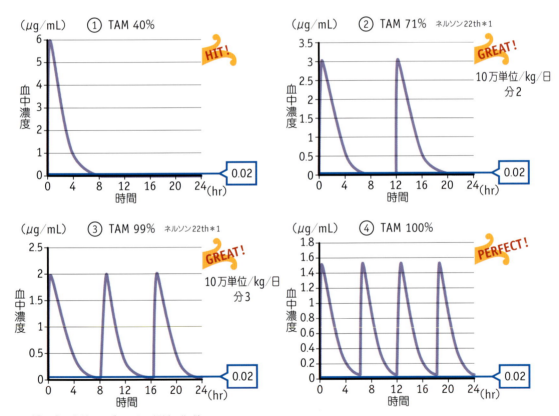

（①〜④は文献3のデータより解析，作成）

[1]：ネルソン小児感染症治療ガイド. 原書第22版. 齋藤昭彦 監. 医学書院, 2016.

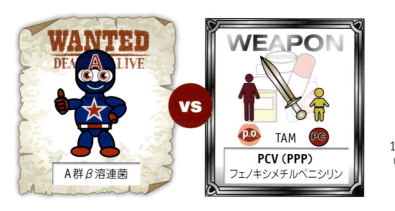
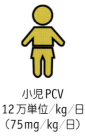

小児PCV
12万単位/kg/日
（75mg/kg/日）

- 経口天然ペニシリンにはPCV（ペニシリンV：PPP）とPCG（バイシリン®G：BPG）がありますが，日本ではPCG（バイシリン®G）のみが承認されています。
- A群β溶連菌に対するPCV＆PCGのMIC90は0.016〜0.025[1]≒0.02です。

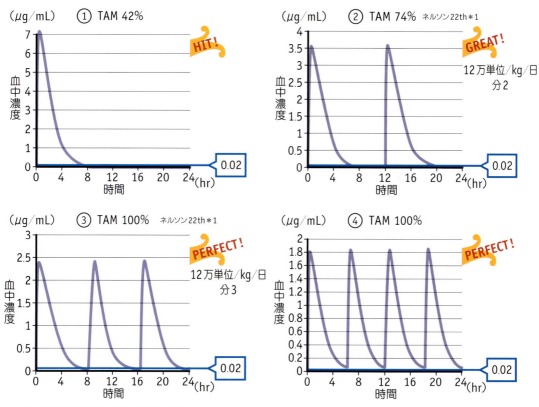

（①〜④は文献3のデータより解析，作成）

＊1：ネルソン小児感染症治療ガイド．原書第22版．齋藤昭彦 監．医学書院，2016．

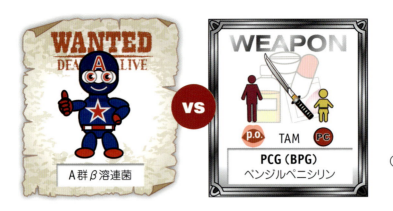
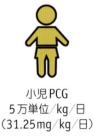

小児PCG
5万単位/kg/日
(31.25mg/kg/日)

- 経口天然ペニシリンにはPCV（ペニシリンV：PPP）とPCG（バイシリン®G：BPG）がありますが，日本ではPCG（バイシリン®G）のみが承認されています。
- A群β溶連菌に対するPCV＆PCGのMIC90は0.016～0.025[1]≒0.02です。

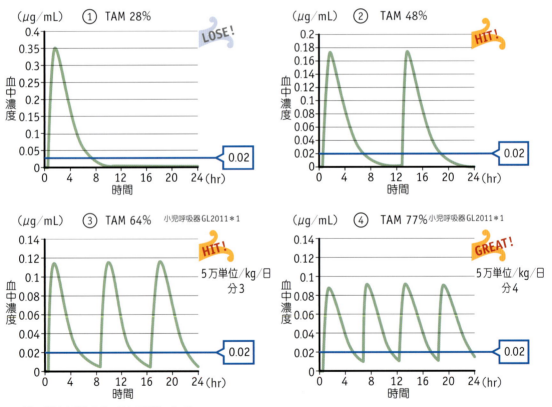

（①～④は文献3のデータより解析，作成）
＊1：小児呼吸器感染症診療ガイドライン2011．小児呼吸器感染症診療ガイドライン作成委員会，協和企画，2011．

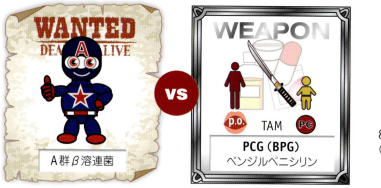
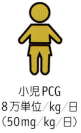

小児PCG
8万単位/kg/日
(50mg/kg/日)

□→ 経口天然ペニシリンにはPCV(ペニシリンV：PPP)とPCG(バイシリン®G：BPG)がありますが，日本ではPCG(バイシリン®G)のみが承認されています。

□→ A群β溶連菌に対するPCV＆PCGのMIC90は0.016〜0.025[1]≒0.02です。

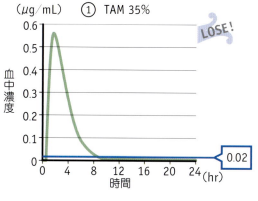
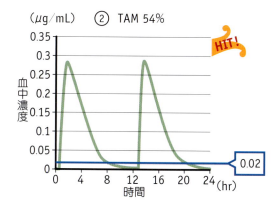
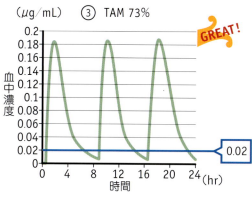
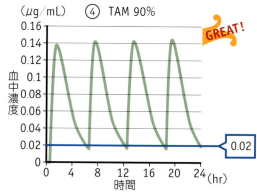

(①〜④は文献3のデータより解析，作成)

軍師RIKI

日本にはPCV（PPP）がなく，腸管吸収能が低く，胃酸の影響を受けやすいPCG（BPG）しかありません．A群β溶連菌を叩ききるという意味で，TAMを100％近い設定にすると，成人と小児でそれぞれ以下のように戦うことができます．

• 成人の場合

PCV1回40万単位で1日4回 ➡ TAM 100％

PCV1回80万単位で1日3〜4回 ➡ TAM 100％

PCG1回40万単位で1日4回 ➡ TAM 98％

PCG1回80万単位で1日3〜4回 ➡ TAM 97〜99％

• 小児の場合

PCV5万単位/kg/日で分4 ➡ TAM 100％

PCV8万単位/kg/日で分4 ➡ TAM 100％

PCV10万単位/kg/日で分3〜4 ➡ TAM 99〜100％

PCV12万単位/kg/日で分3〜4 ➡ TAM 100％

下記は戦えますが，叩ききることはできなさそう．

PCG5万単位/kg/日では分4でもTAM77％．

PCG8万単位/kg/日で分4ではTAM90％．

3　A群β溶連菌 vs AMPC

A群β溶連菌感染症：小児経口AMPC治療ガイドライン

50mg/kg/日，分1，10日間→サンフォード2016[*1]，Red Book 2016[*2]

50〜75mg/kg/日，分1〜3，10日間→ネルソン22th[*3]

30〜50mg/kg/日，分2〜3，10日間→小児呼吸器GL2017[*4]

20〜40mg/kg/日，分3〜4→日本添付文書

*1：日本語版 サンフォード 感染症治療ガイド2016（第46版）．菊池　賢，他監．ライフサイエンス出版，2016．
*2：The Red Book 2016. Social Security Administration, CreateSpace, 2016.
*3：ネルソン小児感染症治療ガイド．原書第22版．齋藤昭彦 監．医学書院，2016．
*4：小児呼吸器感染症診療ガイドライン2017．小児呼吸器感染症診療ガイドライン作成委員会，協和企画，2016．

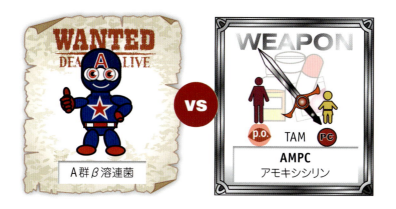

- A群β溶連菌に対するAMPCのMIC90は0.031です[1]。
- A群β溶連菌にはAMPC耐性株はなく，AMPC20mg/kgの最低量でも効果は期待できます。しかし，溶連菌性咽頭扁桃炎において再燃や合併症予防目的で投与する場合，用量が少ないと長期に投与することになるので，高用量にすることによって短期の投与ですむ可能性があります（詳細は**Chapter 8**参照）。
- 成人の1日750mgは小児の30mg/kg/日に相当し，1日1,500mgは小児の60mg/kgに相当します。

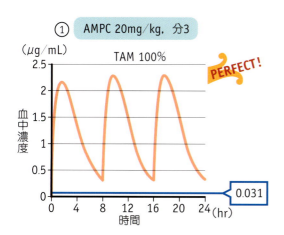
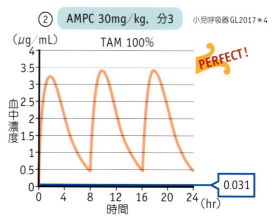

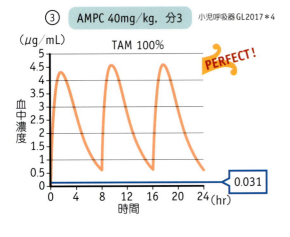
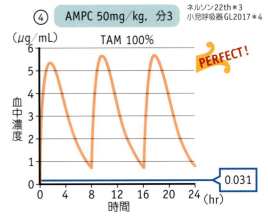
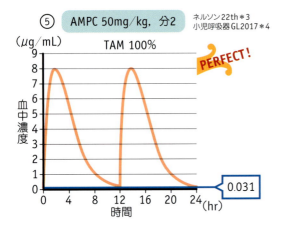
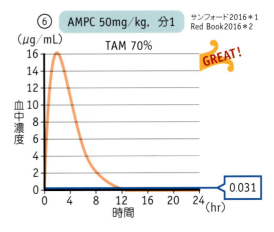
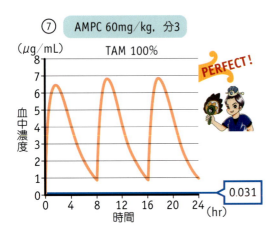
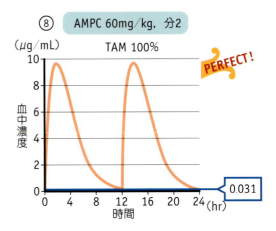

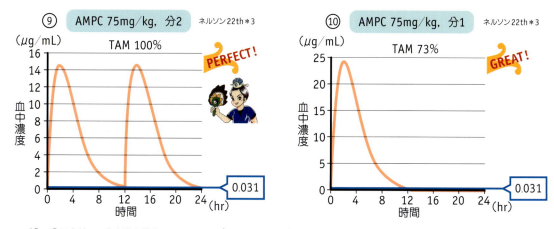

(①〜⑩は文献4の血中濃度推移より，1-コンパートメントモデルを用いた近似曲線から各パラメータを算出）
＊1：日本語版 サンフォード 感染症治療ガイド 2016（第46版）．菊池 賢，他監．ライフサイエンス出版，2016．
＊2：The Red Book 2016. Social Security Administration, CreateSpace, 2016．
＊3：ネルソン小児感染症治療ガイド．原書第22版．齋藤昭彦 監．医学書院，2016．
＊4：小児呼吸器感染症診療ガイドライン2017．小児呼吸器感染症診療ガイドライン作成委員会，協和企画，2016．

軍師RIKI

①溶連菌感染症を早期治癒させるだけを目的とすれば
　小児：1日分3，AMPC 20〜30mg/kg
　成人：1日分3，AMPC 750mg
　でも可。

②再燃，リウマチ熱の予防目的とすれば
　小児：1日分3，AMPC 40〜50mg/kg，10日間
　成人：1日分4，AMPC 1,000mg，10日間
　1日1回投与であれば下記の海外ガイドラインの記載もあります。
　小児：1日分1，AMPC 50mg/kg，10日間
　成人：1日分1，AMPC 1,000mg，10日間
　しかし，TAM70％とちょっと叩ききるには不安な数字かもしれません。

③high doseで分2〜3であれば，10日間ではなく7日間投与の短期間で
　済む可能性があります。
　小児：1日分3，AMPC 60mg/kg，7日間
　成人：1日分3，AMPC 1,500mg，7日間
　乳幼児で保育園などでのアドヒアランスを考慮し，
　1日分2，AMPC 75mg/kg，7日間
私は，10年前から③で実践していますが，ほとんど困ることはありません。
日本は抗菌薬の飲み残しが問題となっています。確定診断をして，AMPC
投与3〜4日後に膿瘍形成や薬疹の有無などを確認，奏効しているようで

あれば，3〜4日分の追加投与（総計7日間）とすれば，流行地域のピークも終えており，「3日坊主」という言葉があるように3〜4日ずつであれば，アドヒアランスも下げずにすみ，臨床的＆実践的であると思われます。

4 A群β溶連菌 vs CDTR-PI

A群溶連菌感染症咽頭炎：小児経口CDTR-PI治療ガイドライン
9mg/kg/日，分3→日本添付文書
9mg/kg/日，分3，5日間→小児呼吸器GL2011[*1]
[*1]：小児呼吸器感染症診療ガイドライン2011．小児呼吸器感染症診療ガイドライン作成委員会，協和企画，2011．

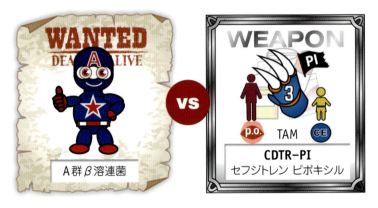

- A群β溶連菌に対するCDTR-PIのMIC90は0.008です[1)]。
- 添付文書の通常量9mg/kg/日で戦えます。
- 成人の通常量1回100mgに相当し，同等に戦えます。

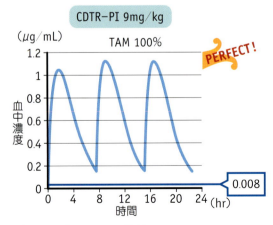

（文献5のパラメータより算出）

軍師RIKI

CDTR-PIは常用量である9mg/kg/日で，TAM100％で叩ききることができます。

セフェムであれば5日間，PCVであれば10日という論文を根拠に，「セフェムは短期間で済む抗菌薬」と拡大解釈して第一選択としてはなりません。2013年のメタ解析では，抗菌薬臨床的改善にはペニシリン系とセフェム系での有意差はありませんでした[6]。

第3世代セフェム系抗菌薬は，非常に広域な細菌をカバーし，しかもバイオアベイラビリティが16％しかありません。セフェムに耐性のないA群β溶連菌だから効果が期待できるにすぎません。

リウマチ熱予防を目的の1つとしているのに，経口第3世代セフェム系抗菌薬はエビデンスすらありません。

また，常在するブドウ球菌やモラクセラ・カタラーリスがペニシリナーゼを産生しているという点[7]と，A群β溶連菌が上皮細胞内に侵入するため，細胞内移行性が乏しいペニシリン系抗菌薬では細胞内に侵入した場合に殺菌しにくいという点[8]で，高用量ペニシリン系抗菌薬第一選択で除菌しきれない場合の選択肢とするべきです。

●文献

1) 生方公子：重症型のレンサ球菌・肺炎球菌感染症に対するサーベイランスの構築と病因解析，その診断・治療に関する研究（H22-新興--一般-013）．平成22年度総括・分担研究報告書，厚生労働科学研究費補助金 新型インフルエンザ等新興・再興感染症研究事業, 2011, p9-18.
2) Overbosch D, et al：Br J Clin Pharmacol. 1985；19(5)：657-68.
3) 藤田晃三, 他：臨床薬理. 1983；14(2)：399-401.
4) 杉田麟也, 他：新薬と臨牀. 2005；54(9)：1056-72.
5) 砂川慶介, 他：日化療会誌. 2012；60(4)：478-91.
6) van Driel ML, et al：Cochrane Database Syst Rev. 2013；(4)：CD004406.
7) Brook I：Rev Infect Dis. 1984；6(5)：601-7.
8) Neeman R, et al：Lancet. 1998；352(9145)：1974-7.

Chapter 5　PK/PD理論から戦略 (Strategy) について語ろう！

2 肺炎球菌 vs PCV & PCG & AMPC & CDTR-PI

軍師RIKI

肺炎球菌は病原性の強いグラム陽性球菌です．PAEもありますし，肺炎などの無菌領域での感染症では殺菌作用の十分なTAMが必要ですが，中耳炎や鼻副鼻腔炎などの完全な無菌でない領域で体表部位の感染症の場合には，細菌を叩ききる必要性はなく，菌量を十分に減らすぐらいのTAMで十分です．ゆえに抗菌薬だけでなく，創部の洗浄や状態に応じての外科的ドレナージの治療もポイントになります．

経口ペニシリン系抗菌薬の目標はTAM40％以上，経口セフェム系抗菌薬では50％以上の臨床効果を狙います．

私は2歳未満の小児など，免疫の発達が不十分な患者さんの場合にはTAM60～70％以上を想定しての治療を考慮することもあります．

急性中耳炎・鼻副鼻腔炎：小児経口治療ガイドライン

AMPC 90mg/kg/日，分2～3 → サンフォード2016 [*1]
AMPC 90mg/kg/日，分2 → ネルソン22th [*2]
　※PCV13導入後に感受性改善あれば，45mg/kg/日でも可
　軽　症 ➡ AMPC常用量　具体的量・回数記載なし
　中等症 ➡ AMPC高用量　具体的量・回数記載なし
　重　症 ➡ AMPC高用量　具体的量・回数記載なし　　　　　小児急性中耳炎GL2013 [*3]
　　　➡ AMPC/CVA（1:14）分2
　　　➡ CDTR-PI高用量　具体的量・回数記載なし

日本のAMPC添付文書では20～40mg/kg/日，2012年より最大90mg/kg/日まで増量可
日本のCDTR-PI添付文書では9mg/kg/日，2012年より最大18mg/kg/日まで増量可

＊1：日本語版 サンフォード 感染症治療ガイド2016（第46版）．菊池　賢，他監．ライフサイエンス出版，2016．
＊2：ネルソン小児感染症治療ガイド．原書第22版．齋藤昭彦 監．医学書院，2016．
＊3：小児急性中耳炎診療ガイドライン2013年版．日本耳科学会，日本小児耳鼻咽喉科学会，日本耳鼻咽喉科感染症・エアロゾル学会，編．金原出版，2013．

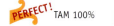 TAM 100% 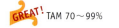 TAM 70～99% 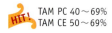 TAM PC 40～69% / TAM CE 50～69% 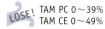 TAM PC 0～39% / TAM CE 0～49%

1 肺炎球菌 vs PCV & PCG

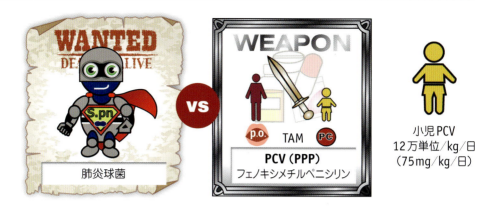

- 肺炎球菌に対するPCV & PCGのMIC90は2.0です[1]。
- 肺炎球菌のPSSP株のMIC90は0.06，PISP株のMIC90は1.0，PRSP株のMIC90は2.0です[2,3]。
- 日本では承認されていない経口PCV最大量であれば，PSSPくらいならば戦えますが，PISP & PRSPは無理です。
- 日本で承認されている経口PCG（バイシリン®）ではPSSPでも無理。
- 肺炎球菌は，経口天然ペニシリン（PCV & PCG）では本気で戦えません。

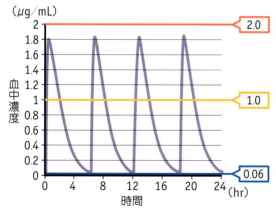

	MIC90	TAM	
PSSP	0.06	100%	PERFECT!
PISP	1.0	22%	LOSE!
PRSP	2.0	0%	LOSE!

（文献3のパラメータより作成）

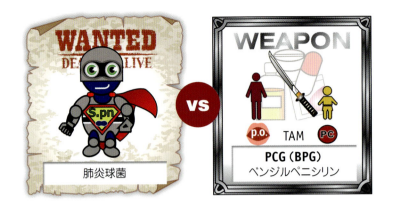
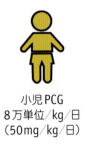

小児PCG
8万単位/kg/日
(50mg/kg/日)

☐→ 肺炎球菌に対するPCV & PCGのMIC90は2.0です[1]。
☐→ 肺炎球菌のPSSP株のMIC90は0.06, PISP株のMIC90は1.0, PRSP株のMIC90は2.0です[2,3]。
☐→ 日本で承認されている経口PCG（バイシリン®G）は最大量でPSSPであれば戦えますが，PISP & PRSPは無理です。
☐→ 肺炎球菌は，経口天然ペニシリン（PCV & PCG）では本気で戦えません。

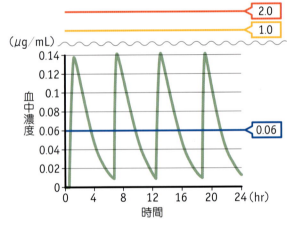

（文献3のパラメータより作成）

軍師RIKI

肺炎球菌に対しては最大量のPCV12万単位でもPISPですら戦えず，最大量のPCG8万単位でもPSSPに何とか戦える程度でしかありません。ゆえに，肺炎球菌には経口PCGはもちろん，PCVであろうと戦えません。

2 肺炎球菌 vs AMPC

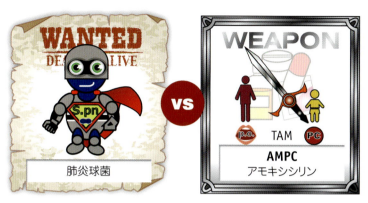

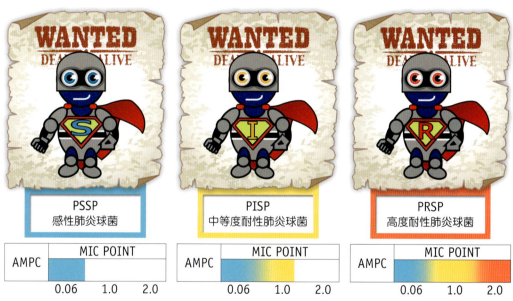

- 肺炎球菌に対するAMPCのMIC90は2.0です[1]。
- 肺炎球菌のPSSP株のMIC90は0.06，PISP株のMIC90は1.0，PRSP株のMIC90は2.0とPCGと同じです[2,4]。
- 成人の1日750mgは小児の30mg/kg/日に相当し，1日1,500mgは小児の60mg/kg/日に相当します。
- ペニシリン系抗菌薬であるAMPCは，中耳炎，鼻副鼻腔炎などの体表感染症では最大殺菌を目的にせずに菌量を十分に減らすレベルが臨床効果の目標TAMとなります。
- 通常でTAMは40％以上，2歳未満などの免疫発達未熟期のハイリスクでは60～70％以上を目標にします。

☐→ プレベナー13®ワクチン未接種患児の場合にはPRSPも想定した目標TAMとします。
☐→ 成人であれば基本，ムコイド型肺炎球菌を想定すればよいのでPRSPの可能性は低いです。免疫不全などの基礎疾患があれば，60〜70%を目標にします。

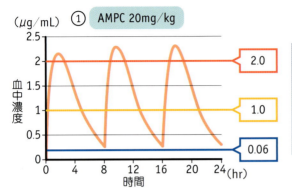

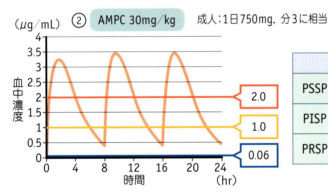

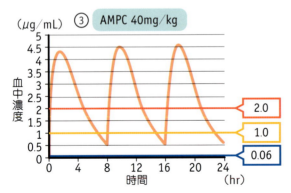

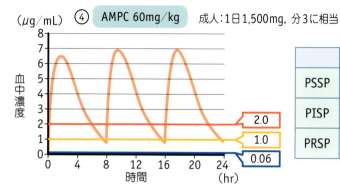

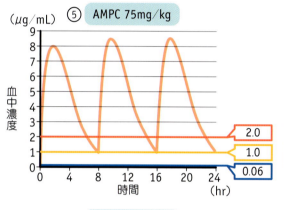

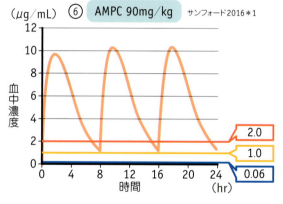

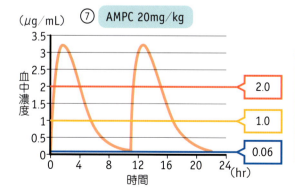

2 ● 肺炎球菌 vs PCV & PCG & AMPC & CDTR-PI

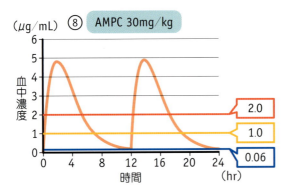

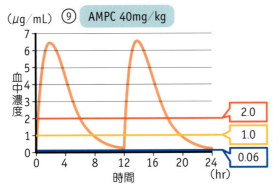

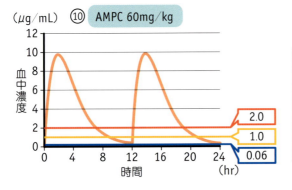

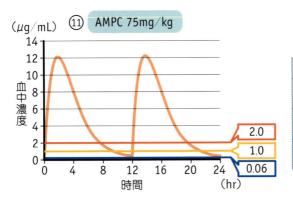

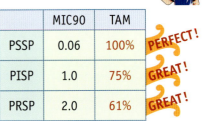

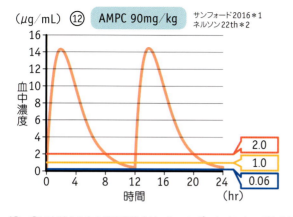
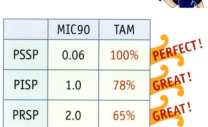

(①〜⑫は文献4の血中濃度推移より，1-コンパートメントモデルを用いた近似曲線から各パラメータを算出）
＊1：日本語版 サンフォード 感染症治療ガイド2016（第46版）．菊池 賢，他監．ライフサイエンス出版，2016．
＊2：ネルソン小児感染症治療ガイド．原書第22版．齋藤昭彦 監．医学書院，2016．

軍師RIKI

① 免疫不全の基礎疾患がなくプレベナー13®接種歴のある小児や，免疫が十分に発達した4歳以上の小児，成人の場合にはTAM 40%以上を目標

② 2〜3歳未満かつ集団保育，免疫不全の基礎疾患ありなどのハイリスクの場合には，目標TAM 60〜70%以上

③ プレベナー13®未接種の患児の場合には，PRSPを想定

上記①〜③を考慮すると1日3回経口投与であれば，成人は1日1,500mg，小児は60mg/kg/日，乳幼児で保育園児のアドヒアランスを考慮し，1日2回経口投与であれば，75〜90mg/kg/日が耐性誘導しにくく，効果も期待できる十分量であると考えられます。

ハイリスクの場合には，常在菌のモラクセラ・カタラーリス（ほぼ100% βラクタマーゼ産生）はindirect pathogenとして関与することも考慮し，成人であればAMPC250mg＋AMPC/CVA（オーグメンチン®）を，小児であれば，AMPC/CVA（クラバモックス®）を最初から考慮するのも戦略の1つです。

3 肺炎球菌 vs CDTR-PI

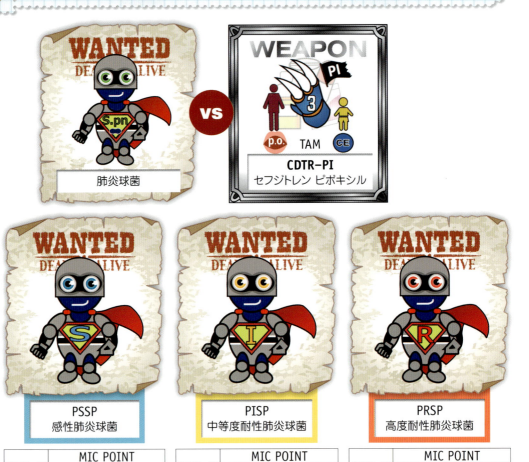

- 肺炎球菌に対するCDTR-PIのMIC90は0.5です[1]。
- 肺炎球菌のPSSP株のMIC90は0.25，PISP株のMIC90は1.0，PRSP株のMIC90も1.0です[2,5]。
- セフェム系抗菌薬であるCDTR-PIは，中耳炎，鼻副鼻腔炎などの体表感染症では最大殺菌を目標にせず，菌量を十分に減らすレベルが臨床効果の目標TAMとなります。
- 通常でTAMは50％以上，2歳未満などの免疫発達未熟期のハイリスクでは70％以上を目標にします。
- プレベナー13®ワクチン未接種患児の場合にはPRSPも想定した目標TAMです。
- 成人であれば基本，ムコイド型肺炎球菌を想定すればよいのでPRSPの可能性は低いです。免疫不全などの基礎疾患があれば，70％以上を目標にします。

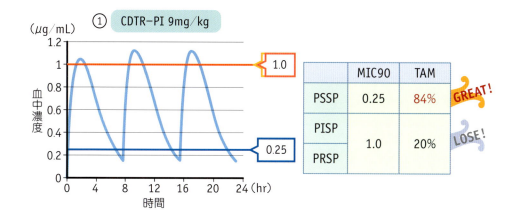

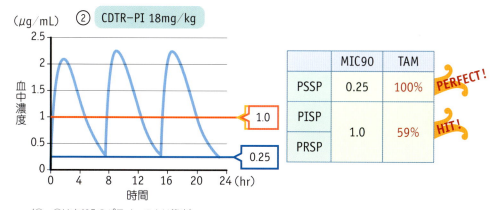

（①，②は文献5のパラメータより算出）

軍師RIKI

①免疫不全の基礎疾患がなくプレベナー13®接種歴のある小児や，免疫が十分に発達した4歳以上の小児，成人の場合にはTAM 50％以上を目標

②2～3歳未満かつ集団保育，免疫不全の基礎疾患ありなどのハイリスクの場合には，目標TAM 70％以上

③プレベナー13®未接種の患児の場合には，PRSPを想定

上記①〜③を考慮すると，1日3回経口投与であればPSSPは成人では1日300mg，小児では9mg/kg/日で十分対応できますが，PISP＆PRSPでは，特に問題となる2～3歳未満かつ集団保育などのハイリスク患児には倍量にしたとしても戦えないばかりか，肺炎球菌は経口第3世代セフェム系抗菌薬による耐性誘導が指摘されているため，その視点からも使用しないほうがよいのです。肺炎球菌に関しては，CDTR-PIはAMPCにまさる点は何もありません。

軍師RIKI

耐性誘導のリスク，低カルニチン血症のリスクなどがあり，メリットどころかデメリットしかありません。

肺炎球菌への武器として使用してはいけないのがCDTR-PIをはじめとする経口第3世代セフェムです。

CDTR-PI以外の経口第3世代セフェム系抗菌薬であるCFPN-PI（フロモックス®）やCFTM-PI（トミロン®）などはもっとMICの数値が高く，さらに論外です。やはり，第3世代ではダメというのが結論です。

●文 献

1) Suzuki K, et al：J Infect Chemother. 2015；21(7)：483-91.
2) 小児急性中耳炎診療ガイドライン2013年版. 日本耳科学会, 日本小児耳鼻咽喉科学会, 日本耳鼻咽喉科感染症・エアロゾル学会, 編. 金原出版, 2013, p22.
3) Overbosch D, et al：Br J Clin Pharmacol. 1985；19(5)：657-68.
4) 杉田麟也, 他：新薬と臨牀. 2005；54(9)：1056-72.
5) 砂川慶介, 他：日化療会誌. 2012；60(4)：478-91.

Chapter 5 PK/PD理論から戦略 (Strategy) について語ろう！

3 インフルエンザ菌 vs AMPC & CDTR-PI

軍師RIKI

インフルエンザ菌はグラム陰性桿菌です。ペニシリン系＆セフェム系抗菌薬では，グラム陰性菌にはPAEはないので，K.O.パンチを持ちません。肺炎などの無菌領域での感染症では殺菌作用の十分なTAMを必要としますが，中耳炎や鼻副鼻腔炎などの完全な無菌でない領域で体表部位の感染症の場合には，細菌を叩ききる必要性はなく，菌量を十分に減らすぐらいのTAMで十分です。しかし，グラム陽性菌よりTAMを多く想定しないと臨床的効果は得られない可能性があります。

PAEがないため，通常よりTAMを高めに想定します。経口ペニシリン系抗菌薬の目標はTAM50～60％以上，経口セフェム系抗菌薬では60～70％以上の臨床効果を狙います。私は2～3歳未満の小児など，免疫の発達が不十分な患者さんの場合にはTAM70～80％以上を想定しての治療を考慮することもあります。

急性中耳炎・鼻副鼻腔炎：小児経口治療ガイドライン

AMPC 90mg/kg/日，分2～3 →サンフォード2016[*1]
AMPC 90mg/kg/日，分2 →ネルソン22th[*2]
　　※PCV13導入後に感受性改善あれば，45mg/kg/日でも可
軽　症➡AMPC常用量 具体的量・回数記載なし
中等症➡AMPC高用量 具体的量・回数記載なし
重　症➡AMPC高用量 具体的量・回数記載なし　　　　　　　　　　　　小児急性中耳炎GL2013[*3]
　　　➡AMPC/CVA（1:14）分2
　　　➡CDTR-PI高用量とあるが 具体的量・回数記載なし

日本のAMPC添付文書では20～40kg/日，2012年より最大90mg/kg/日まで増量可
日本のCDTR-PI添付文書では9mg/kg/日，2012年より最大18mg/kg/日まで増量可

[*1]：日本語版 サンフォード 感染症治療ガイド2016（第46版）．菊池　賢，他監．ライフサイエンス出版，2016．
[*2]：ネルソン小児感染症治療ガイド．原書第22版．齋藤昭彦 監．医学書院，2016．
[*3]：小児急性中耳炎診療ガイドライン2013年版．日本耳科学会，日本小児耳鼻咽喉科学会，日本耳鼻咽喉科感染症・エアロゾル学会，編．金原出版，2013．

 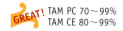 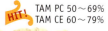 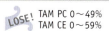
PERFECT! TAM 100%　GREAT! TAM PC 70～99% / TAM CE 80～99%　HIT! TAM PC 50～69% / TAM CE 60～79%　LOSE! TAM PC 0～49% / TAM CE 0～59%

1 インフルエンザ菌 vs AMPC

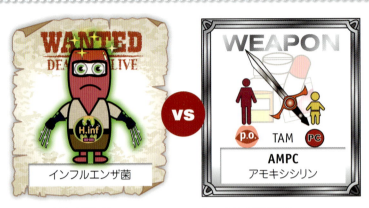

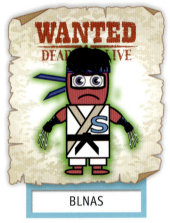

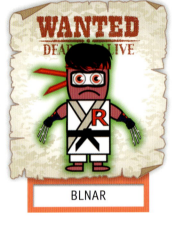

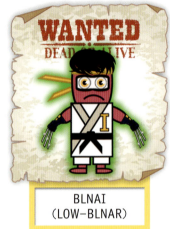

BLNAI（LOW-BLNAR）は，*pbp*遺伝子変異による分類とMICに関してはバラツキがあり正式な基準がない。臨床の現場で生かせるデータとしてMIC50を提示。

- インフルエンザ菌に対するAMPCのMIC90は32です[1]。
- インフルエンザ菌のBLNAS株のMIC90は0.5，BLNAR株のMIC90は16です[2,3]。
- BLNAI（LOW-BLNAR）は，*pbp*遺伝子変異による分類とMICに関してはバラツキがあり正式な基準がありません。ゆえにBLNAR株のMIC50：8とMIC90：16を臨床の現場に生かすためデータを提示しています[2]。
- 成人の1日750mgは小児の30mg/kg/日に相当し，1日1,500mgは小児の60mg/kg/日に相当します。
- ペニシリン系抗菌薬であるAMPCは，中耳炎，鼻副鼻腔炎などの体表感染症では最大殺菌を目的にせず，菌量を十分に減らすレベルが臨床効果の目標TAMとなります。

☐→ PAEのないグラム陰性菌が相手となるのでTAMは50％以上，2歳未満などの免疫発達未熟期のハイリスクでは70〜80％以上を目標にします。

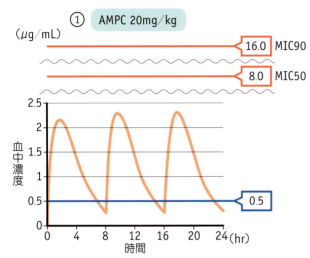

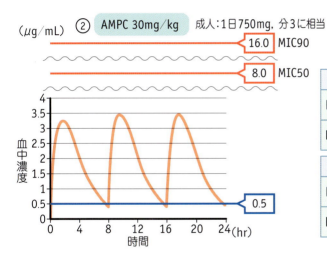

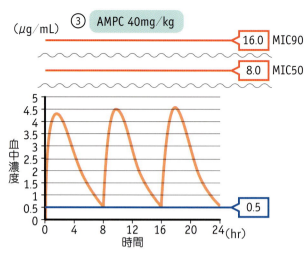

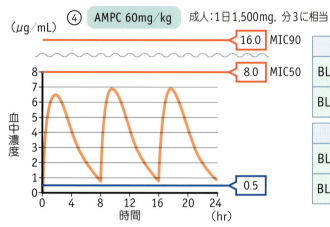

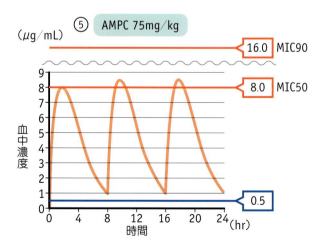

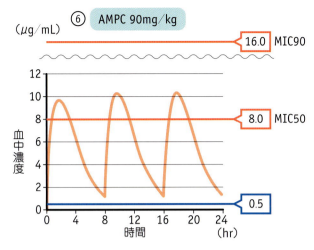
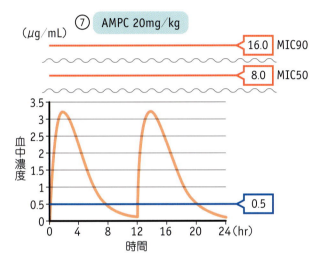
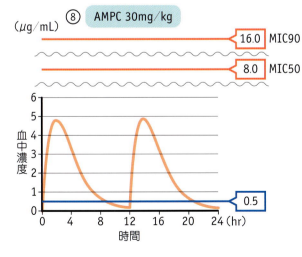

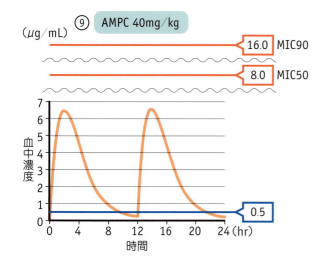

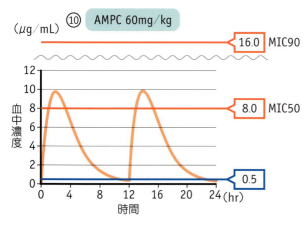

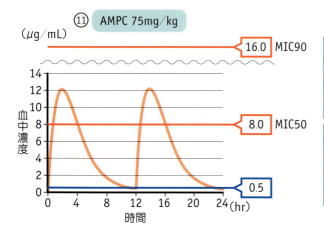

⑫ AMPC 90mg/kg

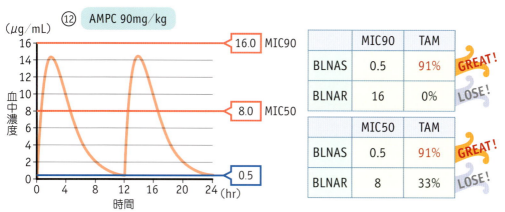

	MIC90	TAM	
BLNAS	0.5	91%	GREAT!
BLNAR	16	0%	LOSE!

	MIC50	TAM	
BLNAS	0.5	91%	GREAT!
BLNAR	8	33%	LOSE!

（①〜⑫は文献3の血中濃度推移より，1-コンパートメントモデルを用いた近似曲線から各パラメータを算出）

2 インフルエンザ菌 vs CDTR-PI

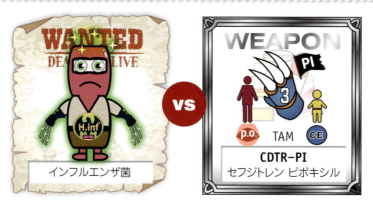

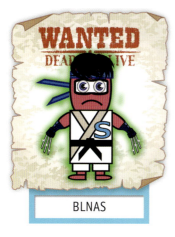

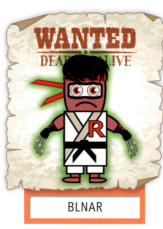

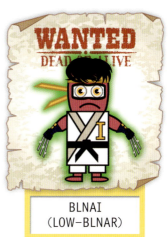

BLNAI（LOW-BLNAR）は，*pbp*遺伝子変異による分類とMICに関してはバラツキがあり正式な基準がない．臨床の現場で生かせるデータとしてMIC50を提示．

- インフルエンザ菌に対するCDTR-PIのMIC90は0.5です[1]。
- インフルエンザ菌のBLNAS株のMIC90は0.06, BLNAR株のMIC90は0.5です[2,4]。
- BLNAI(LOW-BLNAR)は, *pbp*遺伝子変異による分類とMICに関してはバラツキがあり正式な基準がありません。ゆえにBLNAR株のMIC50：0.25とMIC90：0.5を臨床の現場に生かすためデータを提示しています[2]。
- セフェム系抗菌薬であるCDTR-PIは, 中耳炎, 鼻副鼻腔炎などの体表感染症では最大殺菌を目標にせず, 菌量を十分に減らすレベルが臨床効果の目標TAMとなります。
- PAEのないグラム陰性菌が相手となるのでTAMは60%以上, 2歳未満などの免疫発達未熟期のハイリスクでは70〜80%以上を目標にします。

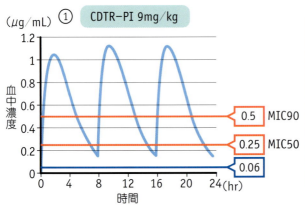

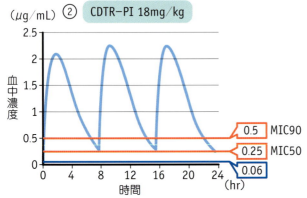

（①, ②は文献4のパラメータより算出）

軍師RIKI

免疫不全の基礎疾患がなく，免疫が十分に発達した4歳以上の小児や成人の場合にはTAM 60%以上を目標にします。

2～3歳未満かつ集団保育，免疫不全の基礎疾患ありなどのハイリスクの場合には，目標TAM 70～80%以上とします。

通常の場合，1日3回経口投与であれば，CDTR-PIは成人では1日300mg，小児では9mg/kg/日でBLNASは十分対応できます。

しかし，BLNASに関しては，成人ではAMPCで1日750mg，小児では30mg/kg/日以上の1日3回投与ですら戦えます！ AMPCで十分戦えるBLNASに対し，経口第3世代セフェム系抗菌薬による耐性誘導が指摘されているインフルエンザ菌に使用するリスクや，低カルニチン血症の合併症などの視点からもCDTR-PIの使用は控えるべきです。

BLNARに対しては，AMPCは高用量でも対応できませんが，CDTR-PI倍量ではPK/PD理論上，対応できる可能性はあります。TFLXのBLNARの臨床的な効果も微妙ですので，本当にBLNARと経口抗菌薬で戦うのであれば，日本では小児適応はありませんがLVFXであれば対応可能と考えられます。

しかし，BLNAR，BLPACR-Ⅰ，BLPACR-Ⅱに対する抗菌薬の臨床効果については十分なエビデンスがありません。

● 文 献
1) Suzuki K, et al：J Infect Chemother. 2015；21(7)：483-91.
2) 小児急性中耳炎診療ガイドライン2013年版．日本耳科学会，日本小児耳鼻咽喉科学会，日本耳鼻咽喉科感染症・エアロゾル学会，編．金原出版, 2013, p24.
3) 杉田麟也，他：新薬と臨牀. 2005；54(9)：1056-72.
4) 砂川慶介，他：日化療会誌. 2012；60(4)：478-91.

Chapter 6
急性中耳炎の診断（Diagnosis）について語ろう！

軍師RIKI

微生物（Bacterium）と経口抗菌薬（Drug）という名の武器（Weapon）そして，それらをPK/PD理論から関連づけて，戦略（Strategy）をどう立てたらよいかについて語ってきました．しかし，これらを正しくしっかり学んだとしても，疾患に関する診断（Diagnosis）が正しくないと患者さんをきちんと治療することができません．主訴＝診断名ではないのです！

そして次に，その疾患のphaseを見極め，それに合わせた武器（Weapon）の選択をし，戦略（Strategy）を立てることが重要になります．ここが軍師（Strategist）である主治医の腕の見せどころなのです．医師の診察を受けるメリットはここにあります．

Chapter 6～8では，上気道感染症の三大疾患である中耳炎・鼻副鼻腔炎・咽頭炎に関する診断（Diagnosis）と内科的・外科的治療phaseの見極めかたを，ともに学んでいきましょう！

Chapter 6では，中耳炎・鼓膜炎・外耳道炎の耳の三大感染症について語っていきたいと思います．

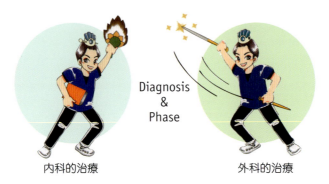

Chapter 6　急性中耳炎の診断（Diagnosis）について語ろう！

1 その耳痛は本当に中耳炎か？

軍師RIKI

患者さんが耳痛の訴えで受診されたら，「中耳炎」なのでしょうか？患者さんを見るだけで診ないで，患者さんの「耳痛」という訴えだけで診断しているケースをよくみかけます。まずは，正しい診断（Diagnosis）ができないと治療戦略（Strategy）も立てられません。抗菌薬をなんとなく処方して様子をみる，患者さんが希望するから処方するなどということは，【抗菌薬衰退時代】にはもはや「絶対禁忌」です。

さて，皆さんの外来に「耳痛」を訴える患者さんが受診されました。耳鼻咽喉科外来はもちろん，時間外休日救急外来，小児科外来，内科・小児科標榜クリニックなどでそういった患者さんを診ることがあると思います。患者さんの年齢や背景によって鑑別の優先順位が変わってきますが，「耳痛」からどんな疾患が思い浮かびますか？

「耳痛」の訴えだけで，鑑別すべき疾患は小児で10種類，成人では20種類もあります（**表1**）。これらを頭に浮かべつつ，問診・視診・触診・全身所見・局所所見などで総合的に診断を絞っていき，その上で確定診断をします。

表1 ▶ 耳痛で鑑別すべき疾患

1. 中耳炎	11. 胃食道逆流症
2. 鼓膜炎	12. 顎関節炎
3. 外耳道炎	13. 頸椎関節炎
4. 外耳道異物	14. 側頭動脈炎
5. ムンプス，周囲リンパ節炎	15. 唾石症
6. う歯，歯肉炎	16. 帯状疱疹
7. 咽頭痛のある疾患	17. 神経痛（三叉神経痛など）
8. アフタ性口内炎	18. 急性心筋梗塞，狭心症
9. 髄膜炎	19. 胸部動脈瘤
10. 化膿性唾液腺炎	20. 外耳道癌，頭頸部癌

成人の場合は11〜20が加わる。

1　中耳炎ってなあに？

- 中耳炎には，急性中耳炎，滲出性中耳炎，好酸球性中耳炎，真珠腫性中耳炎（慢性中耳炎）がありますが，ここでの中耳炎は，「急性に発症した中耳の感染症で，耳痛・発熱・耳漏を伴うことがある中耳炎」，すなわち単純性急性中耳炎（acute otitis media；AOM）を指すこととします。
- さらに急性中耳炎は，上記の単純性急性中耳炎以外に4つあり，以下の5つに分類されます。

> ①単純性急性中耳炎（acute otitis media）
> ②無症候性中耳貯留液（asymptomatic middle ear effusion）：急性中耳炎の消退後3週間までのその治癒過程で認められる遺残性貯留液のある状態。
> ③遷延性中耳炎（prolonged otitis media）：中耳貯留液が3週間以上持続する状態で，鼓膜肥厚や粘液性貯留液があることが多く，semi-hot earとも言う。
> ④反復性中耳炎（recurrent otitis media）：過去6カ月以内に3回以上または12カ月以内に4回以上の急性中耳炎を発症する状態。
> ⑤乳児中耳炎（infantile otitis media）：2歳未満の乳児期における中耳炎。③と④を併せ持つことが多い。

- ちなみに滲出性中耳炎（otitis media with effusion；OME）は，「鼓膜に穿孔がないが中耳腔に貯留液があり，急性炎症症状（耳痛・発熱）のない中耳炎」とされます。
- 小児滲出性中耳炎は，発症後最初の3カ月間で自然治癒しない場合には，その後も自然治癒することはほとんどありません。そのため，中等度以上の難聴を呈する場合には，両側鼓膜チューブ留置術の適応となります[1]。

2　どうして急性中耳炎になるの？

- 鼻の奥（上咽頭）にある耳管経由で中耳腔にまで炎症，感染が波及して急性中耳炎が生じます（図1）。
- 二大起炎菌は肺炎球菌とインフルエンザ菌（たまにA群β溶連菌）。

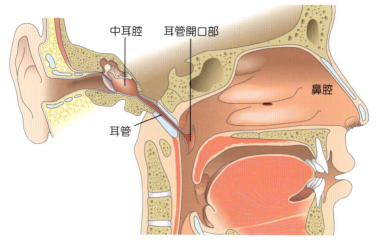
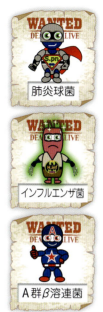

図1 ▶ 急性中耳炎の発症

3 なぜ，小児に多いの？

- 解剖学的に，成人の耳管は約45度と傾斜が高く細長いのですが，小児の耳管は約10度と傾斜が低く，太く短いため，上咽頭（鼻腔）から炎症が波及しやすく，急性中耳炎を発症しやすいのです（図2）。
- 特に生後6カ月から2歳までは肺炎球菌[2,3]やインフルエンザ菌[4]に対する特異的抗体が高くないため，易感染性であり，プレベナーによる抗肺炎球菌特異的抗体誘導も不十分です[5]。
- 乳幼児は自分で鼻をかむことができず，ドレナージ不良が起きやすいことも一因です。
- 成人の単純性急性中耳炎で抗菌薬が必要となることは少ないです。

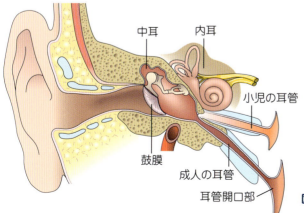

図2 ▶ 成人と小児の耳管の違い

4 局所所見を評価するために，鼓膜・中耳腔の解剖を覚えよう！(図3)

- 中耳腔内にはツチ骨・キヌタ骨・アブミ骨の3つの耳小骨があります。鼓膜からの振動をツチ骨→キヌタ骨→アブミ骨へと伝え，聞こえやすいように音を大きくしていきます。鼓膜にはツチ骨が固着しているので，外耳道から鼓膜所見をみるとツチ骨が透見できます（図3）。

- 鼓膜に炎症や穿孔があったり，中耳腔内に膿や滲出液が貯留していれば，「太鼓の膜」である鼓膜が響かなくなり，聞こえにくくなります。

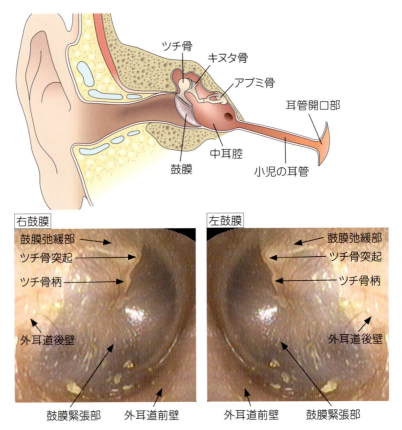

図3 ▶ 正常鼓膜解剖

● 文 献

1) 小児滲出性中耳炎診療ガイドライン2015年版．日本耳科学会，日本小児耳鼻咽喉科学会，編．金原出版，2015, p48.
2) Hotomi M, et al：Acta Otolaryngol. 1999；119(6)：703-7.
3) Samukawa T, et al：J Infect Dis. 2000；181(5)：1842-5.
4) Yamanaka N, et al：J Pediatr. 1993；122(2)：212-8.
5) Choo S, et al：J Infect Dis. 2000；182(4)：1260-3.

Chapter 6　急性中耳炎の診断（Diagnosis）について語ろう！

2 その中耳炎には本当に抗菌薬が必要か？
——抗菌薬処方phaseを見極める！ 90％はいらない

耳鼻咽喉科医

耳痛のない，発熱のない中耳炎は40％あります[1〜4]。見逃しが多いのが事実。だから，局所所見が中耳炎の診断には最も重要であり，鼓膜所見で中等症以上のものは積極的に抗菌薬が必要です！

小児科医

中耳炎のほとんどは自然治癒するので，基本，抗菌薬を使うことはないとの海外の報告[5〜8]があります。重症例を耳鼻咽喉科医が診ることが多いとはいえ，抗菌薬を出しすぎじゃないでしょうか？

軍師RIKI

私は，両者の意見はともに正しいと考えます。しかし中耳炎の診断には，患部である局所所見の評価は当たり前のごとく重要です。最初に述べたように，患者さんの訴え「耳痛」＝中耳炎ではありません。ただ，急性中耳炎であることと抗菌薬が必要であることは別であると考えます。全身所見を伴わない局所所見のみの中耳炎には抗菌薬は不要であり，全身所見と局所所見である鼓膜所見が中等症以上であれば，抗菌薬は必要になります。どちらかが欠けてもダメなのです。

1 抗菌薬は急性中耳炎の治療に必要なの？

- 急性中耳炎では高率に肺炎球菌，インフルエンザ菌，モラクセラ・カタラーリス，A群β溶連菌の混合感染がみられ[9]，耳漏のある急性中耳炎の92％には細菌が関与しています。
- しかし，細菌が関与していることと急性中耳炎の治療に抗菌薬が必要であることは別問題です！
- 急性中耳炎において，関与するのがウイルスか細菌か混合かということで抗菌薬の必

要性の有無を考えることは意味がありません。

- これまで急性中耳炎の治療は「まず，最初に抗菌薬ありき！」と考え，基礎的・臨床的検討がなされてきましたが，昨今はPK/PD理論による抗菌薬を効果的に用いた治療とともに適正使用が叫ばれるようになってきています．それにより，軽症症例の場合には3日間の経過観察というところまで見直されるようになりました．

- しかし，「小児急性中耳炎診療ガイドライン2013年版」[10]の治療アルゴリズムスコアシートで評価すると，2歳未満では鼓膜が赤いだけでも全例抗菌薬処方となり，また，発熱も耳痛もなく，いたって元気で全身所見がきわめて良好であっても局所所見である鼓膜が膨隆しているだけで全例抗菌薬処方となってしまいます（**表1**）．

- 急性中耳炎に対してはよほど軽症でない限り，基本，抗菌薬ありきの治療となり，抗菌薬処方率は90％にもなってしまうことになります．

- 「どういうときに抗菌薬が不要か？」ではなく，「どういうときに抗菌薬が必要か？」という視点にスイッチし直す時期にきており，今後のガイドラインの改訂が待たれます．

表1 ▶ 小児急性中耳炎診療スコアシート（小児急性中耳炎診療ガイドライン2013年版）

		重症度分類に用いる症状・所見とスコア			スコア計	重症度	
全身所見	耳痛	0 なし	1 痛みあり	2 持続性の高度疼痛	5点以下	軽症	→ 軽症（抗菌薬不要） **10％**
	発熱（腋窩）	0 37.5℃未満	1 37.5℃から38.5℃未満	2 38.5℃以上			
	啼泣・不機嫌	0 なし	1 あり				
局所所見	鼓膜の発赤	0 なし	2 ツチ骨柄あるいは鼓膜の一部の発赤	4 鼓膜全体の発赤	6〜11点	中等症	中等症〜重症（抗菌薬要） **90％**
	鼓膜の膨隆	0 なし	4 部分的な膨隆	8 鼓膜全体の膨隆			
	耳漏	0 なし	4 外耳道に膿汁あるが鼓膜観察可能	8 鼓膜が膿汁のため観察できない	12点以上	重症	
リスク	年齢	0 24カ月以上	3 24カ月未満				

（文献10を参考に作成）

2. 抗菌薬処方phaseを見極める！

- ☐→ 抗菌薬処方phaseを見極めるためには，「細菌やウイルスが関与しているかどうか」ではなく，体表の腔内感染症である急性中耳炎では「中耳腔の菌量を生体の免疫能力で処理可能なところまで減らすための抗菌薬処方が必要なphaseかどうか」を判断基準とすればよいのです。
- ☐→ その基準には，感染の四徴である「発赤」「腫脹」「発熱」「疼痛」がそろうことが重要です。
- ☐→ 抗菌薬処方phaseは，全身所見で「発熱」「疼痛」があり，局所所見の「発赤」「腫脹」が強い場合を基準とします。
- ☐→ しかし，鼓膜穿孔部位からの拍動性耳漏がみられれば，現時点では発熱や疼痛がなくとも抗菌薬処方phaseと判断しています。
- ☐→ 筆者は，6〜7年前から図1，2の基準で急性中耳炎を診ていますが，特に困ったことはありません。それでいくと抗菌薬処方率は10％ほどです。やはり，急性中耳炎での抗菌薬は重症例でもない限り必要ないのではないか，というのが数万例を診ている筆者の実感です。

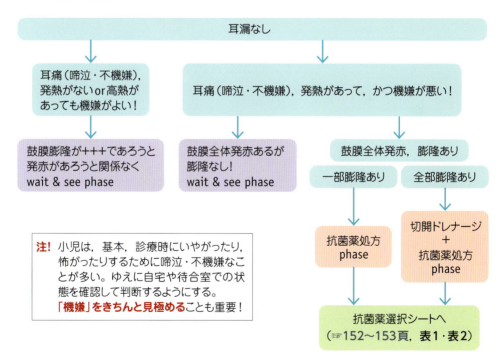

図1▶ 急性中耳炎：抗菌薬処方phase診断シート（耳漏なし）

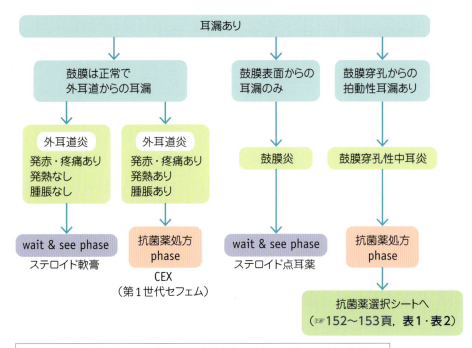

図2 ▶ 急性中耳炎：抗菌薬処方phase診断シート（耳漏あり）

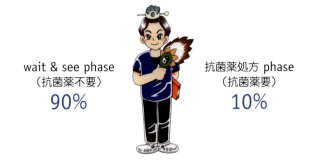

● 文 献
1) 服部玲子, 他：小児耳鼻. 2010；31(1)：32-8.
2) 佐伯忠彦：愛媛医. 1994；13：26-33.
3) Heikkinen T, et al：Arch Pediatr Adolesc Med. 1995；149(1)：26-9.
4) Uhari M, et al：Acta Paediatr. 1995；84(1)：90-2.
5) Damoiseaux RA, et al：BMJ. 2000；320(7231)：350-4.
6) Rosenfeld RM, et al：Laryngoscope. 2003；113(10)：1645-57.
7) Jacobs J, et al：Pediatr Infect Dis J. 2001；20(2)：177-83.
8) Venekamp RP, et al：Cochrane Database Syst Rev. 2013；1：CD000219.
9) Broides A, et al：Clin Infect Dis. 2009；49(11)：1641-7.
10) 小児急性中耳炎診療ガイドライン2013年版. 日本耳科学会, 日本小児耳鼻咽喉科学会, 日本耳鼻咽喉科感染症・エアロゾル学会, 編. 金原出版, 2013, p39-40.

3 抗菌薬処方 phase には，どの武器がベストか？

軍師RIKI

急性中耳炎の二大起炎菌は，肺炎球菌と無莢膜型インフルエンザ菌（たまにA群β溶連菌）です。モラクセラ・カタラーリスは常在菌の1つですが，100％βラクタマーゼを産生しており，上記の起炎菌に対する武器であるペニシリン系・セフェム系などのβラクタム系抗菌薬を破壊し効果を下げるので，間接的病原菌（indirect pathogen）と言われています。一番，病原性が強いのは肺炎球菌です。無莢膜型インフルエンザ菌は後回しでよく，A群β溶連菌はペニシリン系抗菌薬の感受性は100％ですから，肺炎球菌を第一に戦うべきターゲットとし，インフルエンザ菌には耐性誘導の負荷がかかりにくいようにしつつ，抗菌薬の種類と量をアドヒアランスも考え，臨床的にベストな選択をする必要があります！

1 肺炎球菌による急性中耳炎とその武器（抗菌薬）

- 肺炎球菌に関しては，成人は1日1,500mg，分3，小児は60mg/kg/日，1日3回。保育園児のアドヒアランスを考慮し，1日2回経口投与であれば，75〜90mg/kg/日で耐性誘導しにくく，効果も期待できる量であると考えられます。
- ハイリスクの場合には，indirect pathogenであり，βラクタマーゼを産生するモラクセラ・カタラーリスが常在菌として存在していることも考慮し，成人であればAMPC250mg＋AMPC/CVA（オーグメンチン®）を，小児であれば，AMPC/CVA（クラバモックス®）を最初から考慮するのも戦略の1つです。
- 2010年2月にプレベナー7®の接種開始，2013年11月にプレベナー13®の定期接種が開始されたことにより，セロタイプリプレイスメントがみられるものの高度耐性肺炎球菌（PRSP）による難治性中耳炎が現時点ではほとんどみられません。ゆえに抗菌薬を処方する前に肺炎球菌ワクチンの接種歴を確認することがポイントとなります。

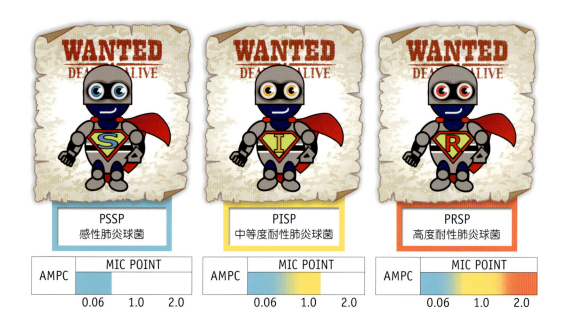

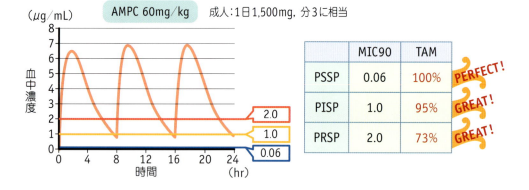

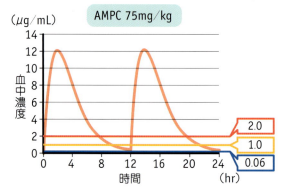

（文献1の血中濃度の推移より，1-コンパートメントモデルを用いた近似曲線から各パラメータを算出）

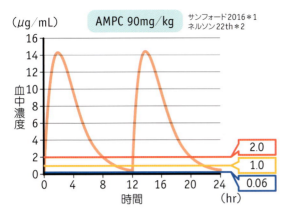

（文献1の血中濃度推移より，1-コンパートメントモデルを用いた近似曲線から各パラメータを算出）
＊1：日本語版 サンフォード 感染症治療ガイド2016（第46版）．菊池　賢，他監．ライフサイエンス出版，2016．
＊2：ネルソン小児感染症治療ガイド．原書第22版．齋藤昭彦 監．医学書院，2016．

2 無莢膜インフルエンザ菌による急性中耳炎とその武器（抗菌薬）

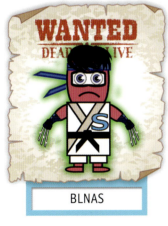

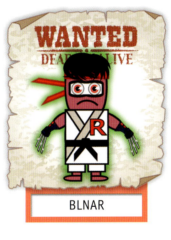

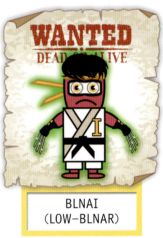

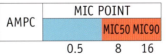

BLNAI（LOW-BLNAR）は，*pbp*遺伝子変異による分類とMICに関してはバラツキがあり正式な基準がない。臨床の現場で生かせるデータとしてMIC50を提示。

- ▶ BLNASの場合，CDTR-PIでは成人：1日300mg，小児：9mg/kg/日の3回投与で十分対応できます。しかし，AMPCでも成人：1日750mg，小児：30mg/kg/日以上の1日3回投与で戦えます。

- ▶ AMPCで十分戦えるBLNASに対してCDTR-PIを使用するのは，経口第3世代セフェム系抗菌薬による耐性誘導が指摘されているインフルエンザ菌に使用するリスクや，低カルニチン血症合併のリスクなどの視点からも控えるべきです。

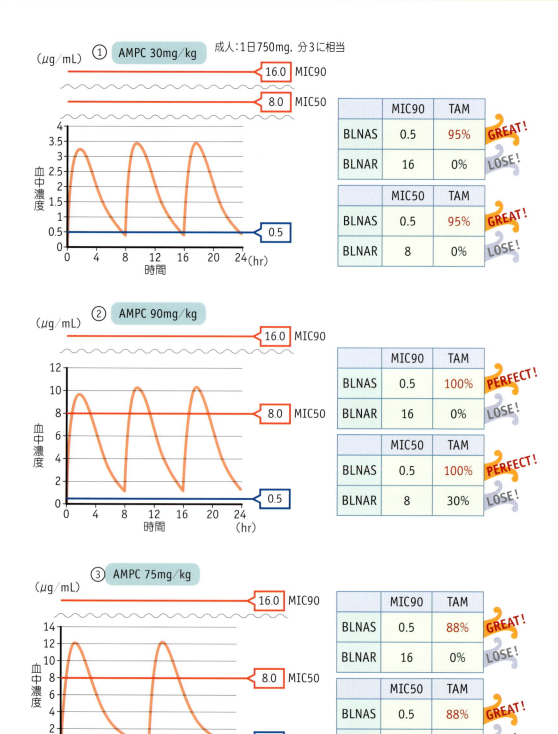

(①〜③の文献1の血中濃度推移より，1-コンパートメントモデルを用いた近似曲線より各パラメータを算出)

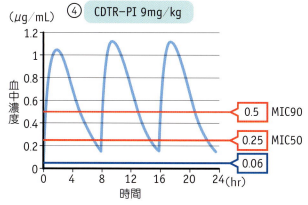

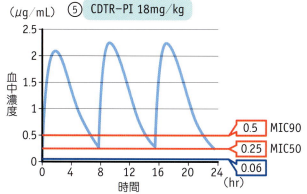

(④, ⑤は文献2よりパラメータを算出)

□→ BLNARに対しては，AMPCは90mg/kg/日でも戦えませんが，CDTR-PIは倍量の18mg/kg/日であれば，PK/PD理論上，戦える可能性があります。しかし，筆者の実感としてはCDTR-PIもTFLXも含めBLNARの臨床的な効果も微妙であり，本当にBLNARと経口抗菌薬で戦うのであれば，日本では小児適応はありませんがLVFXなら戦えると考えられます。

軍師RIKI

ペニシリン高用量，つまり，小児では1日3回では60mg/kg/日以上，アドヒアランスを上げるために1日2回とするのであれば75～90mg/kg/日，成人であれば1日AMPC 1,500mg，分3で成人に多いムコイド型肺炎球菌，BLNASは対応できます。
CDTR-PIやTBPM-PIなどのような広域スペクトルの抗菌薬で低カルニチン血症のリスクを冒す理由はありません。BLNASは成人なら1日AMPC 750mg，分3，小児なら同等の30mg/kg/日，分3であれ

ば十分戦えます。しかし中耳炎に対しAMPCを第一選択とするようになってからBLNARが増加してきていること，一番病原性の強い肺炎球菌をしっかりカバーすることなどを考慮すると，小児では1日3回では60mg/kg/日以上，アドヒアランスを上げるために1日2回とするのであれば75mg/kg/日以上，成人では1,500mg，分3は中途半端に耐性負荷をかけないためにも最低限必要と考えます。

日本では米国などの海外と異なり，無莢膜型インフルエンザ菌の耐性は，BLPARではなくBLNARです。ゆえに海外のガイドラインをそのまま鵜呑みにはできません。日本のインフルエンザ菌の10%程度のBLPARであれば，小児はAMPC/CVA（クラバモックス®），成人はAMPC/CVA（オーグメンチン®）＋AMPCで対応できます。しかしこれも乱用によってBLPACRが報告されてきており，こちらも適正使用が重要です。BLNARとBLPACRにはキノロン系抗菌薬が期待できますが，安易な使用が耐性を誘導することを忘れてはいけません！

表1，2に小児・成人それぞれの急性中耳炎（抗菌薬処方phase）の処方選択シートを示します。

表1 ▶ 小児急性中耳炎：抗菌薬処方phase選択シート

●肺炎球菌ワクチン接種症例		
想定起炎菌	肺炎球菌（PSSP・PISP），インフルエンザ菌（BLNAS）	
選択抗菌薬	AMPC 60mg/kg/日，分3	AMPC 75〜90mg/kg/日，分2
想定起炎菌	インフルエンザ菌（BLPAR）	
選択抗菌薬	AMPC/CVA 96.4mg/kg/日，分2	
●肺炎球菌ワクチン未接種症例		
想定起炎菌	高度耐性肺炎球菌（PRSP）も考慮に入れる	
選択抗菌薬	AMPC 90mg/kg/日，分3	AMPC/CVA 96.4mg/kg/日，分2
●上記にて治療不良，培養結果にて超高度耐性肺炎球菌（PRSP）＆インフルエンザ菌（BLNAR・BLPACR）		
選択抗菌薬	TFLX 12mg/kg/日，分2	CTRX 50mg/kg/日，1日1回，点滴静注

注1：耐性化しやすいので，TFLXは安易には使用しない！高度耐性菌の場合のみ！
TFLXの臨床効果は少し怪しい。日本では小児適応はないがLVFXも考慮。
注2：CDTR-PIは倍量であれば理論上，BLNARに効果が期待できる可能性があるが，個人的には臨床的に効果を実感したことがないので使うことはない。
注3：BLNARなどに対するCDTR-PIやTFLXなどの抗菌薬の臨床効果についてはエビデンスが十分ではない。
注4：TBPM-PIは適応なし。もはや「抗菌薬ゆとり時代」ではない！

表2 ▶ 成人急性中耳炎：抗菌薬処方phase選択シート

想定起炎菌	肺炎球菌（PSSP・PISP），インフルエンザ菌（BLNAS）
選択抗菌薬	AMPC 1,500mg，分3
想定起炎菌	インフルエンザ菌（BLPAR）
選択抗菌薬	AMPC/CVA 750mg＋AMPC 1,500mg，分3

- 上記にて治療不良，
培養結果にて超高度耐性肺炎球菌（PRSP）＆インフルエンザ菌（BLNAR・BLPACR）

選択抗菌薬	LVFX 500mg，1日1回	CTRX 1～2g，1日1回，点滴静注

注1：基本的に成人では抗菌薬処方phaseとなる急性中耳炎はほとんどない。
注2：鼓膜穿孔のある慢性中耳炎，真珠腫性中耳炎での感染での難治例がある。
　　耳漏培養結果で緑膿菌やMRSAと出ることがあるが，それが本当に起炎菌であるのかを十分に考察して対応したり，手術による真珠腫の除去が必要になることもあるので治療方針を吟味する。
注3：成人の肺炎球菌による中耳炎は，小児に多いスムース型肺炎球菌ではなく，病原性が強いが高度耐性の報告がほとんどないムコイド型肺炎球菌であることが多いため，AMPCで奏効する。
注4：LVFXは，高度耐性菌のときのみの使用とし，効果を下げるキレート剤とは併用しない。

軍師RIKI

BLNARに関しての私見を述べます。培養でBLNARと出るけれどもAMPC 60mg/kg/日で臨床的に奏効することがあります。また，年1～2例BLNARによる急性中耳炎で悩まされることがありますが，CDTR-PIを倍量使おうが，LVFXを使おうが，CTRXを点滴しようが内科的治療のみで奏効したという実感がありません。「無莢膜型インフルエンザ菌は本当に急性中耳炎の起炎菌なのだろうか，常在菌のような性質ではないのか？」「バイオフィルム形成能の高さ，細胞内侵入能のなせるわざなのか？」などと感じている今日この頃です。いずれにしろまず最初に戦うべきは肺炎球菌であるということに変わりありません。

● **文 献**
1) 杉田麟也, 他：新薬と臨牀. 2005；54(9)：1056-72.
2) 砂川慶介, 他：日化療会誌. 2012；60(4)：478-91.

Chapter 6　急性中耳炎の診断 (Diagnosis) について語ろう！

4 その中耳炎には本当に抗菌薬入り点耳薬が必要か？

軍師RIKI

「急性中耳炎には点耳薬！」「耳の感染症だから，抗菌薬入りの点耳薬を使用する！」と覚えてしまい，ルーチンに使ってしまう医師をよくみかけます。これは，どうなのでしょうか？ ここでは，点耳薬（**表1**）についてともに学んでいきましょう。

表1 ▶ 急性中耳炎で用いられる点耳薬

抗菌薬系統	一般名：略語，先発商品名	記載適応疾患	使用方法	使用期限
第3世代セフェム系	セフメノキシム塩酸塩：CMX ベストロン®耳鼻科用1%	外耳炎・中耳炎・副鼻腔炎	外耳炎・中耳炎に対しては，通常1回6〜10滴点耳し，約10分間の耳浴を1日2回行う。小児に対しては滴数を減ずる。（3〜4滴）	調整後7日間以内
ホスホマイシン系	ホスホマイシンナトリウム：FOM ホスミシン®S耳科用 3.0%	外耳炎・中耳炎		調整後14日間以内
ニューキノロン系	オフロキサシン：OFLX タリビッド®耳科用液 0.3%	外耳炎・中耳炎		記載なし
	塩酸ロメフロキサシン：LFLX ロメフロン®耳科用液 0.3% ロメフロン®ミニムス® 　眼科耳科用液 0.3%	外耳炎・中耳炎		

以前はアミノ配糖体の入ったリンデロンA液やクロラムフェニコールの点耳薬（クロロマイセチン®耳科用液）なども使用されていたが，内耳毒性が報告され，今は禁忌とされている。鼓膜に大穿孔のある外耳道炎に対するゲンタシン®軟膏やリンデロン®-VG軟膏も同様の理由で控えたほうがよい（軟膏は大穿孔でもない限り，そうそう中耳腔内に入るとは思えないが）。そもそも軟膏にグラム陰性菌をターゲットとしたアミノグリコシド系抗菌薬を入れて，黄色ブドウ球菌などのグラム陽性菌が起炎菌となる皮膚の感染症にどれだけ効果が期待できるのかも怪しい。

1 点耳薬の正しい使用法

□→ めまい発作を予防するために，常温管理とした点耳薬を使用する前に3分ほど手の中で温めます。

□→ 側臥位にて患側を上にし，耳介を後上方へ引っぱり，外耳道をできるだけまっすぐにした状態で点耳薬を入れます。

□→ その後に耳珠軟骨をパンピングして，外耳道に陽圧をかけ中耳腔に薬液が入るようにします。そのまま5〜10分耳浴します。

軍師RIKI

急性中耳炎の感染の主座は中耳腔です。点耳薬が中耳腔に入らないと効果はありません。鼓膜穿孔のない発赤，膨隆のみの中耳炎（図1，2）には点耳薬が無意味なのは当然で，そのような場合は使用しないと多くの書籍に記載されています。しかし，意外に処方している医師が多い……。

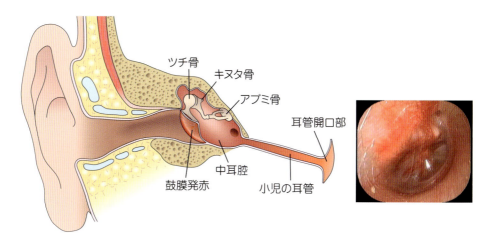

図1▶発赤のみの急性中耳炎

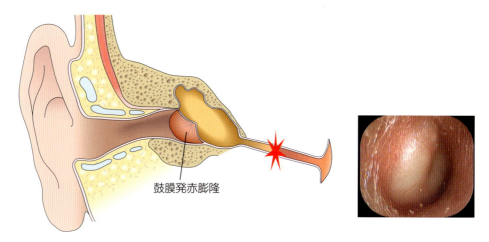

図2▶発赤・膨隆のみで耳漏のない急性中耳炎

軍師RIKI

鼓膜が穿破し小穿孔から拍動性耳漏のある中耳炎（図3）や鼓膜チューブからの拍動性耳漏のある中耳炎（図4）などでは，次から次へと耳漏が出ているわけで，そこに点耳薬を入れても中耳腔に入ることはありえません。耳漏を徹底して洗浄し，その隙に点耳薬を10分横になり耳浴しつつ，耳珠軟骨などをパンピングしたとしても，拍動性耳漏のある症例にどれだけの抗菌薬が中耳腔に入るでしょうか。そもそも鼓膜チューブの内径は1.14～1.6mm程度しかありません。表面張力もあるし……。

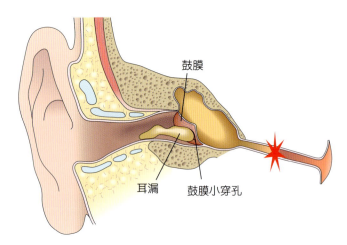
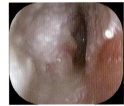

図3 ▶ 鼓膜が穿破し小穿孔から拍動性耳漏のある中耳炎

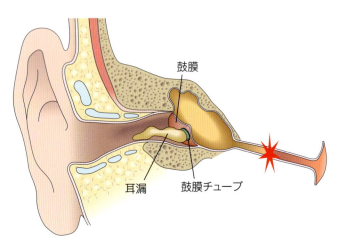
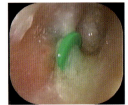

図4 ▶ 鼓膜チューブからの拍動性耳漏のある中耳炎

軍師RIKI

もともと慢性穿孔性中耳炎で，鼓膜が半分近くあいているような大きな鼓膜穿孔からの拍動性耳漏（図5）であれば，耳漏を徹底洗浄し中耳腔から洗い流したあとなら，抗菌薬入り点耳薬の効果が期待できる可能性があります。抗菌薬入り点耳薬は，中耳腔内に耳浴ができれば，血清中に移行せずに局所にのみ高濃度に，また理論上，安全かつ効果的に作用することが期待できます。しかし実際，日常臨床で診る中耳炎ではほとんど適応はありません。

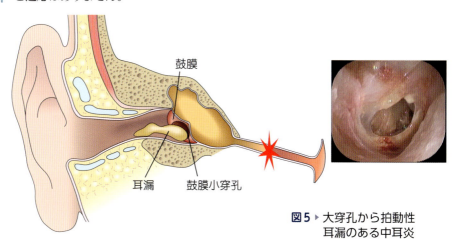

図5 ▶ 大穿孔から拍動性耳漏のある中耳炎

2 耳洗浄の有用性

☐→ 頻回の耳洗浄でドレナージ効果を高め，菌量を減らすことは最も重要なポイントです。

☐→ その奥の耳管開口部で閉塞させるような鼻汁の処置も，自分で鼻をかむことができない乳幼児には耳洗浄と同様に重要です。

☐→ 耳洗浄は，外耳道内に中耳腔よりあふれた耳漏を洗い流すことでドレナージ効果を高め，菌量を減らすことを目的としています。筆者は耳洗浄の際，生理食塩水ではなく水道水で十分と考え実践しています（飲料にも適する日本の水道水ならでは，です）。

☐→ 中耳腔内ではなく，外耳道内に小穿孔よりあふれた拍動性耳漏を水道水で洗っても問題はありません。筆者は拍動性耳漏のある患児の保護者に，自宅でめまいを誘発しない適温のぬるま湯を，100円ショップで売っている「水霧ポンプ」に入れて，「霧吹き」ではなく「ストレート」にノズルを拡げて直接外耳道内をジャバジャバと，耳漏に気づけば何回でも徹底洗浄することを指導し，実践してもらっています。しかし，<u>大穿孔ではめまいなどを誘発する可能性があるので禁忌</u>です。

Chapter 6 急性中耳炎の診断 (Diagnosis) について語ろう！

5 その中耳炎には本当に外科的ドレナージ，消毒・ガーゼ挿入が必要か？

1 外科的ドレナージ

- 高度の発熱，鼓膜膨隆・発赤があり，耳痛が強く，適切な抗菌薬を投与しても症状が不変の場合には外科的ドレナージの適応となります。やみくもに切開するものではありません。
- 中耳腔が膿で充満し，耳管も閉塞し，圧力が高まることにより耳介側頭神経や迷走神経耳介枝が刺激されて痛みが出現します。
- 鼓膜切開による外科的ドレナージは疼痛や高熱などのつらい症状を早期に軽減し，中耳腔の菌量を物理的に減らすことができ，適応すべき症例で行うのであれば，早期治癒を促進する有効な治療手段となります。

2 消毒・ガーゼ挿入

- 鼓膜が自壊して拍動性耳漏の出ている中耳炎や，鼓膜切開して排膿している中耳炎の外耳道内に，ガーゼと綿球を挿入しているケースをいまだにみることがあります（図1〜3）。中にはそのガーゼにイソジン®消毒液（ポビドンヨード），ピオクタニン液や抗菌薬を浸して挿入しているケースもあります。
- 何度も繰り返しますが，中耳炎のフォーカスは中耳腔です。中耳腔から鼓膜穿孔部位より外耳道に排膿されたもの（耳漏＝免疫能と細菌が戦ったあとの死体）や皮膚の常在菌に殺菌消毒をしてもまったく意味はありません。
- それどころか中耳腔からのドレナージを妨げ，菌量を減らす効果がなくなってしまうことになり，害でしかありません。
- イソジン®消毒液は細菌の細胞壁の蛋白質に対する酸化反応を示し殺菌効果を発揮し

ます。外耳道内にあふれた同じ蛋白質である大量の膿や垢に作用するだけです……。
「なんでも消毒薬，抗菌薬を用いればよい！」という悪習でしかありません。

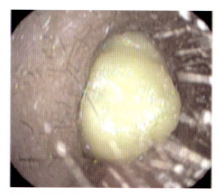

図1 ▶ 外耳道入口に挿入された綿球

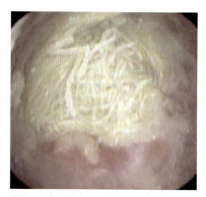

図2 ▶ 外耳道内に挿入されたガーゼ

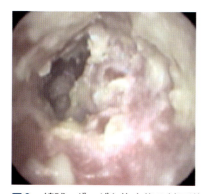

図3 ▶ 綿球・ガーゼを抜去後の外耳道

Chapter 6　急性中耳炎の診断（Diagnosis）について語ろう！

6 中耳炎症例トレーニング

症例1　**1歳11カ月，女児**

- 昨日の朝に38.5℃の発熱あり。昼から40℃の発熱。水様性鼻汁と咳の症状もあり，午前中に近医小児科受診し採血。WBC 16,000/μL，CRP 5.8 mg/dL。
- 耳鼻咽喉科を紹介され受診。受診時体温は39.1℃。水分やゼリー，アイスなどは食べているが普段の食事はいつもの半分程度。解熱鎮痛薬の使用なし。
- 定期接種ワクチンはすべて接種（母子手帳で確認）。高熱の割に機嫌はよく普通に遊んでいる。周囲の流行感染症は特になし。

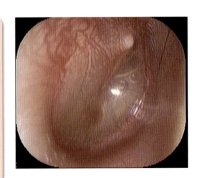

全身状態がよいようですが，採血結果でWBCも16,000，CRP 5.8と高値で鼓膜所見も発赤して膿もみられ少し全体的に腫れています。私だったら，このままAMPC 30 mg/kg/日で処方します。

小児科医

スコアシート（☞144頁，表1）でみると，2歳未満なので3点，38.5℃以上の発熱で2点，鼓膜全体に発赤があるので4点，膨隆はわずかなので微妙で2点とすると総計11点。中等症の中耳炎で，AMPC高用量になります。しかし，ガイドライン[1]に具体的な量の記載がないので，標準量の中の最大量AMPC 40 mg/kg/日で処方します。

耳鼻咽喉科医

軍師RIKI

確かに鼓膜所見は発赤し，軽度腫脹がありますが，機嫌がよく全身状態もよいです。WBCやCRPの数値ですが，風邪症候群でもこの程度はよくみられます。何より，プレベナー13®やヒブワクチンもきちんと接種しています。他のフォーカスも疑う所見はないようなので，現時点では抗菌薬処方phaseではないと判断し，抗菌薬は処方しません。

軍師RIKI

そのかわり，「全身状態が悪化してきたり，持続する耳痛や耳漏などの症状が出てくるようであれば，発熱の原因がほかにある可能性や，中耳炎が悪化した可能性が考えられるのでその際には必ず受診して下さい。発熱の初期は症状がまだ出ていないため，診断がつけにくいことも多いですしね」と【説明処方箋：0円】を処方します。

症例2　2歳5カ月，女児

- 早朝5時にいきなり右耳を押さえながら大泣きし，2時間くらい泣き続けた。今は痛みの訴えはまったくないが，昨日から水様性鼻汁が多くみられ，下痢も少しある。心配になり受診。
- 受診時体温36.9℃。機嫌よし。定期接種ワクチンはすべて接種（母子手帳で確認）。クリニックのキッズコーナーで普通に遊んでいる。

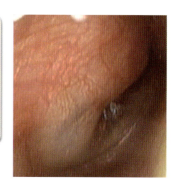

全身状態がよいようですが，早朝2時間も泣き続け，鼓膜は発赤，すごく腫れているようです。鼻炎もありますし，抗菌薬入り点耳薬とAMPC 30mg/kg/日で3日分だけ処方して経過をみます。

小児科医

スコアシート（☞144頁，表1）でみると，鼓膜全体に発赤があるので4点，膨隆は全体にあるので8点と，これだけでも総計12点。受診時には痛みがないようですが，早朝大泣きするほどの痛みあったとのことで，さらに1点追加すると総計13点。つまり，重症の中耳炎となります。
ガイドライン[1]をみると，①AMPC高用量，②AMPC/CVA（14：1），③CDTR-PI高用量のどれかとなりますが，下痢があるとのことで，②は下痢しやすくなるのでだめですね。①は量の記載がないですし，③は倍量が認可されたけど下痢すると嫌だし，ということでCDTR-PIの標準量の9mg/kg/日で経過をみます。

耳鼻咽喉科医

軍師RIKI

鼓膜所見はしっかり腫脹し，やや発赤しています。疼痛は早朝にはあったようですが，発熱もなく，昨日から水様性鼻汁がみられ，そこから鼓膜に炎症が波及して中耳腔内圧が上昇したことによる一時的な疼痛と考

えてよさそうです．全身状態もよく，発熱も疼痛も今はないようですので，抗菌薬処方phaseではないと判断し，経過を慎重にみます．

保護者に「痛みが再燃・持続したり，耳漏や発熱などの症状が悪化するようなら受診を．特に変化なく落ちついているようであれば，1カ月後に鼓膜所見で貯留液が吸収されているか，滲出性中耳炎への移行がないかなどをチェックしたいと思いますので受診して下さい」と，この症例も【説明処方箋：0円】を処方します．

症例3　1歳2カ月，男児

- 今朝，40℃の発熱，水様性鼻汁と，ときどきむせこむように咳があり，受診．
- 周囲ではRSウイルス感染症が流行しているがマイコプラズマの流行はない．
- 6カ月のときにRSウイルス感染症で入院歴あり．
- 定期接種ワクチンはすべて接種（母子手帳で確認）．
- 受診時体温39.1℃，WBC 11,500，CRP3.8．鼻処置のあとの胸部聴診は，痰がらみのみで異常なし．呼吸数は正常．機嫌はよし．

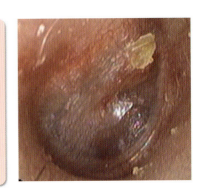

鼓膜全体に発赤，RSウイルスによる感染症が流行しているので迅速検査を実施します．WBCやCRPが正常値より高いので，中耳炎と肺炎が併発していると思われます．痰でゼロゼロしているので喘息様気管支肺炎として，一応，念のためマイコプラズマ肺炎もカバーしたTFLXと気管支拡張薬の内服と貼り薬，ロイコトリエン拮抗薬，鎮咳薬（チペピジン：アスベリン®散），抗ヒスタミン薬（シプロヘプタジン：ペリアクチン®散）を処方します．

小児科医

スコアシート（☞144頁，表1）でみると，鼓膜全体に発赤があるので4点，2歳未満なので3点，38.5℃以上の発熱で2点の総計9点，中等症の中耳炎です．高熱で咳もひどいようなので肺炎も考慮し，TFLXを選択します．処方内容は小児科医の先生と同じです．

耳鼻咽喉科医

鼓膜所見は発赤のみで膨隆もなく，鼻炎と咳がみられますが呼吸苦もなく，ときどき後鼻漏でむせたように咳をする程度．胸部聴診も鼻処置のあとには痰がらみの音も改善傾向かつ肺炎や喘息を疑うような異常音な

軍師RIKI

し。採血結果も軽度上昇のみで，機嫌もよいようです。

RSは初回感染の際に10%ほどで肺炎などを発症し重症化することがあるので要注意というだけなので，既にRSによる入院歴もあるため迅速検査は無意味です。数年前に入院症例でなくとも外来で1歳未満のみ保険点数がつくようになってから過剰検査傾向にあり，毎年，過去最高の流行というデータになっている疑いもあります。いわゆる風邪症候群としての上気道感染症と診断してよく，鼻処置して経過観察か，何らかの処方をとの強い希望があればカルボシステインを処方すればよいでしょう。保護者に「高熱が続いたり，他症状が出現したり，機嫌が悪化したり，耳漏などがみられれば受診して下さい」と【説明処方箋：0円】をしっかり処方し，経過観察します。

上気道と下気道は直結しています。耳鼻咽喉科医も聴診器を使いこなして下気道を診察し，小児科医・内科医も耳鏡・鼻鏡・舌圧子や自灯式額帯鏡を使いこなして上気道を診察する。この上・下気道の診察スキルは風邪を診る医師には必要不可欠です。

症例4　2歳10カ月，男児

- 3〜4日前より，鼻炎，咳がみられ，近医受診。風邪との診断で，抗ヒスタミン薬（テルギン®G）を処方される。
- 今朝より38℃の発熱と右耳痛がみられ受診。受診時体温38.3℃。右耳痛も強く，すぐに痛み止めの坐薬を希望されるほど。
- 定期接種ワクチンはすべて未接種。母親がワクチンを接種させない方針とのこと。

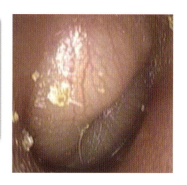

機嫌も悪く，鼓膜全体に発赤，膨隆，もともと風邪も引いていたようなので二次感染として中耳炎を併発したと考えます。高熱と痛みがひどいようなので重症中耳炎とし，ワクチンも未接種なのでTBPM-PIを処方し，外科的ドレナージとして鼓膜切開の適応を含め，翌日耳鼻咽喉科医に紹介とします。

小児科医

スコアシート（☞144頁，表1）でみると，局所所見は鼓膜全体に発赤があるので4点，膨隆は全体にあるので8点と計12点。解熱鎮痛薬の坐薬を希望するほどなので全身所見はすべてハイスコアで計5点。

耳鼻咽喉科医

耳鼻咽喉科医

年齢のリスクはなく，総計17点の重症。ワクチンが一切未接種なので高度耐性肺炎球菌の可能性もあり，外科的ドレナージとして鼓膜切開をし，TBPM-PIを処方。また，切開したので抗菌薬入り点耳薬を処方し，外耳道内にイソジン®で浸したガーゼと入口に綿球を挿入します。

軍師RIKI

局所鼓膜所見は重症，全身所見もよくなく，高熱と疼痛が持続している状態ですので，まずは中耳腔の圧力解放と菌量の減量目的で外科的ドレナージとして鼓膜切開を実施します。

抗菌薬処方Phaseと判断し，切開後にグラム染色・培養も実施します。肺炎球菌とインフルエンザ菌の混在が推測されますが，最初に戦うべきは病原性の強い肺炎球菌です。肺炎球菌ワクチンなど未接種なのでPRSPも想定し，AMPC 75〜90mg/kg/日を分3（食後）か，AMPC/CVA（クラバモックス®）96.4mg/kg/日を分2（食直前）で投与します。ドレナージ効果を高めるため，ぬるま湯にて外耳道内の徹底洗浄を自宅で実施してもらいます。拍動性耳漏に抗菌薬入り点耳薬は効果がないので処方しません。

「ワクチンが未接種で，高度耐性肺炎球菌の可能性も否定できないので，経過次第では点滴の実施，乳様突起炎などの重症化による入院，手術が必要となる可能性もあります。それらも含め慎重に治療経過をみたいと思います」と【説明処方箋：0円】を保護者に処方します。

> 症例5 1歳10カ月，男児

- 昨日の夜に38℃の発熱，水様性鼻汁，右耳痛がひどく泣いてばかりいたが，今朝になり痛みはおさまった様子。
- 受診時体温36.9℃，拍動性耳漏があるも機嫌は悪くなく，朝食も普通にとれた。
- 定期接種ワクチンはすべて接種（母子手帳で確認）。
- 診察の際には終始大泣き，大暴れ状態で機嫌が悪い。
（写真は耳漏を清掃したあとの所見）

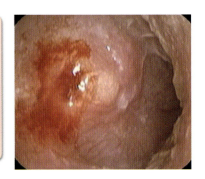

小児科医

機嫌も悪く，鼓膜全体に発赤，膨隆，拍動性の耳漏もあります。鼓膜切開などの外科的ドレナージの適応を含め，耳鼻咽喉科の先生に紹介したいのですが，近くに専門医がおられない環境なので，重症中耳炎と判断し，TFLXかTBPM-PIを処方し，翌日に紹介とします。

耳鼻咽喉科医

スコアシート(☞144頁,表1)でみると,鼓膜全体に発赤があるので4点,膨隆は全体にあるので8点とこれだけでも総計12点。診察時にはすごく機嫌も悪く,痛みがあると判断し,2点+1点。拍動性の耳漏があるので8点。2歳未満で3点。発熱以外はすべてハイスコア評価となり総計26点と超重症中耳炎になるので,私もTFLXかTBPM-PIを処方します。拍動性耳漏があるので,ドレナージはできていると判断し,鼓膜切開はしませんが,外耳道内に消毒薬を浸したガーゼを挿入します。

軍師RIKI

局所所見は重症中耳炎で拍動性耳漏もあり,全身状態も受診時には悪くはないと判断します。しかし,疼痛が改善されたのは鼓膜が自然穿破し,圧力が解放されたためであり,それと同時に一時的に解熱することもよくみられます。また,1日の中で体温が変動することや朝に一時的に解熱することもあります。受診時に機嫌が悪いことも診察がいやで医師が怖くて泣くこともあるので,受診前に機嫌がよかったのであれば問題ないと評価してもよさそうです。全身状態の改善徴候はみられますが,鼓膜の膨隆,発赤と拍動性の耳漏がみられるので抗菌薬処方phaseと判断します。しかし,プレベナー接種もあるため,まず最初に戦うべきは肺炎球菌ですが高度耐性である可能性は低いため,AMPC 60mg/kg/日,分3かAMPC 75mg/kg/日,分2で処方し,経過をみます。

もちろん耳漏および上咽頭のグラム染色と培養も実施し,経過次第では,抗菌薬の変更や鼓膜切開でドレナージをさらに試みる可能性などの【説明処方箋:0円】も保護者に処方します。拍動性耳漏のある状態で抗菌薬入り点耳薬は効果がないので処方せず,自宅でぬるま湯を用いて耳内の徹底洗浄をしてもらい,菌量を減らす治療を促します。

● 文 献
1) 小児急性中耳炎診療ガイドライン2013年版.日本耳科学会,日本小児耳鼻咽喉科学会,日本耳鼻咽喉科感染症・エアロゾル学会,編.金原出版,2013.

7 外耳道炎・鼓膜炎の治療法は？

1 外耳道炎の治療

☐ 外耳道炎は、①外耳道湿疹、②急性限局性外耳道炎、③急性びまん性外耳道炎、④悪性外耳道炎、⑤外耳道真菌症に分けられます。

①外耳道湿疹

☐ 外耳道湿疹は外耳道皮膚の炎症で感染を伴っていないものを言います。一般的には頻回の耳掃除による機械的刺激が一番の原因ですが、補聴器やイヤホン、耳栓などによって起こることもあります。大抵、患者さんは痒いから触ると言いますが、実際は触っているから炎症が起き、そのために痒みが出ることになり、悪循環を起こします。

☐ 治療は、まず触らないこと、リンデロン®-V軟膏0.12％や（深部は）リンデロン®点耳液を用いて行います。痒みが強すぎる場合には経口抗ヒスタミン薬を追加します。慢性的な機械的刺激が続くと稀ですが外耳道癌になることもあり、疑えば生検します。

②急性限局性外耳道炎

☐ 急性限局性外耳道炎は外耳道軟骨部にある毛嚢、皮脂腺、耳垢腺に感染を起こした状態を言い、耳癤と呼ばれる限局した皮膚の発赤、腫脹が特徴です。起炎菌は蜂窩織炎と同じなので黄色ブドウ球菌が多いです。

☐ 膿瘍を形成すれば切開排膿を行った上で、局所の炎症を抑えるためにリンデロン®-V軟膏0.12％を塗布し、蜂窩織炎と同様に経口第1世代セフェム系抗菌薬であるCEX（セファレキシン）を投与します。

③急性びまん性外耳道炎

☐ 急性びまん性外耳道炎（図1）は、外耳道骨部にまで感染が起こるびまん性皮膚炎、つまり、これも蜂窩織炎と同じと考えてよく、起炎菌は黄色ブドウ球菌がほとんどです。外耳道腫脹と発赤が強く、軟膏を塗布するスペースすらないことも多いです。

☐ ゆえに局所の炎症を抑えるためにリンデロン®点耳液を用い、経口第1世代セフェム

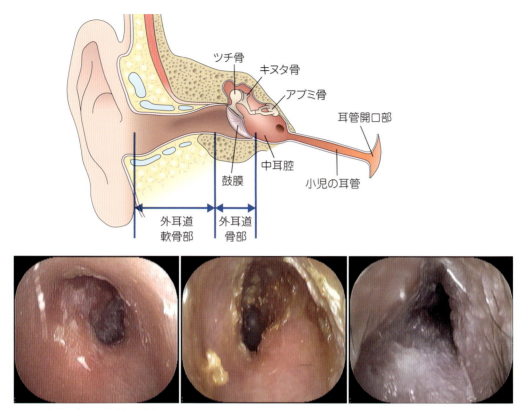

図1 ▶ 急性びまん性外耳道炎

系抗菌薬であるCEX（セファレキシン）を投与します．タリビッド®耳科用を用いることも1つの方法かもしれませんが，局所処置が重要になるので炎症による腫脹を抑えることを最優先とし，筆者はステロイドを使用しています．

④悪性外耳道炎

- 悪性外耳道炎は，糖尿病や免疫不全症を伴う高齢者に多くみられ，起炎菌としては緑膿菌が多く，黄色ブドウ球菌やアスペルギルスなどの真菌，嫌気性菌も報告されています．側頭骨や周囲軟部組織から頭蓋底に波及し，髄膜炎・S状静脈洞血栓症などを合併し，頭蓋底骨髄炎（skull base osteomyelitis）となり，致死的にもなることがある感染症です．疑った場合には側頭骨CTや造影MRIによる画像精査の上，破壊浸潤領域を評価します．
- 治療は緑膿菌をカバーした抗菌薬の投与，局所の外科的デブリードメント，血糖管理などです．骨髄炎と同様に6〜8週間以上の投与は必要と考えられています．

⑤外耳道真菌症

- 外耳道真菌症は，急性びまん性外耳道炎による長期にわたる炎症，刺激による局所感染防御機能低下やステロイド，抗菌薬の長期投与による菌交代現象により起こりま

す。起炎菌はアスペルギルス属が80％以上と多く，次にカンジダ属です。白い粉をふいたような*Aspergillus terreus*，黒色の*Aspergillus niger*，チーズ様の*Aspergillus flavus*，白色の*Aspergillus fumigatus*など所見で類推できますが（**図2**），カンジダは分生子頭を形成しないため，鏡検や培養検査による診断が必要です。

- 治療法は，基本は徹底した局所の菌塊の除去と外用抗真菌薬の投与ですが，液剤は局所での停滞時間が短く，アルコール刺激が強いため使用しません。また，クリーム剤は塗りやすく吸収をよくしてありますが，界面活性剤を使用しており，この成分が皮膚の局所を刺激してしまい創部治癒遅延を起こす可能性が高いので筆者はあまり使用しません。局所を湿潤状態に保ち，皮膚刺激が少なく，局所での停滞時間を長く維持できる軟膏がベストです。

- 1日2～3回塗布が必要なタイプは，抗菌力がないものが多いばかりか，皮膚貯留性も悪く長時間作用しないため使用しません。1日1回塗布のタイプの中から，アスペルギルスが起炎菌の場合にはラノコナゾール（アスタット®軟膏）を，カンジダが起炎菌の場合にはルリコナゾール（ルリコン®軟膏）を選びます。どちらか判別不能であれば，双方に抗菌力が強いルリコナゾール（ルリコン®軟膏）を選択してもよいと思います。

- 真皮から皮下へ浸潤している深在性にまで至った場合には，抗真菌薬の全身投与が必要となります。

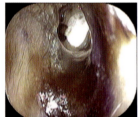 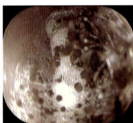 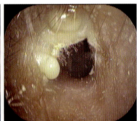 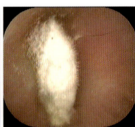

図2 ▶ 外耳道真菌症
左から*Aspergillus terreus*, *Aspergillus niger*, *Aspergillus flavus*, *Aspergillus fumigatus*による外耳道真菌症の耳鏡所見。

2 鼓膜炎の治療

- 鼓膜炎（**図3**）は，①急性鼓膜炎，②慢性鼓膜炎の2つに分類されます。

①急性鼓膜炎

- 急性鼓膜炎は水疱性鼓膜炎とも呼ばれ，急性上気道炎をきっかけとしてウイルスや細菌感染が原因となって発症すると言われています。

- 水疱内には肺炎球菌やインフルエンザ菌，時にA群β溶連菌が検出されることが多いです。

- □→ 鼓膜が炎症していても，中耳腔はあくまで正常であり，鼓膜表面の感染でしかありません。ゆえに水疱の切開排出と局所の鼓膜の炎症を抑えるリンデロン®点耳液だけで改善し，経口抗菌薬を必要とすることはありません。

②**慢性鼓膜炎**

- □→ 慢性鼓膜炎は，肉芽腫性鼓膜炎とも呼ばれ，鼓膜表面に肉芽やびらんを形成します。
- □→ 基本的には感染に至らず，鼓膜の肉芽やびらんを顕微鏡下に清掃・処理し，創部を25％トリコロール酢酸や硝酸銀，ブロー液（13％酢酸アルミニウム溶液）で処置することで治癒可能です。
- □→ 時に細菌感染を起こすことがあるようですが筆者は経験がありません。

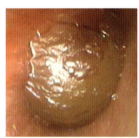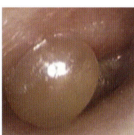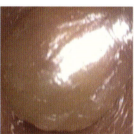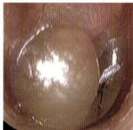

図3 ▶ 鼓膜炎

Chapter 7 急性鼻副鼻腔炎の診断（Diagnosis）について語ろう！

1 その鼻汁・鼻閉は本当に鼻副鼻腔炎か？

軍師RIKI

患者さんが鼻汁・鼻閉などの鼻炎症状で受診され，黄色の鼻汁であったら，それは「急性鼻副鼻腔炎」なのでしょうか？ それが長期であったら，「慢性鼻副鼻腔炎」なのでしょうか？ よくみかけるのは，患者さんを問診・診察により見極めることなく，訴え（主訴）を聞いただけで診断しているケースです。もちろん基本は患部を診ることでありどんな疾患も同じです。正しい診断（Diagnosis）あってはじめて治療戦略（Strategy）が立てられるのです。

さて，皆さんの外来に「鼻汁・鼻閉」などの鼻炎症状の訴えで患者さんが受診されました。こういった症状は，専攻科にかかわらず，施設の規模に関係なく，必ず診ることがあるcommon中のcommonです。しかし，本当にきちんと見極め，診ている医師がどれだけいるでしょうか？抗ヒスタミン薬と抗菌薬，消炎酵素薬をルーチンで処方したりしていませんか？

まずは，「鼻汁・鼻閉」の主訴でどんな疾患を思い浮かべるかがポイントです。

表1のように鑑別すべき疾患は10種類あります。これらを頭に浮かべつつ，問診・視診・触診・全身所見・局所所見などから総合的に診断を絞っていきます。その上で確定診断をします。

ここでは上気道感染症としての鼻に関する疾患である急性鼻副鼻腔炎と慢性鼻副鼻腔炎についてともに学んでいきましょう！

表1 ▶ 鼻汁・鼻閉で鑑別すべき疾患

急性鼻副鼻腔炎
アレルギー性鼻炎
血管運動性鼻炎
肥厚性鼻炎
鼻前庭炎
鼻腔内異物
鼻副鼻腔腫瘍・癌
上咽頭腫瘍・癌
アデノイド肥大症
鼻中隔彎曲症

1 鼻副鼻腔炎ってなあに？

- 副鼻腔炎における急性炎症の多くは急性鼻炎に引き続き生じ，そのほとんどが急性鼻炎を伴っています．そのため，現在は，急性副鼻腔炎（acute sinusitis）よりも急性鼻副鼻腔炎（acute rhinosinusitis）とされることが多いです[1]．
- 急性鼻副鼻腔炎とは，「急性に発症し，発症から4週間以内の鼻副鼻腔の感染症で，鼻閉・鼻漏・後鼻漏・咳嗽といった呼吸器症状を呈し，頭痛・頬部痛・顔面圧迫感などを伴う疾患」と定義されます．
- 小児では自分で鼻をかむことが難しいため湿性咳嗽を生じていたり，痛みなどを訴えることもできないため機嫌が悪い，などの症状から見極めることも重要となります．
- 4週間〜3カ月持続している場合には遷延性鼻副鼻腔炎，3カ月以上持続している場合には慢性鼻副鼻腔炎（chronic rhinosinusitis）とされます．
- 急性鼻副鼻腔炎には，感染性・好酸球性・歯性・真菌性・航空および潜水性鼻副鼻腔炎があり，それぞれ治療が異なります．ここでは，主に感染性鼻副鼻腔炎による診断（Diagnosis）とその治療戦略（Strategy）について解説します．

2 まずは，鼻副鼻腔の解剖を理解しよう！

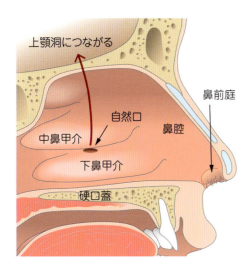

軍師RIKI：ヒトは主に鼻呼吸をしていますが，鼻呼吸に関わる上気道は外界とつながっています．上気道の中でも特に外界の最初の門戸となるのは鼻・副鼻腔です．Chapter 1と重複するところもありますが，病気を理解するために解剖についておさらいします．では，上気道の常在菌のジョー君の登場です．

常在菌ジョー：それでは外界との最初の侵入口である鼻から入ります．入口に鼻毛が生えているところがあります．

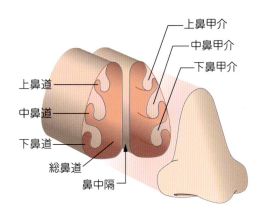

軍師RIKI：そう，ここは鼻前庭（びぜんてい）。触りすぎ，擦りすぎて炎症を起こして鼻前庭炎となる場所です。細菌が感染し，「とびひ」になることもあります。

常在菌ジョー：奥に入ると3つの山，あ，この名前，覚えてます！ これら3つの共通の空隙は総鼻道というのですね！

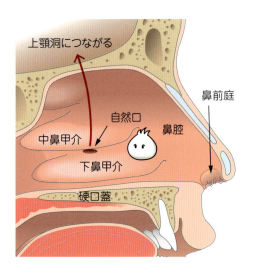

軍師RIKI：そう，Chapter 1でも説明した通りですね。ここは異物排除と加温・加湿というラジエーターのような役割があります。下鼻甲介は風邪やアレルギーなどで腫れたり，血管収縮剤入りの点鼻薬の連用で腫れっぱなしになることもあります。
鼻中隔という左右の鼻腔の仕切りはまっすぐでないことが多く，日本人の約6割が曲がっていると説明しましたね。

常在菌ジョー：中鼻道を通っていくと途中で穴がありました。そこを覗くと大きな洞穴が拡がってます。これは自然口でしたっけ？

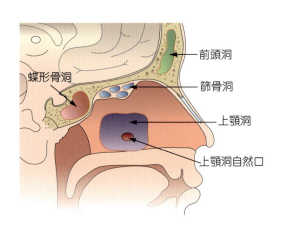

軍師RIKI：そう，その穴は上顎洞自然口といって，そこから見える大きな洞窟は副鼻腔の1つである上顎洞です。この上顎洞自然口が腫れて塞がると鼻副鼻腔炎が起こります。

常在菌ジョー：それ以外にもいろいろな空洞が鼻腔内からみえますね。これは何？

軍師RIKI：おでこのところにある前頭洞，眼の間にある篩状にいくつもある篩骨洞，鼻の一番奥の頭の下に蝶々の形をした骨の空洞

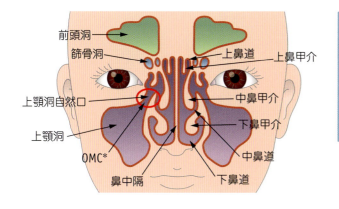

である蝶形骨洞，そして，さっきの上顎洞自然口から見えた両側の頬の部分の上顎洞。左右両側合わせて8つの空洞があります。これは頭蓋骨を軽くし，そして固くする構造になっていると言われているようです。

＊OMC (ostiomeatal complex)：鼻前頭管・篩骨漏斗・上顎洞自然口・半月裂孔を含む分泌物の排泄口の解剖学的に複雑かつ狭小な部位。

3　急性鼻副鼻腔炎って，どうしてなるの？

- ウイルスが鼻腔粘膜に感染を起こすとウイルスを体外へ排出しようと瘙痒感が生じ，くしゃみ，鼻水が出ます。鼻汁が増え，鼻腔粘膜が炎症で腫れることにより，鼻閉となります。これに伴い嗅覚障害も生じることがあります。
- まず急性鼻炎が生じ，副鼻腔に感染・炎症が及びます。副鼻腔の感染・炎症により，副鼻腔粘膜からも分泌液が生じ，副鼻腔粘膜の線毛輸送機能により自然口から排出されます。免疫細胞との戦いにより，最初は水様性の鼻汁が，だんだん粘性が高く黄白色の鼻汁に変化してきます。
- 副鼻腔粘膜からの分泌液は副鼻腔に貯留したり，自然口から排出され鼻汁となり，後鼻孔（鼻の奥）から喉に降りて，後鼻漏となります。これが声帯を越えて，下気道（気管）に入ると肺炎にならないための防御反応として湿性咳嗽を生じます。
- 副鼻腔粘膜の腫脹が強くなり，鼻腔と副鼻腔の連絡口（自然口）であるOMC＊が完全に狭窄すると，副鼻腔内の分泌液・膿が排出できず，洞内の圧力が上がるため「痛み」を生じ，頬部痛や上顎歯痛という訴えとなります。
- 上顎洞の自然口は直径2.5～8.0mm，長さ6.0mmで，篩骨洞など他の自然口も直径1～2mmと非常に小さく閉塞が容易に起こります。
- 痛みの部位ですが，上顎洞＞篩骨洞＞前頭洞＞蝶形骨洞の順で好発します。基本は単洞性なので前頭部痛，眉間部痛，頬部痛，上顎歯痛，叩打痛などの訴えを生じるわけです。

● 文献
1) Rosenfeld RM, et al：Otolaryngol Head Neck Surg. 2015；152(2 Suppl)：S1-S39.

Chapter 7 急性鼻副鼻腔炎の診断（Diagnosis）について語ろう！

2 その鼻副鼻腔炎には本当に抗菌薬が必要か？
──抗菌薬処方phaseを見極める！ 90%はいらない

2010年版の急性鼻副鼻腔炎診療ガイドラインでは，内視鏡による鼻腔所見での鼻汁・後鼻漏の量のスコア，患者自覚症状での鼻漏の程度のスコア，成人では顔面痛・前頭部痛でのスコア，小児では不機嫌・湿性咳嗽の程度のスコアの総計が4点以上，すなわち中等症以上であれば抗菌薬投与とされており，ほとんどで抗菌薬処方となります。

耳鼻咽喉科医

黄色い鼻汁が出ている場合，患者さんもそれが一番苦痛と訴えて受診し，さらに「蓄膿症じゃないか？」と言われると，つい抗菌薬を出しちゃいます。あとで見逃したとか，ひどくなったとか言われても困りますし。

内科医

小児の場合，自分で顔面痛などの訴えはできないし，鼻を自分でかむことができないため，ゼイゼイした咳になることも多く，親御さんの心配も強くなります。だから採血で炎症反応が正常値より高かったりするとつい喘息様気管支炎とか診断名をつけて，抗ヒスタミン薬やロイコトリエン拮抗薬，気管支拡張薬と一緒に鼻副鼻腔炎も意識して，抗菌薬を出しちゃいます。

小児科医

頭部CTやMRIを撮ると結構，副鼻腔陰影がみられるので，「鼻炎がある」と患者さんが訴えると，鼻副鼻腔炎＝マクロライド系抗菌薬というイメージがあるため，つい CAM を処方しちゃいます。

脳神経外科医

軍師RIKI

皆さん，「あるある」ですねえ。スコアが4点以上で中等症になる，ということは，ほとんどの鼻副鼻腔炎に抗菌薬を処方することになります。患者さんの「黄色い鼻汁」の訴えで抗菌薬処方とするなら，風邪を引いて数日経過すれば抗菌薬処方となり，それは医療機関にかかる最大のメリット，「診断」がなされていない（医学的根拠なし）ということです。

集団保育の乳幼児は年齢的に自分で鼻をかめない上，免疫力が低いため，急性鼻炎などの風邪症状は常にみられます。鼻をかめない分，後鼻漏となり，湿性咳嗽になりやすく，鼻処置をしてから聴診しないとゼイゼイという音が聞こえるため，つい「喘息様気管支炎」としてしまい，多剤処方＋抗菌薬投与に陥ってしまいがちです。

また，CTやMRIの画像所見と鼻炎という主訴だけで，つらい症状もないのに，慢性鼻副鼻腔炎の裏ワザ的抗菌薬であるCAMを出しちゃうのも「あるある」なワケで……。

さあ，ここでは急性鼻副鼻腔炎の診断のしかたについて，一緒に学んでいきましょう！

1 急性鼻副鼻腔炎に対する抗菌薬処方の現状とは？

- 急性鼻副鼻腔炎の起炎菌は肺炎球菌，インフルエンザ菌，モラクセラ・カタラーリスが主で，A群溶連菌によることも少数ですがあります[1,2]。
- ウイルス性上気道炎の90％で副鼻腔粘膜の炎症を認め，鼻副鼻腔炎を合併し，そのうち細菌性鼻副鼻腔炎を合併するのは0.5〜2.0％にしかすぎません[3,4]。
- 小児の急性鼻副鼻腔炎において，鼻汁からの検出病原体は，ウイルス単独はなく，細菌との同時検出12.2％，細菌だけが85.4％とあります[2]。
- しかし，<u>細菌が関与していることと急性鼻副鼻腔炎の治療に抗菌薬が必要ということは別問題です</u>！
- 急性上気道炎から急性細菌性鼻副鼻腔炎に移行する頻度は，成人では0.5〜2％，小児では6〜13％という報告[5〜7]がありますが，耳鼻咽喉科を標榜している筆者の印象としては，成人は10％ほどで小児はもっと少ないと感じています。
- 急性鼻副鼻腔炎の予後は良好で，85％は抗菌薬不要，7〜15日で自然治癒します。抗菌薬処方は15％という最近の報告[8]と筆者の印象はほぼ同じです。
- しかし，84〜91％の急性鼻副鼻腔炎に対し，時間外救急や一般外来で抗菌薬が処方されてしまっています[9〜11]。

- 急性鼻副鼻腔炎において、関与するのがウイルスか細菌か混合かということで抗菌薬の必要性の有無を考えることは意味がありません。
- これまで急性鼻副鼻腔炎の治療は「まず、最初に抗菌薬ありき！」と考え、基礎的・臨床的検討がなされてきました。PK/PD理論による抗菌薬の効果的な治療とともに適正使用が叫ばれるようになり、肺炎球菌やインフルエンザ菌の耐性化の増加、新規抗菌薬の開発の限界などから、軽症症例の場合には5日間の経過観察というところまで見直されるようにはなりました。
- しかし、「急性鼻副鼻腔炎診療ガイドライン2010年版」（日本鼻科学会）のスコアシート（表1）[2]で評価をすると小児の場合には、特に乳幼児では自分で鼻をかむことができない上に、集団保育児などは特に鼻漏、鼻汁・後鼻漏は基本ありで6点となり、咳がなくとも鼻汁が多いだけで中等症以上に、さらに咳があれば7点で重症となり、中等症以上は抗菌薬処方となってしまいます（表1[2]、☞204〜206頁）。
- 成人の場合、患者さんが待合室で鼻をかんでからの診察となることも多く、局所所見は医師の主観で決まります（鼻漏の程度については患者さんの訴え次第でさらに変わります）。しかし内視鏡所見で全例、鼻汁・鼻閉の患者さんを診断していたら、コストや時間もかかる上に、耳鼻咽喉科医しか診断できない疾患となってしまいます。急性鼻副鼻腔炎は、common中のcommonな疾患です。どの科の医師が診ても診断できる基準であるべきと考えます。
- 「急性鼻副鼻腔炎診療ガイドライン2010年版」に準拠すると、「急性鼻副鼻腔炎」はよほどの軽症でない限り抗菌薬ありきの治療となり、抗菌薬処方率は90％にもなってしまいます（表1[2]、☞204〜206頁）。つまり、鼻風邪は抗菌薬処方が不可欠と

表1 ▶ 急性鼻副鼻腔炎診療スコアシート（急性鼻副鼻腔炎診療ガイドライン2010年版）

		症状・所見	なし	軽度／少量	中等以上
小児	臨床症状	鼻漏	0	1（時々鼻をかむ）	2（頻繁に鼻をかむ）
		不機嫌・湿性咳嗽	0	1（咳がある）	2（睡眠が妨げられる）
	鼻腔所見	鼻汁・後鼻漏	0（漿液性）	2（粘膿性少量）	4（中等量以上）
成人	臨床症状	鼻漏	0	1（時々鼻をかむ）	2（頻繁に鼻をかむ）
		顔面痛・前頭部痛	0	1（がまんできる）	2（鎮痛剤が必要）
	鼻腔所見	鼻汁・後鼻漏	0（漿液性）	2（粘膿性少量）	4（中等量以上）

重症度	スコア計
軽症	1〜3
中等症	4〜6
重症	7〜8

（文献2より転載）

- いうことになってしまっているのが現状です。
- 急性鼻副鼻腔炎においても，「どういうときに抗菌薬が不要か？」ではなく，「どういうときに抗菌薬が必要か？」という視点にスイッチし直す時期にきており，今後のガイドラインの改訂が待たれます。
- 「急性鼻副鼻腔炎診療ガイドライン2010年版」（**表1** [2]，☞ 204〜206頁）の基準だと……。

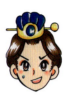

wait & see phase　　　　抗菌薬処方 phase
（抗菌薬不要）　　　　　（抗菌薬要）
　　10%　　　　　　　　　90%

2 抗菌薬処方 phase を見極める！

- 細菌やウイルスが関与しているかどうかではなく，体表の腔内感染症である急性鼻副鼻腔炎では副鼻腔内の菌量を生体の免疫能力で処理可能なところまで減らし，自然口を含む OMC（ostiomeatal complex）の狭窄が改善され，自然ドレナージできるまで感染・炎症を抑える状態にするために，抗菌薬処方が必要な phase かどうかを判断します。
- その判断基準として，感染の四徴である「発赤」「腫脹」「発熱」「疼痛」がそろうことが重要になります。
- 抗菌薬処方 phase には，全身所見で「発熱」や「疼痛」があり，局所所見の「発赤」「腫脹」が強い場合を基準とします。しかし，自然口を含む OMC は鼻腔から容易にみえる部位ではないため，頬部痛や上顎歯痛，前頭部痛などの痛みや，臨床経過で判断します。患部の「疼痛」や「発熱」所見が強ければ，臨床経過の長さにかかわらず，抗菌薬処方 phase と判断します。
- 小児の場合には，機嫌や湿性咳嗽の程度，局所所見の経過に加えて，肺炎など，ほかの気道感染症を精査した上で総合的に判断します。しかし，小児の肺炎球菌は病原性（virulence）がムコイド型に比べれば弱いスムース型がほとんどであることと，プレベナー13® の定期接種化により，セロタイプリプレイスメントがあるものも現在 PRSP ではかなり減っており，ほとんど困ることもありません。occult bacteremia もさらに考慮しなくてよくなり，抗菌薬処方 phase であることはほとんどありません。
- 筆者は，上記の基準で数万例以上もの急性鼻副鼻腔炎を診ていますが，特に困ったことはなく，やはり急性鼻副鼻腔炎での抗菌薬処方は，重症例でもない限り必要ないというのが実感です。

3　急性鼻副鼻腔炎のphaseの経過を知るべし！

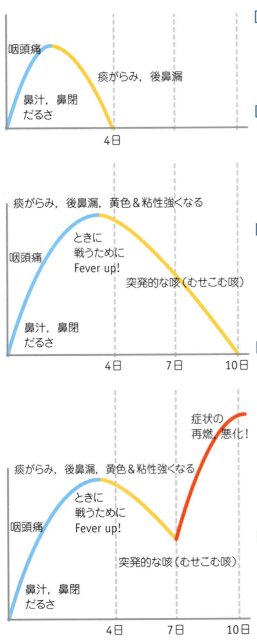

- 風邪の引きはじめからみてみましょう。まずは，鼻の一番奥，喉の一番上である「上咽頭」に風邪のウイルスが感染します。早く治癒するときには4日ほどで治りますね。

- 治癒し切れずに咳などの症状に変わりはじめるのも4～5日目ぐらいです。ですので，そこを理解している医師は初診時の症状に合わせた薬を4日分しか処方しないのです（最初から1週間も2週間も処方する医師は怪しい！）。

- 咽頭痛が軽減し，ウイルスと免疫の戦いが進むにつれ，粘性の強い黄色い鼻汁や痰が増えはじめ，後鼻漏となって，むせこむような突発的な咳が出るようになります。そして，10～14日ほどで自然治癒していくのです[12]。

- この10～14日で治癒していく過程で，一度，軽減したかと思ったところを再び症状が再燃，悪化することがあります。いわゆる「double sickening (worsening)」の状態が出現した場合に抗菌薬を必要とするphaseを考慮することになります[13]。細菌感染したphaseというのではなく，抗菌薬という名の武器の援軍が感染症との戦いに必要なphaseになったということになります。

- 上気道感染症のphaseを嫌気性菌二次感染とのphaseとつなげて，図1のようなイメージで理解するとよいと思います。「ウイルスか細菌か」ではなく，「どこのphaseか」で抗菌薬適応phaseを判断します。

- V-B cross pointやB-A cross pointを見極めて治療戦略（Strategy）を立てる，抗菌薬（Weapon）の選択，外科的ドレナージの適応を決めるということが重要なのです。

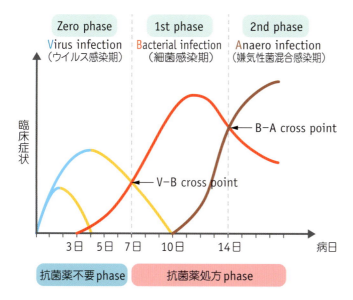

図1 ▶ 急性鼻副鼻腔炎 phase
(文献14を参考に作成)

表2 ▶ 急性鼻副鼻腔炎：抗菌薬処方phase 診断シート

① 症状の持続期間に関係なく，強い片側性頬部痛（前額部），頭を下げると頭痛悪化徴候，発熱がある。
　（副鼻腔内やその入口である自然口は通常ではみえない場所であるため，発赤・腫脹の評価は困難）
② 鼻炎症状が10日以上継続し（10days-rule），再度症状が悪化する場合（double sickening〔worsening〕）。
③ 上記の2点があった症例で，X線写真や内視鏡などで副鼻腔の膿汁を示唆する所見がある。
　（乳幼児などX線写真撮影困難な患者の場合には，副鼻腔が未熟であることも含め，必須ではない。）

注：小児では臨床症状の訴えが明確でない上，鼻腔内所見がとりにくく，体調による機嫌の評価も難しく協力が得られにくい。また，副鼻腔の発達が未熟な状態でもあり，総合的に診断することが必要となる。自宅での機嫌，湿性咳嗽の程度，発熱，鼻汁の程度，性状や中耳炎，肺炎などの他の感染症の除外など。
(文献15, 16を参考に作成)

 上記の診断シート（**表2**）で考えると……。

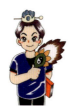

wait & see phase　　　　　　　　抗菌薬処方 phase
（抗菌薬不要）　　　　　　　　　（抗菌薬要）
90%　　　　　　　　　　　　　**10%**

4　急性鼻副鼻腔炎の診断に画像検査は必要か？

軍師RIKI

単純X線，CT，MRI，また内視鏡検査は急性鼻副鼻腔炎の診断に必要なのでしょうか？　臨床症状があるのに画像検査で異常がない場合，反対に画像検査の異常だけで臨床症状はない場合には，治療は必要なのでしょうか？　そして，小児と成人では考え方が違うのでしょうか？

- ☐ 画像検査は，急性鼻副鼻腔炎の細菌性・ウイルス性の鑑別には役に立ちません[17〜19]！
- ☐ 副鼻腔の未発達な6歳以下の小児や安静にできない乳幼児の画像検査は，メリットのほうが少ないのです[20]。
- ☐ 上顎洞・篩骨洞は出生直後から洞形成が開始され，12〜15歳で完成します。前頭洞・蝶形骨洞は生後遅れて形成され，17〜20歳までに完成します[21]。
- ☐ 単純X線検査でair-fluid levelがあると特異度が80％，副鼻腔の透過性低下があると特異度は85％とそこそこ高いのですが，感度はよくありません[22]。CTやMRIは感度は高いのですが，特異度が低いのです。
- ☐ 副鼻腔CTやMRIは，眼窩内合併症や頭蓋内合併症を疑う症例，保存的治療抵抗例，頻回な再発例，症状が強い例，真菌や腫瘍・がんなどを疑う症例の場合には，小児・成人ともに必要となります[19, 20, 23〜25]。
- ☐ 成人において，上顎洞陰影が片側性か両側性かを診断することはメリットも多く，片側性の場合には①歯性上顎洞炎，②真菌性上顎洞炎（上顎洞真菌症），③悪性腫瘍（上顎洞癌・鼻腔癌），④解剖学的に易片側性上顎炎（OMC，自然口が狭い，鼻中隔が極度に彎曲している）などを推定していくことが可能となります。
- ☐ ただし，あくまで表2の①②の臨床症状診断基準ありきで，③の画像検査の併用実施は有用であるということで，画像所見のみで（臨床症状なしで）は，急性鼻副鼻腔炎の診断にはなりません。
- ☐ 頬の痛みや圧痛があれば副鼻腔炎の可能性は高くなりますが，実は感度は50％ほどしかありません[26]。
- ☐ コストと効率を最優先する米国などでは単純X線撮影のルーチン検査は推奨していませんが，症状だけで診断すると思いのほか抗菌薬の過剰処方となることが多いです。
- ☐ ウイルス性か細菌性かは問題ではなく，抗菌薬処方phaseかどうかが重要，つまり，X線検査で透過性がはっきりしないレベルであれば，副鼻腔内に存在する膿汁の粘性度も低く，量も多くないので，抗菌薬不要phaseと判断すればよいのです。
- ☐ 表2の①②が多少あっても③がまったくなければ抗菌薬処方phaseではなく経過観察としてよいとも考えられます。肺炎を疑った際に胸部X線検査を実施しない医師はあまりいないのと同じですので，撮影してもよいのでは？　と思います。
- ☐ 教科書によく記載のあるtransillumination testは，特異度53％，感度73％とイマイチですし，診察室を暗くしなければいけないこともあり，日常臨床では使いにくい検査です。
- ☐ 最近はエコーが小型化，高解像度化したことにより，いろいろな領域でエコーを用いて評価することが可能になりました。副鼻腔X線検査が電圧条件でできない環境であれば，保険点数はつきませんがエコーで副鼻腔の評価をするのもありだと思います。

●文献

1) Suzuki K, et al：J Infect Chemother. 2015；21(7)：483-91.
2) 急性鼻副鼻腔炎診療ガイドライン 2010年版. 日本鼻科学会会誌. 2010；49(2)：143-247.
3) Gwaltney JM Jr：Clin Infect Dis. 1996；23(6)：1209-23；quiz 1224-5.
4) Puhakka T, et al：J Allergy Clin Immunol. 1998；102(3)：403-8.
5) Fendrick AM, et al：Clin Ther. 2001；23(10)：1683-706.
6) Wald ER, et al：Pediatrics. 1991；87(2)：129-33.
7) Otolaryngol Head Neck Surg. 2000；123(1 Pt 2)：5-31.
8) Burgstaller JM, et al：Eur Arch Otorhinolaryngol. 2016；273(5)：1067-77.
9) Jones BE, et al：Ann Intern Med. 2015；163(2)：73-80.
10) Donnelly JP, et al：Antimicrob Agents Chemother. 2014；58(3)：1451-7.
11) Gulliford MC, et al：BMJ Open. 2014；4(10)：e006245.
12) Gwaltney JM：Am J Med. 2002；112 Suppl 6A：13S-18S.
13) Rosenfeld RM, et al：Otolaryngol Head Neck Surg. 2015；152(2 Suppl)：S1-S39.
14) Lindbaek M：Drugs. 2004；64(8)：805-19.
15) Rosenfeld RM, et al：Otolaryngol Head Neck Surg. 2007；137(3 Suppl)：S1-31.
16) Thomas M, et al：Prim Care Respir J. 2008；17(2)：79-89.
17) Hauer AJ, et al：Otolaryngol Head Neck Surg. 2014；150(1)：28-33.
18) van den Broek MF, et al：Otolaryngol Head Neck Surg. 2014；150(4)：533-7.
19) Hoxworth JM, et al：Neuroimaging Clin N Am. 2010；20(4)：511-26.
20) American Academy of Pediatrics. Subcommittee on Management of Sinusitis and Committee on Quality Improvement：Pediatrics. 2001；108(3)：798-808.
21) 山中 昇, 他：鼻副鼻腔炎のマネージメント. 山中 昇, 他編. 医療ジャーナル社, 2011, p140-3.
22) Engels EA, et al：J Clin Epidemiol. 2000；53(8)：852-62.
23) Aaløkken TM, et al：Dentomaxillofac Radiol. 2003；32(1)：60-2.
24) Hagtvedt T, et al：Conventional sinus radiography compared with low dose CT and standard dose CT in the diagnosis of acute sinusitis. Poster publish at ECR 2002.
25) Okuyemi KS, et al：Am Fam Physician. 2002；66(10)：1882-6.
26) Killingsworth SM, et al：Laryngoscope. 1990；100(9)：932-7.

Chapter 7 急性鼻副鼻腔炎の診断（Diagnosis）について語ろう！

3 抗菌薬処方phaseには，どの武器がベストか？

軍師RIKI

急性鼻副鼻腔炎の二大起炎菌は急性中耳炎と同じく，肺炎球菌と無莢膜型インフルエンザ菌です。モラクセラ・カタラーリスが間接的病原菌（indirect pathogen）として存在しています。
歯性上顎洞炎などの場合は嫌気性菌が絡むこともありますが，基本は急性中耳炎と同じです（詳細はChapter 6参照）。

表1，2に小児・成人それぞれの急性鼻副鼻腔炎（抗菌薬処方phase）の処方選択を示します。

表1 ▶ 小児急性鼻副鼻腔炎：抗菌薬処方phase選択シート

●肺炎球菌ワクチン接種症例		
想定起炎菌	肺炎球菌（PSSP・PISP），インフルエンザ菌（BLNAS），嫌気性菌	
選択抗菌薬	AMPC 60mg/kg/日，分3	AMPC 75〜90mg/kg/日，分2
想定起炎菌	インフルエンザ菌（BLPAR）	
選択抗菌薬	AMPC/CVA 96.4mg/kg/日，分2	
●肺炎球菌ワクチン未接種症例		
想定起炎菌	高度耐性肺炎球菌（PRSP）も考慮に入れる	
選択抗菌薬	AMPC 90mg/kg/日，分3	AMPC/CVA 96.4mg/kg/日，分2
●上記にて治療不良，培養結果にて超高度耐性肺炎球菌（PRSP）＆インフルエンザ菌（BLNAR・BLPACR）		
選択抗菌薬	TFLX 12mg/kg/日，分2	CTRX 50mg/kg/日，1日1回，点滴静注

注1：耐性化しやすいので，TFLXは安易には使用しない！ 高度耐性菌の場合のみ！ TFLXの臨床的効果についてはエビデンスが十分ではない。日本では小児適応はないがLVFXも考慮。
注2：CDTR-PIは倍量であれば理論上，BLNARに効果が期待できる可能性があるが，いまだ臨床的効果についてのエビデンスは十分ではない個人的には臨床的に効果を実感したことがないので使うことはない。
注3：TBPM-PIは適応なし。もはや「抗菌薬ゆとり時代」ではない！

表2 ▶ 成人急性鼻副鼻腔炎：抗菌薬処方phase選択シート

●肺炎球菌ワクチン接種症例	
想定起炎菌	肺炎球菌（PSSP・PISP），インフルエンザ菌（BLNAS），嫌気性菌
選択抗菌薬	AMPC 1,500mg，分3
想定起炎菌	インフルエンザ菌（BLPAR）
選択抗菌薬	AMPC/CVA 750mg＋AMPC 1,500mg，分3
●上記にて治療不良， 　培養結果にて超高度耐性肺炎球菌（PRSP）＆インフルエンザ菌（BLNAR・BLPACR）	
選択抗菌薬	LVFX 500mg，1日1回　　CTRX 1〜2g，1日1回，点滴静注

注1：成人の肺炎球菌による中耳炎は，小児に多いスムース型肺炎球菌ではなく，病原性が強いが高度耐性の報告がほとんどないムコイド型肺炎球菌であることが多いため，AMPCで奏効する。
注2：LVFXは，高度耐性菌のときのみの使用とし，効果を下げるキレート剤とは併用しない。

□→ ここでもう一度，急性鼻副鼻腔炎：抗菌薬処方phase診断シート（☞179頁，表2）を**表3**として再掲します。

表3 ▶ 急性鼻副鼻腔炎：抗菌薬処方phase診断シート

①症状の持続期間に関係なく，強い片側性頬部痛（前額部），頭を下げると頭痛悪化徴候，発熱がある。
　（副鼻腔内やその入口である自然口は通常ではみえない場所であるため，発赤・腫脹の評価は困難）
②鼻炎症状が10日以上継続し（10days-rule），再度症状が悪化する場合（double sickening〔worsening〕）。
③上記の2点があった症例で，X線写真や内視鏡などで副鼻腔の膿汁を示唆する所見がある。
　（乳幼児などX線写真撮影困難な患者の場合には，副鼻腔が未熟であることも含め，必須ではない。）

注：小児では臨床症状の訴えが明確でない上，鼻腔内所見がとりにくく，体調による機嫌の評価も難しく協力が得られにくい。また，副鼻腔の発達が未熟な状態でもあり，総合的に診断することが必要となる。自宅での機嫌，湿性咳嗽の程度，発熱，鼻汁の程度，性状や中耳炎，肺炎などの他の感染症の除外など。
（181頁，文献15, 16を参考に作成）

□→ この診断シートで考えると10％が抗菌薬処方phaseとなり，**表1・表2**のような抗菌薬という武器を選択処方します。

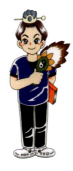

wait & see phase　　　　　　　抗菌薬処方 phase
（抗菌薬不要）　　　　　　　　（抗菌薬要）
90％　　　　　　　　　　　**10％**

4 鼻副鼻腔炎の重症合併症は？

軍師RIKI

急性鼻副鼻腔炎が重篤な経過をとる合併症にはどのようなものがあるのでしょう？　また，その頻度はどのくらいで，どういった患者さんに多く発症するのでしょうか？
あまりに重症合併症を気にしすぎるあまり，急性鼻副鼻腔炎に対しての抗菌薬処方phaseについて過剰診断になっては困ります。実は，これらの重症合併症は抗菌薬処方の有無に関係なく，発症率は同じです。
どういう症状がある場合に，どういう検査をすることで早期診断ができるかなども含め，ともに学んでいきましょう！

1 急性鼻副鼻腔炎で起こる重症合併症とは？

- 急性鼻副鼻腔炎：抗菌薬処方phase診断シート（☞179頁，表2および183頁，表3）で重症合併症を伴わないものであれば，CTやMRIなどの高度画像診断は必要としません。頻度は高くありませんが，波及すると重篤な状態となるため，早期診断（Diagnosis）と適切な治療戦略（Strategy）が重要です。
- 急性鼻副鼻腔炎は，周囲の眼窩内や頭蓋内へ波及し，重症合併症をきたすことがあります。急性鼻副鼻腔炎による眼窩内や頭蓋内合併症は，抗菌薬処方の有無に関係なく発症率は同じです[1〜3]。
- 副鼻腔真菌症は，局所粘膜の感染防御能低下や糖尿病，血液疾患，悪性腫瘍，膠原病，抗菌薬やステロイド服用など，患者さんの免疫不全状態が関連して発症することが多く，眼窩内や頭蓋内へ波及し重篤な状態になることがあります。
- 副鼻腔は眼窩内側壁（紙様板）や前頭蓋底などと接しており，これらの骨壁は非常に薄く，特に眼窩内側壁（紙様板）の厚さは平均して0.15mm，最も薄い部位では0.03mmであり，まさしく紙のような板なのです。

- 篩骨洞後方や蝶形骨洞には視神経が走行しています。視神経管隆起は，篩骨洞後方や蝶形骨洞に認められることが多いです。

2 急性鼻副鼻腔炎由来の眼窩内合併症

- 主に以下の3つの要因で，眼窩内合併症（図1）が起こる可能性があります。

> ①眼窩内側壁（紙様板）が非常に薄いため，副鼻腔（篩骨洞）からの炎症・感染が波及しやすい。
> ②眼窩と副鼻腔（篩骨洞）間の静脈に逆流を防ぐ弁がないため，血行性に波及しやすい。
> ③副鼻腔（篩骨洞）内圧が上昇し，眼窩内の静脈還流がうっ滞し炎症・感染が増悪しやすい。

- 一般的に，7歳以下で内側にある骨膜下膿瘍例を除いた膿瘍例と，適切な抗菌薬選択・量・回数の治療でも抵抗を示す眼窩蜂窩織炎例が手術適応となります。また，視力悪化，眼球運動障害高度，眼球突出などがあれば，基本，手術適応とします。
- 手術適応となれば，耳鼻咽喉・頭頸部外科専門医に迅速に紹介します。

3 急性鼻副鼻腔炎由来の頭蓋内合併症

- 副鼻腔炎由来で硬膜下膿瘍や硬膜外膿瘍，脳膿瘍などの頭蓋内合併症を起こすと，致死的な重篤疾患となります。
- 10歳代の若年者に多く7歳未満ではほとんどみられることはありません。男性に多い傾向があります。この年代では板間静脈の発達が未熟であり赤色骨髄が多いため，骨髄炎を起こしやすいことから，副鼻腔内の炎症・感染が頭蓋内に波及しやすいと考えられています。また，高齢者や糖尿病，血液疾患，悪性腫瘍などの免疫不全のある患者などでも発症します。前頭洞が感染源であることが多いです。
- 前頭洞の骨髄炎が頭蓋内に入り，硬膜外膿瘍などの頭蓋内合併症を起こす骨病変を介した場合と，副鼻腔の洞内粘膜の静脈である前頭板間静脈や篩骨洞骨壁穿通静脈に逆流弁がないため，血流が逆流し，頭蓋内合併症を起こす場合の2つが主になります。
- 副鼻腔炎症状，眼窩内感染による上眼瞼腫脹，前額部腫脹・疼痛，中枢神経症状として，髄膜刺激症状（頭痛や項部硬直など）・頭蓋内圧亢進症状（瞳孔散大，悪心，嘔吐など）・前頭葉精神症状（異常行動，性格変化，無力化など）がみられます。
- 診断には，CTなどの画像検査が必要です。

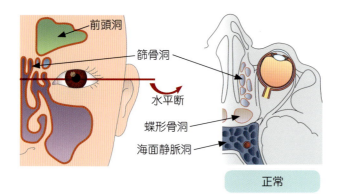
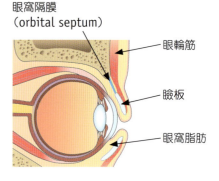

正常

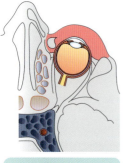

Group I

眼窩隔膜前蜂窩織炎は，顔面の皮膚からの炎症・感染波及で起こる眼周囲蜂窩織炎（ものもらい）であり，急性鼻副鼻腔炎からの感染は比較的少ない。

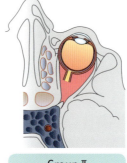

Group II

眼窩蜂窩織炎の原因のほとんどは急性鼻副鼻腔炎。眼窩内がびまん性に腫脹。Group I からIIに移行するのは稀。Group I と違い，眼球突出・変位，軽度の複視，視力障害などが起こる。急性鼻副鼻腔炎からのGroup IIが発症するのは1〜3％。急性上気道炎から急性鼻副鼻腔炎の発症率が高くて10％だとすると，急性上気道炎からGroup IIが発症するのは，非常に稀ということになる。

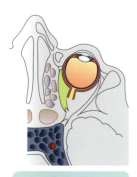

Group III

眼窩骨膜下膿瘍は，眼窩骨膜の下に膿瘍をきたし，内直筋などに炎症を起こすため眼球突出や運動障害を起こす。

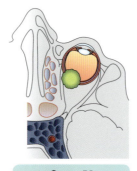

Group IV

眼窩内膿瘍は，眼窩内の脂肪組織や外筋膜内に炎症・感染が波及し，眼窩内に膿瘍形成した状態。高度の複視や視力低下が起こる。

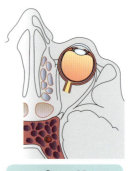

Group V

海綿静脈洞血栓症は，静脈性に海綿静脈洞に炎症・感染が波及し，血栓性静脈炎を起こした状態。眼窩先端部症候群（脳神経II・III・IV・V₁・VI）の症状を起こす。

図1 ▶ 眼窩内炎症の分類——Chandler分類

□→ 抗菌薬投与による保存治療を行いながら，フォーカスである副鼻腔のドレナージ手術を耳鼻咽喉科・頭頸部外医が実施し，頭蓋内病変のドレナージが不十分であれば，開頭術や穿頭術を脳神経外科医が実施することがポイントとなります。

●文献
1) Burgstaller JM, et al：Eur Arch Otorhinolaryngol. 2016；273(5)：1067-77.
2) Rosenfeld RM, et al：Otolaryngol Head Neck Surg. 2007；137(3 Suppl)：S32-45.
3) Sng WJ, et al：Rhinology. 2015；53(1)：3-9.

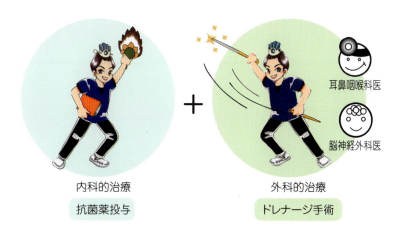

Chapter 7 急性鼻副鼻腔炎の診断（Diagnosis）について語ろう！

5 急性鼻副鼻腔炎由来の結膜炎の治療法は？

軍師RIKI

鼻炎があるときに，朝やお昼寝の寝起きに目ヤニがべったりということはありませんか？ 特に乳幼児のお子さんには多いですよね。目ヤニで病院を受診するとすぐ抗菌薬入りの点眼薬を処方されていませんか？ これは，本当に必要なのでしょうか？
ここでは，急性鼻副鼻腔炎に伴う結膜炎に関して，涙の流れの解剖学的，生理学的な話も交えながら，一緒に考えていきましょう！

1 急性細菌性結膜炎って？

- 急性細菌性結膜炎はカタル性結膜炎（catarrhal conjunctivitis）とも呼ばれます。
- 二大起炎菌は，肺炎球菌と無莢膜型インフルエンザ菌です（黄色ブドウ球菌が起炎菌かどうかは怪しい……）。
- 症状は充血と膿性眼脂（目ヤニ）で，流涙や異物感があることもあります。
- 急性細菌性結膜炎は，急性中耳炎や急性鼻副鼻腔炎と同様に上気道感染症の1つと考えるべき疾患です。

2 急性鼻副鼻腔炎に伴って結膜炎が発症するワケ

- 涙腺から分泌された涙液（ナミダ）は，眼瞼の運動により眼球表面に拡がり，内側に運ばれ，涙小管に入ります。涙小管はポンプ作用により涙液を涙嚢に送ります。その後，鼻涙管を通って鼻腔の中へ流れていきます。
- 涙を流すと鼻水が出るのはこの仕組みによるものであり，その鼻水は涙が鼻涙管を通って鼻腔内に出たものです。涙液の10％は涙の表面から乾燥し，残りの90％は涙小管

□→ を経て、鼻涙管を通って鼻腔に入ります。

□→ この涙液には、外界から侵入したウイルスや細菌の上皮細胞への接着を阻害したり、細菌のコロニー形成や増殖を阻止するIgAが含まれています。

□→ 涙腺は主に副交感神経支配を受けていると言われており、副交感神経遮断薬である抗ヒスタミン薬などは涙の分泌を抑制します。

□→ 急性鼻副鼻腔炎由来の結膜炎は、鼻涙管の狭窄・閉塞が起点となって発症すると考えられます。急性中耳炎が耳管の狭窄・閉塞、急性鼻副鼻腔炎がOMCなどの副鼻腔自然口の狭窄・閉塞を起点として発症しているのと同じです。つまり、ドレナージがなされれば抗菌薬という援軍は不要で、抗菌薬処方phaseにはなりません。

□→ 急性細菌性結膜炎も同様で、持続する充血や膿性眼脂がなく、寝起きだけなどの一時的な症状であれば、抗菌薬入り点眼薬は不要です。

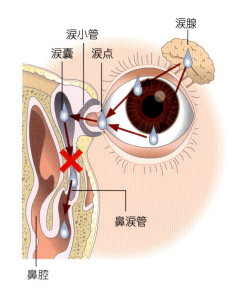

3 急性細菌性結膜炎で用いられる抗菌薬は？

□→ 表1に示したクラビット®点眼液1.5%かベストロン®点眼用0.5%を用います。局所で濃度が高くなるので効果はありますが、広域すぎるのが悩みです。

表1 ▶ 点眼用抗菌薬

キノロン系	クラビット®点眼液1.5%（LVFX）	アミノグリコシド系	トブラシン®点眼液0.3%（TOB）
	クラビット®点眼液0.5%（LVFX）		パニマイシン®点眼液0.3%（DKB）
	ベガモックス®点眼液0.5%（MFLX）		ゲンタロール®点眼液0.3%（GM）
	ガチフロ®点眼液0.3%（GFLX）	クロラムフェニコール系	クロラムフェニコール点眼液0.5%（CP）
	オゼックス®点眼液0.3%（TFLX）		
	タリビッド®点眼液0.3%（OFLX）		オフサロン®点眼液（CP/CL）
	パクシダール®点眼液0.3%（NFLX）	エリスロマイシン系	エコリシン®点眼液（EM/CL）、2016年12月販売中止
	ロメフロン®点眼液0.3%（LFLX）		
セフェム系	ベストロン®点眼用0.5%（CMX）		

6 その鼻副鼻腔炎には本当にネブライザーが必要か？

軍師RIKI

鼻炎や咽頭炎で耳鼻咽喉科を受診すると必ずといっていいぐらい，ネブライザー療法をされると思います。このとき，薬剤に抗菌薬を入れていることがあり，従来のジェット式（コンプレッサー式）では，粒子径が1～20μmで鼻腔・咽喉頭・副鼻腔まで，超音波式では粒子径1～10μmで耳管・副鼻腔・下気道である肺まで到達するとされています。

風邪や花粉症で薬液に抗菌薬を入れるのは論外ですが，急性鼻副鼻腔炎の抗菌薬処方phaseにおいて，これらの薬剤の効果はどうなのでしょうか？　一緒に考えていきましょう！

1 ネブライザー療法で使用する抗菌薬とは？

- □→ 耳鼻咽喉科でよく行われているネブライザー療法ですが，使用する薬剤で唯一保険適用となっているのがベストロン®耳鼻科用1％（CMX）です。このCMXは第3世代セフェム系抗菌薬で45％がこの薬剤を採用しています。
- □→ これ以外に40％がアミノグリコシド系，5％ちょっとがホスミシン系抗菌薬を使用していますが，これは保険適用外です。

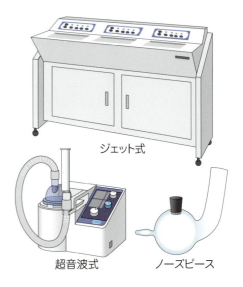

2 抗菌薬処方phaseからネブライザー療法の有用性を考えると?

- 急性鼻副鼻腔炎での抗菌薬処方phaseは，自然口などのOMCの狭窄・閉塞があり疼痛を伴うか，黄白色膿汁が10日以上続く場合になります。しかしこの状態の自然口から副鼻腔内に薬液が入るでしょうか？ ましてや鼻腔内が狭く，鼻汁の絶えない乳幼児をはじめとする小児には，なおさらです。
- 「急性鼻副鼻腔炎に対するネブライザー療法の手引き 2016年版」によると，副鼻腔へのネブライザー療法で十分な効果を得るためには副鼻腔自然口開大処置が必須であるとの記載があります[1]。
- 副鼻腔自然口開大処置とは，0.1％アドレナリン5倍稀釈液と1％リドカイン塩酸塩液をガーゼに浸して，中鼻道の深部に5分挿入し，自然口を開大の上，膿性鼻汁や分泌物を吸引除去する処置のことで，小児への施行は無理です。
- 副鼻腔自然口開口部が3～4mmの場合でも薬液（抗菌薬）は3％しか副鼻腔内に入りません。つまり，残りの97％は，ジェット式であれば鼻腔内や喉にまで，超音波式であれば下気道の肺にまで行きわたってしまうことになります。
- 結論として，抗菌薬処方phaseの急性鼻副鼻腔炎には経口抗菌薬を用い，患部に到達することのない抗菌薬入りネブライザーは不要です！
- そもそも肺炎球菌やインフルエンザ菌が耐性誘導されやすい第3世代セフェム系抗菌薬であるCMXは使いたくないです……。
- アミノグリコシド系抗菌薬は，急性鼻副鼻腔炎で一番病原性の強い肺炎球菌をまったくカバーしていませんし……。
- 筆者の医療施設では，抗菌薬入りネブライザーは一切用いません。また，急性鼻副鼻腔炎の患者さんにネブライザーのために毎日，通院してもらうように指導することもありません。
- 抗菌薬処方phaseの急性鼻副鼻腔炎と診断した場合には，治癒したと医師が判断するまで，自己中断せずに，処方された抗菌薬をきちんと内服することを徹底指導します。

● 文献
1) 急性鼻副鼻腔炎に対するネブライザー療法の手引き 2016年版．日本耳鼻咽喉科感染症・エアロゾル学会，編．金原出版，2016, p28-30．

Chapter 7　急性鼻副鼻腔炎の診断（Diagnosis）について語ろう！

鼻副鼻腔炎症例トレーニング

症例1　**37歳，男性**

- 2カ月前から鼻炎・鼻閉が続いていて，いつからかわからないが鼻汁がすごく臭くなってきた。市販薬を飲んだり，病院への受診は特にしていない。顔面痛や歯痛などもない。
- 喫煙は1日10〜20本，17年間。飲酒は1日350mLの缶ビールを1本。
- 特に治療中の疾患などなし，春に花粉症あり。

「急性鼻副鼻腔炎診療ガイドライン2010年版」[1]（☞ 203〜206頁）に照らし合わせると，臨床症状で鼻漏2点，痛み0点，鼻腔所見2点の総計4点になるので中等症の急性鼻副鼻腔炎となります。なのでAMPC・ABPCか，CDTP-PI・CFPN-PI・CFTM-PI高用量をまずは5日間投与します。

耳鼻咽喉科医

鼻炎症状が2カ月と，10日以上続いています。でも中途での症状悪化や発熱，顔面痛などもなく重症ではないようですから，CAMを処方します。症状が強い場合には耐性をつくりにくいと聞いたことのあるGRNXを処方します。

内科医

軍師RIKI

この患者さんは痛みや発熱，症状の悪化などもなく，2カ月と長期の臭いのある鼻汁があります。鼻鏡でみても，左鼻腔内の中鼻道あたりに黄白色の鼻漏が少しみえる程度でそれ以外には鼻漏は確認できず，口内にも後鼻漏ははっきり見えませんでした。問診で確認すると，診察前に鼻をかんだときも鼻汁が少し出たし，自宅でもときどき鼻を強くかむと臭い鼻汁がどろっと出てくることがあるとのこと。確かに大人であれば，鼻をかんでから診察室に入って来られることが多い。しかし，これだけ

で診断するには情報に欠けます。

こういうときは単純副鼻腔X線を撮影します。実際撮影すると，左上顎洞に陰影がありました。臨床症状と微妙だった局所所見と画像所見が一致し，確定診断は「急性左上顎洞炎，いわゆる急性鼻副鼻腔炎の抗菌薬処方phase」となり，AMPC 1,500mg，分3を患者さんの仕事の都合を確認しつつ，4日分処方。その後来院された際には，2カ月悩んだ症状が2～3日でかなり軽減されたとのことで3日分追加し，飲み切りとしました。

患者さんの症状を診ながらになりますが，大体7～10日ほどの総抗菌薬投与日数にしています。同部位に再燃を繰り返すようであれば，「何かほかに原因がないか（歯性上顎洞炎や解剖学的なものでないか）精査を考慮しましょう」と【説明処方箋：0円】も必ず発行します！

私は腫瘍やポリープなどの精査をする目的以外には鼻腔内視鏡は行わないのですが，教育的見地よりこの症例に実施させて頂きました。すると，正常である右鼻腔内は上顎洞自然口がきれいに開いていますが，患側の左鼻腔内は上顎洞自然口周囲粘膜は腫脹・発赤がみられ，その隙間より黄白色の膿汁が出ていました。

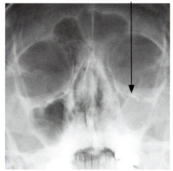

単純副鼻腔X線写真

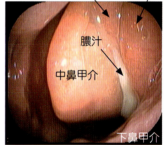

右鼻腔内所見／左鼻腔内所見

> **症例2**　49歳，女性
>
> - 2カ月前から起床時に黄色い鼻汁，後鼻漏もあり，よくなったと思ったらまた悪くなったりしている。ここ1週間ほど特に鼻の症状がひどく，市販の総合感冒薬を飲んでもすっきりしないため受診。
> - おでこのあたりもときどき痛くなり，痛み止めを飲んでいる。鼻をかむと頭痛がひどくなるのでなるべくかまないようにしている。喫煙歴なし，飲酒はお付き合い程度。
> - 特に治療中の疾患はないが，「喘息のけ」があると言われ，症状が出たときだけA病院を受診。

「急性鼻副鼻腔炎診療ガイドライン2010年版」[1]（☞ **203〜206頁**）に照らし合わせると，臨床症状で鼻漏2点，痛み2点，鼻腔所見4点の総計8点になるので重症の急性鼻副鼻腔炎です。なのでAMPC・ABPCか，CDTP-PI・CFPN-PI・CFTM-PI高用量か，患者さんの訴えも強いようなので，重症に準じてキノロン系抗菌薬の経口投与かAZM 2gの点滴投与を行います。

耳鼻咽喉科医

鼻炎症状が2カ月と，10日以上続いています。中途で症状が悪化したことや前額部痛もあります。大分，つらそうですのでCDTP-PI・CFPN-PIの倍量投与か，LVFXかGRNXを投与します。

内科医

軍師RIKI

患者さんが，症状がひどい時点の話をつなげてこれまでの経過を説明するために，「ずっと，ひどい症状が続いている」と表現されることがあります。それが本当なのか，実は一度ほとんど治癒して，また似たような症状が出ただけなのか？　など「問診」を見極めます。その際は，患者さんが気分を害されないように，疑って聞いているわけではないというニュアンスで伺います（患者さんのタイプによって，言い方を使い分けることも臨床スキルとして重要です）。「ひどい症状が続いている場合と，一度治癒してまた似たような症状が出た場合とでは，考えるべき病気が違うのでもう少し詳しく教えて下さい」と，聞くとよいかもしれません。鼻腔所見は水様性鼻汁と黄白色鼻汁の混合状態で，問診でよくよく確認すると，1週間ほど治癒した時期も何回かあるようです。友人との韓国旅行も楽しんできたばかりで，帰国後に鼻炎・鼻閉症状がしだいにひどくなってきたこと，よく頭痛があり，軽くてもすぐ鎮痛薬を飲んでしまうこともわかりました。また，風邪を引いて咳でA病院にかかると「喘

息のけ」と言われ，吸入などもせずPL配合顆粒や抗菌薬，抗ヒスタミン薬を5日分もらっていることが，かかりつけ薬局での処方確認で明らかになりました。

さらに問診を重ねていくと，2カ月の長期症状や再燃・悪化症状，前額部痛も解釈が微妙な感じで，鼻腔内所見も明らかではないため，単純副鼻腔X線を撮影しました。すると，画像所見では陰影もなく，海外旅行帰国後に急性鼻炎の風邪症状が出ていると判断し，過去も同じようなことを繰り返していると考えられました。患者さんには画像所見の結果をみせた上で納得して頂き，小青竜湯を処方しました。

「今度，長期に続いたり顔面痛や歯痛，呼吸困難などの症状の持続・悪化があれば，こじれて抗菌薬が必要な鼻副鼻腔炎や肺炎になることもあるので，その場合には薬が手元にあったとしても，すぐ受診して下さいね！」と，【スマイル：0円】とともに【説明処方箋：0円】を処方します。どんな疾患でも局所所見や全身所見を見極めることは重要ですが，特にcommonの疾患は問診を見極めていくことが重要です。

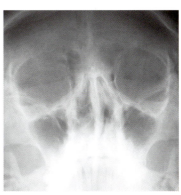

単純副鼻腔X線写真

症例3 72歳，女性

- 3日前から寒気があり，2日前に38.5℃の発熱。近医の内科医院を受診し，採血と胸部X線撮影を実施。その結果，特に異常なく風邪と診断される。CFPN-PI，ピーエイ配合錠，フスコデ®配合錠，ソランタール®錠，SPトローチ®，ネキシウム®カプセル20mgを3日分処方された。
- 昨日から右鼻腔より黄白色鼻漏がひどくなり，右眼の下も痛くなり受診。受診時体温37.3℃。

「急性鼻副鼻腔炎診療ガイドライン2010年版」[1]（☞203〜206頁）に照らし合わせると，臨床症状で鼻漏2点，痛みは2点，鼻腔所見で2点の総計6点になるので中等症の急性鼻副鼻腔炎です。AMPC・ABPCか，CDTP-PI・CFPN-PI・CFTM-PI高用量か，キノロン系抗菌薬を投与，もしくはAZM 2gの点滴投与が選択肢になりますが，既に前医でCFPN-PIが処方されても悪化しているので，耐性菌を考え，キノロン系抗菌薬の経口投与かAZM 2gの点滴投与を行います。

耳鼻咽喉科医

鼻炎症状は長くはなく解熱傾向ですが，右眼の下の痛みがありますので急性鼻副鼻腔炎として，私も既に前医でCFPN-PIが処方されても悪化しているので，耐性菌を考えキノロン系抗菌薬を投与します。

内科医

軍師RIKI

前医で抗菌薬が投与されていると診断が難しくなりますよね。安易な抗菌薬の処方が不明熱や耐性誘導をつくることになります。

この症例は発症してからの期間は短いですが，右眼の下つまり右頬部痛と発熱があり，鼻腔所見でも黄白色鼻漏がみられます。これだけで急性鼻副鼻腔炎の抗菌薬処方phaseと診断することも可能ですが，私は成人の場合，肺炎を疑った際に胸部X線を撮影するように，撮影が可能な施設であれば，副鼻腔陰影がどの領域まであるのか，片側なのか両側なのか，明らかな骨破壊がないか，急性鼻副鼻腔炎に紛れた疾患がないかの評価も含めて単純副鼻腔X線の撮影をします。

撮影の結果，右上顎洞陰影も確認され，片側性で骨破壊もなく，他の副鼻腔には陰影がありませんでした。右急性上顎洞炎として，肺炎球菌とインフルエンザ菌をターゲットにAMPC 1,500mg，分3で初回投与したところ，4日目には軽快しました。

普段は患者さんの症状を診て，7～10日間投与で飲み切りとし，治療評価のX線撮影はしないことも多いのですが，患者さんの希望があったため処方10日目で撮影をしました。

基本，症状が改善していれば，陰影が消えるまで治療を続けることは不要です。

右上顎洞陰影（＋） 　　　　　　 右上顎洞陰影（－）

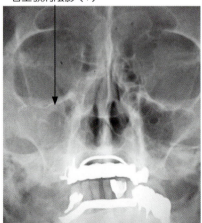

単純副鼻腔X線写真：治療前

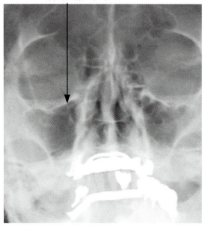

単純副鼻腔X線写真：治療後

| 症例4 | **40歳，女性** |

- 5日前から左の鼻の奥が何となく臭う．今朝，起きたときに左の眼の下や頬のあたりが痛い感じがして，下を向くと痛みが少し悪化する．心配になり受診．
- 喫煙歴なし，飲酒は付き合い程度．既往歴，現病歴もなく，今回の症状での市販薬内服や他院への受診歴はない．

「急性鼻副鼻腔炎診療ガイドライン2010年版」[1]（☞**203～206頁**）に照らし合わせると，臨床症状で鼻漏1点，痛み1点，鼻腔所見2点の総計4点になり，中等症の急性鼻副鼻腔炎です．なのでAMPC・ABPCか，CDTP-PI・CFPN-PI・CFTM-PI高用量をまずは5日間投与します．

耳鼻咽喉科医

左鼻だけ臭う感じと左頬部痛，頭を下げた際に悪化する自覚症状があるのですが，急性鼻副鼻腔炎症状はひどくはないようですし，AMPC 750mg，分3の処方をします．

内科医

軍師RIKI

私はこの患者さんの最初の問診で，「間違いなく急性鼻副鼻腔炎の抗菌薬処方phase，典型的な感じだ」と思いました．診察時の鼻腔内所見は特に膿性鼻汁もなく，口腔所見でも後鼻漏は特にありませんでした．女性は診察前に鼻をかみ，口をゆすいでから診察室に入ることも多く，所見はあてにならないので，単純副鼻腔X線を撮影しました．ところが明らかな陰影はなし．

単純X線はCTなどに比べると感度は低いですが，私はX線検査で陰影がはっきりしない程度の急性鼻副鼻腔炎であれば，抗菌薬は処方せずに治癒すると考え経過観察とします．

実際にこの患者さんも1～2日で左頬部痛や臭う鼻が消失，鼻炎症状は4～5日で治癒しました．患者さんと相談し，漢方が苦手とのことで薬の処方は何もなしで経過観察としました．「痛みや鼻炎症状など持続・悪化傾向があれば，抗菌薬の補助が必要な急性鼻副鼻腔炎になってしまった可能性がありますし，呼吸が苦しいなど他の症状が出てくれば肺炎となる可能性も考えられますので，すぐ受診して下さいね」という【説明処方箋：0円】は【スマイル：0円】とともに処方しました．

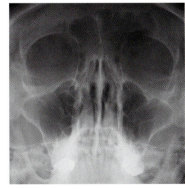
単純副鼻腔X線写真

コストと効率を最優先する米国などでは単純X線撮影のルーチン検査は推奨していませんが，症状だけで診断すると抗菌薬過剰となることが多いのです．私は副鼻腔が十分発達している年齢で，撮影環境のある医療施設であれば，単純副鼻腔X線ぐらいは撮影してよいのではないかと考えています．片側性か両側性か，副鼻腔の中で上顎洞だけなのか，篩骨洞や前頭洞はどうなのか，発育はどうか，鼻中隔彎曲の程度，歯のおおよその状態，骨破壊の有無，副鼻腔の発育状態など，意外にいろいろな情報を与えてくれます．

症例5　3歳1カ月，男児

- 1カ月前からくしゃみ・水様性鼻汁の症状があり，しだいに黄色っぽいべとべとした鼻汁が特に夜中と寝起きに出るようになり，B病院耳鼻咽喉科受診．疾患名や薬の説明はなく，「お鼻の薬を出しておきますね」とだけ言われ，1日1回の抗ヒスタミン薬を1カ月分処方された．少しよくなったような気もするが，飲み続けないと効果が出ないのだと思い，そのまま内服継続させていた．
- 10日前に37.4℃の発熱があり，咳も出てきたのでC病院小児科受診．聴診のみで「慢性鼻炎です」とだけ説明され，1日2回の抗ヒスタミン薬とCAMドライシロップを2週間分処方された．特に再診の指示などもなかった．
- 翌日には解熱し，たまの咳はあるが，夜中の鼻づまりと汚い鼻汁が朝に特にたまっているのが1カ月以上続いているため当院受診．診察時には，大泣き・大暴れの状態でなかなか診察をさせてくれない．
- 体重18kg．4歳のときにC病院小児科で喘息と診断されるも今は治癒している．
- プレベナー，ヒブも含め，定期接種ワクチンはすべて接種済み．2歳から集団保育歴あり．

「急性鼻副鼻腔炎診療ガイドライン2010年版」[1]（☞ 203〜206頁）に照らし合わせると，臨床症状で鼻漏2点，痛みは評価しにくいが，痛みというより診察がいやで泣いている印象なので0点，鼻腔所見4点の総計6点で，中等症の急性鼻副鼻腔炎となります．なのでAMPC・ABPCか，CDTP-PI・CFPN-PI・CFTM-PI高用量をまずは5日間投与となります．この中のどれでもいいのかなあ……．

耳鼻咽喉科医

1カ月以上続く黄色鼻漏というのであれば急性鼻副鼻腔炎でよいかと思いますが，まずは急性と考えて，プレベナーもすべて接種済みですので標準量のAMPC 30mg/kg/日投与でよいと思います．4週間以

小児科医

上症状が続いているので，これで反応がないのであれば慢性鼻副鼻腔炎と考え，CAMの半量投与を考慮します。

軍師RIKI

乳幼児では，特に自己主張が強くなる3歳児の診察は難しいことが多いですね。まだ自分で鼻をかむこともできないし，イヤなものはイヤの時期でもありますし。病院が苦手なお子さんは診察時に大泣き・大暴れ。少子化の時代に過保護な親御さんや祖父母もおられたりで，終始可哀そう，苦しそう，つらそうという評価になります。

まず，痛いかどうかについては診察室では大泣き・大暴れで評価が難しいので，待合室やキッズコーナーでの様子，自宅での1日の様子や機嫌を保護者に確認します。

保護者の中には，お子さんがつらそうだったときのことだけを話そうとする方もいらっしゃるので，1日の中で機嫌がよいときや悪いときがどのくらいあるのか，どういったときに悪いのかなどを少ししぼって確認し，「問診」で見極め，「機嫌」を評価します。

また，本当にずっと悪い状態なのか，数日でもよくなっていたことがあるのかなども確認します。お子さんが心配で受診されている保護者の心情をくみ取って，上手に情報を収集し，確認・評価することが重要です。

さて，乳幼児のお子さんの鼻腔内を覗くことは，小さくて狭く鼻鏡も入らずとても難しい。だからオリーブ管という透明な吸引管で鼻を吸って，その鼻汁性状を評価します。

この患者さんの場合には最初に鼻処置をしたときに黄色鼻汁があり，その後は水様性鼻汁が多量にオリーブ管内に透見されました。この年齢では集団保育をしているとほぼ年中，急性鼻炎を繰り返しています。抗ヒスタミン薬は急性鼻炎に対する効果は期待できず，アレルギー性鼻炎でない限りメリットはありません。「4週間，鼻炎が続くから慢性鼻副鼻腔炎」という短絡的な診断でCAMを処方するのは不要です。

アレルギー性鼻炎では黄色鼻漏になることもなく，抗菌薬処方phaseの急性鼻副鼻腔炎にしては鼻症状もひどくありません。そこで「この2つではない」と判断し，もう一度鼻入口を覗くと鼻前庭が発赤して痂皮がついているのがわかりました。このお子さんは集団保育により急性鼻炎を繰り返しており，触ったり，こすったり，ティッシュでふかれたりするうちに，鼻前庭炎という鼻の入口の炎症を起こしたの

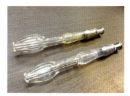
オリーブ管

です．その黄色痂皮が水様性鼻汁と混じり，黄色いべとべとした鼻汁という形を呈していました．

根拠を持って診断できれば，あとは簡単．ステロイド軟膏を鼻腔内入口に綿棒で1日2〜3回塗布してもらうだけです．5日目の再診時には，きれいに治癒していました．もちろん，この場合にも「炎症を起こしたところ（鼻前庭炎部位）に細菌が感染をすると，とびひのようになることがあるので，他に発疹などが出ればすぐ受診して下さいね！」と【説明処方箋：0円】は必ず処方します．

症例6　50歳，女性

- 右鼻閉と水様性鼻汁が4週間前からひどくなり，受診．鼻をよくかむせいか，鼻の入口が痛くなったり，ときどき汚い鼻汁が出る．今は痛くはないが，汚い鼻汁はたまに出る．嗅覚障害はない．これまでも鼻風邪を引くと，近くの内科や耳鼻咽喉科を受診し，抗菌薬と抗ヒスタミン薬などをもらっていた．しかし，多少よくはなるが，完全にすっきりすることはなかった．
- 喫煙歴なし，既往歴にアレルギー性鼻炎．

鼻炎症状は4週間と長く，ときどき汚い鼻汁が出て，右鼻閉が優位．でも黄白色鼻漏もずっとあるわけでもないですし，通常の抗菌薬や抗ヒスタミン薬も効果がない．これは慢性鼻副鼻腔炎と診断し，CAMを処方します．

内科医

「急性鼻副鼻腔炎診療ガイドライン2010年版」[1]（☞203〜206頁）に照らし合わせると，臨床症状で鼻漏2点，痛み0点，鼻腔所見2点の総計4点になるので中等症の急性鼻副鼻腔炎です．ゆえにAMPC・ABPCか，CDTP-PI・CFPN-PI・CFTM-PI高用量と行きたいところですが，鼻鏡で鼻を覗くと中鼻道にポリープがみえます．鼻腔ファイバーもルーチンで急性鼻副鼻腔炎の評価をしていますので，確認できます．

耳鼻咽喉科医

軍師RIKI

この患者さんは右鼻腔の中鼻道にポリープ病変がみられ，上咽頭近くでは総鼻道（下鼻道）もポリープ病変があり，右鼻腔は閉塞状態となっていました．好酸球性副鼻腔炎や腫瘍などとの鑑別および拡がりを評価するために単純副鼻腔CTも撮影したところ，上顎洞と後部篩骨洞に陰影がみられるも明らかな骨破壊などの所見はありませんでした．

軍師RIKI

ステロイド点鼻薬，抗ヒスタミン薬とロイコトリエン拮抗薬の併用療法を行ってもすっきりせず，短期のステロイド内服でも鼻閉は改善せず，外来でのポリープ生検では炎症性ポリープであり，好酸球浸潤はあまり多くないとの病理結果でした。

全身麻酔下で内視鏡手術を実施し，術中深部腫瘤の迅速病理結果で内反性乳頭腫との診断。付着部は上顎洞後壁にあり，この部位の粘膜を摘出し，骨面を薄く削開した形で術を終了しました。再発や悪性化することもあるので定期的に経過観察を行います。本症例は，アレルギー性鼻炎でも好酸球性副鼻腔炎でも慢性鼻副鼻腔炎でもなく，内反性乳頭腫でした。患者さんの主訴だけで判断するのではなく，局所所見と画像評価を行い，きちんと精査した上で診断することが重要です。

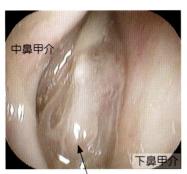
中鼻甲介 / 下鼻甲介 / ポリープ病変

右上顎洞陰影（＋）

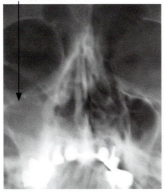
後部篩骨洞 / 上顎洞 / 総鼻道（下鼻道）

症例7　40歳，男性

- もともとアレルギー性鼻炎があり，ひどいときだけ抗ヒスタミン薬を内服していた。右が特にひどく，汚い鼻汁も続くため受診。
- 喫煙歴は1日20本，20年。既往歴としてアレルギー性鼻炎あり，現在の内服薬なし。

もともとアレルギー性鼻炎のある方で，いつからかは自覚的にはっきりしないとのことですので，抗ヒスタミン薬とAMPCを処方します。

内科医

「急性鼻副鼻腔炎診療ガイドライン2010年版」[1]（☞ 203～206頁）に照らし合わせると，臨床症状で鼻漏2点，痛み0点，鼻腔所見2点の総計4点で，中等症の急性鼻副鼻腔炎です。ゆえにAMPC・ABPC

耳鼻咽喉科医

か，CDTP-PI・CFPN-PI・CFTM-PI高用量と行きたいところですが，鼻鏡で鼻を覗くと右の皮膚部分（鼻前庭）の奥の粘膜部位（固有鼻腔）に腫瘤がみえます。アレルギー性鼻炎と急性鼻副鼻腔炎の中等症があるので，抗ヒスタミン薬と上記の抗菌薬の併用投与をしつつ，造影副鼻腔CTをします。

軍師RIKI

この患者さんは，左の固有鼻腔にボツボツとした乳頭腫のような腫瘍がみられます。アレルギー性鼻炎もあり，強く鼻をかみすぎたのか，出血も少しみられます。

鼻腔内所見も水様性鼻汁のみで口腔内所見でも黄白色後鼻漏もなく，顔面痛，歯痛もありませんので少なくとも抗菌薬処方phaseの急性鼻副鼻腔炎ではないと判断し，造影副鼻腔CTを予約しつつ，それまではアレルギー性鼻炎の治療として，抗ヒスタミン薬を投与とします。

患者さんには，「手術により治療が必要となる病気である可能性が高く，画像検査を進めながら，アレルギー性鼻炎の治療も開始しましょう」と【説明処方箋：0円】も一緒に処方しました。

後方支援病院へ紹介し外来で鼻内切除したのですが再発したため，当院にて全身麻酔下に鼻翼部の鼻外切開にて摘出。腫瘍の付着部は深く，周囲にマージンをつけながら摘出しました。

術後病理結果は断端陰性ではあるものの，扁平上皮癌の可能性も否定しきれないとのコメントだったため，その後外来にて2年ほど経過観察中ですが，今のところ問題ない状態です。

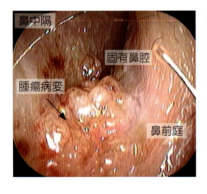
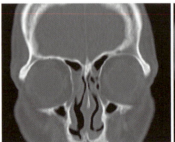
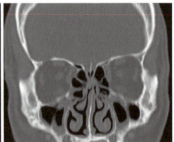

軍師RIKI

症例6のように局所の視診で炎症性ポリープ，好酸球性ポリープだが深部には乳頭腫がまぎれていたり，症例7のように良性腫瘍の所見で癌化を疑う病理所見があったりなど，ポリープや腫瘍が鼻腔内所見でみられる場合には，単純副鼻腔X線所見はもとより，造影副鼻腔CTなど高度画像検査にて，腫瘍の拡がりや質の評価などが必要となります。

やはり，主訴や全身所見だけでなく，局所所見もしっかりみる。そして総合的に診ることにより，必要な検査を考慮し進めることが重要になります。

全身状態がよいとつい，主訴だけで診断，処方しがちですが，局所も必ずみることが大事です。「問診」「全身所見」「局所所見」どれが抜けてもきちんと診ることはできません。

● 文 献
1) 日本鼻科学会：急性鼻副鼻腔炎診療ガイドライン2010年版．日本鼻科学会会誌．2010；49(2)：143-247．

参考資料（急性鼻副鼻腔炎診療ガイドライン2010年版）

急性鼻副鼻腔炎診療スコアシート

		症状・所見	なし	軽度／少量	中等以上
小児	臨床症状	鼻漏	0	1（時々鼻をかむ）	2（頻繁に鼻をかむ）
		不機嫌・湿性咳嗽	0	1（咳がある）	2（睡眠が妨げられる）
	鼻腔所見	鼻汁・後鼻漏	0（漿液性）	2（粘膿性少量）	4（中等量以上）
成人	臨床症状	鼻漏	0	1（時々鼻をかむ）	2（頻繁に鼻をかむ）
		顔面痛・前頭部痛	0	1（がまんできる）	2（鎮痛剤が必要）
	鼻腔所見	鼻汁・後鼻漏	0（漿液性）	2（粘膿性少量）	4（中等量以上）

重症度	スコア計
軽症	1〜3
中等症	4〜6
重症	7〜8

（文献1より転載）

軽症

急性鼻副鼻腔炎治療アルゴリズム（小児・軽症）

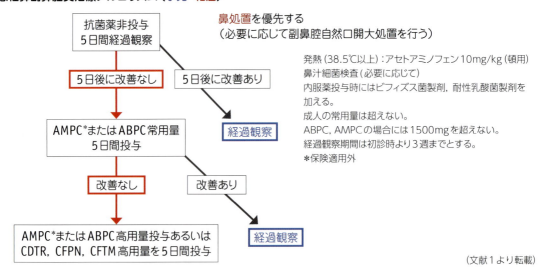

（文献1より転載）

急性鼻副鼻腔炎治療アルゴリズム（成人・軽症）

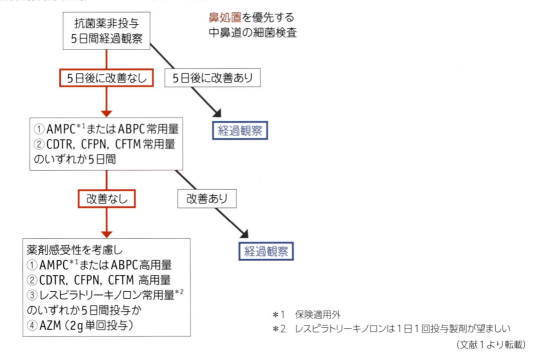

＊1 保険適用外
＊2 レスピラトリーキノロンは1日1回投与製剤が望ましい

（文献1より転載）

中等症

急性鼻副鼻腔炎治療アルゴリズム（小児・中等症）

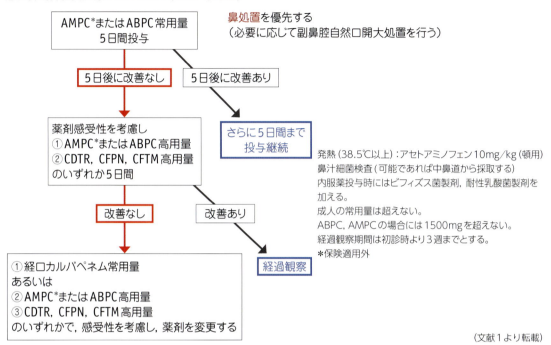

急性鼻副鼻腔炎治療アルゴリズム（成人・中等症）

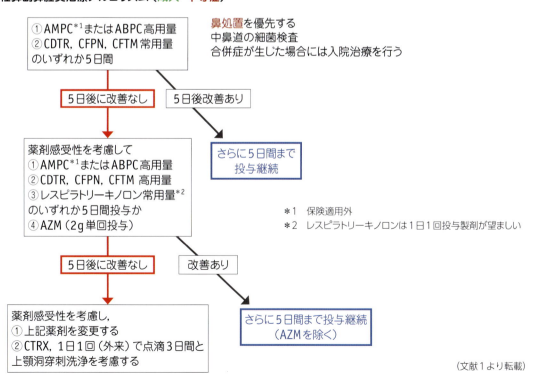

重症

急性鼻副鼻腔炎治療アルゴリズム（小児・重症）

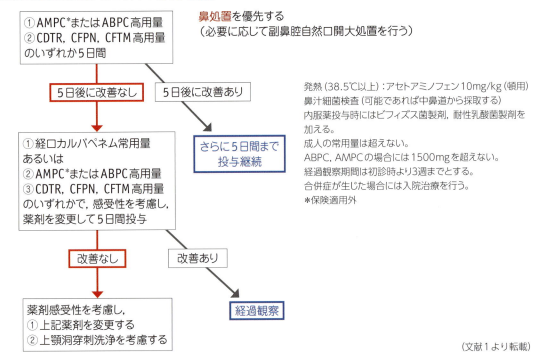

急性鼻副鼻腔炎治療アルゴリズム（成人・重症）

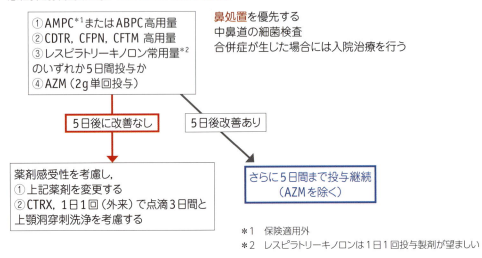

Chapter 8

急性咽頭炎の診断（Diagnosis）について語ろう！

「その咽頭痛には本当に抗菌薬が必要か？」ですって？　うーん，扁桃腺に白い膿がついて，発赤し，前頸部リンパ節が腫れていたら，抗菌薬は出します。扁桃周囲膿瘍や喉頭蓋炎がないかだけは，口腔内所見や喉頭ファイバーで精査し，成人で慢性的な痛みだったりヘビースモーカーなら，腫瘍やがんではないか，丁寧に診るようにしています。

耳鼻咽喉科医

ペンライトなどで喉を確認し，赤かったり扁桃に白い膿がついていたら抗菌薬を出します。痛みも強いようならボルタレン®やロキソニン®，ソランタールなどのNSAIDsを3錠，分3で処方し，イソジン®うがい液，SPトローチ®も出します。ふくみ声や食事も困難となれば，耳鼻咽喉科に紹介して，膿瘍形成や喉頭蓋炎がないかを診てもらいます。自分が見逃すのも怖いので，軽症でない限り抗菌薬を出します。

内科医

小児の場合，ヘルパンギーナや手足口病，アデノウイルス咽頭炎などのウイルス性疾患も多いのですが，溶連菌性咽頭炎もあります。溶連菌迅速検査で陰性なら抗菌薬は処方しませんが，親御さんのリアクションもみつつ，患児がつらそうだと抗菌薬を出します。微量採血で炎症反応が高いとなおさら，それを理由にしてしまいがちです。

小児科医

軍師RIKI

医師なら誰しも診察しているけれど，何となく診断・治療しがちな症状が「咽頭痛」ではないでしょうか。「痛いし，時に発熱も伴うし，患者さんのQOLが下がるので少しでも早く楽になって欲しい」「重症疾患を見逃したくない」「患者さん（の家族）が希望するから」「炎症反応が高いから」「喉が赤いから，発熱があるから」という理由で診断なしで，抗菌薬を処方しがちです。

「咽頭痛」は，commonな主訴です。抗菌薬が必要な疾患かどうか，外科的手技や入院点滴治療が必要な疾患・状態であるか，の2つを見極めることができれば，怖くありません。ここでは「咽頭痛」に関して学んでいきましょう。

Chapter 8 急性咽頭炎の診断（Diagnosis）について語ろう！

1 その咽頭痛は本当に溶連菌性咽頭炎か？

軍師RIKI

咽頭痛の主訴で鑑別すべき疾患には，どのようなものがあるのでしょうか？

「咽頭痛」の訴えだけで24種類あります（**表1**）。このうち，抗菌薬が必要になるのは5～10だけであり，全体の25％しかありません。

これらを頭に浮かべつつ，問診・視診・触診を行い，全身所見・局所所見などから総合的に診断を絞っていきます。その上で検査が必要であれば実施し，根拠を持って確定診断します。

表1 ▶ 咽頭痛で鑑別すべき24疾患

1. ウイルス性咽頭炎（風邪症候群，ヘルパンギーナ，手足口病など）
2. 咽頭結膜炎（アデノウイルス感染症）
3. インフルエンザ
4. 伝染性単核球症および類似疾患
5. 細菌性咽頭炎（溶連菌・フソバクテリウム）
6. 性感染症咽頭炎（梅毒，クラミジア，淋菌）
7. 急性喉頭蓋炎
8. 扁桃周囲膿瘍，咽後膿瘍，深頸部膿瘍
9. Lemierre症候群
10. Ludwig's angina
11. アフタ性口内炎
12. 咽頭異物
13. 頭頸部癌（咽喉頭癌，舌癌，口腔癌，悪性リンパ腫）
14. 亜急性甲状腺炎
15. 胃食道逆流症
16. 成人Still病
17. 川崎病（小児）
18. 急性大動脈解離，胸部大動脈瘤
19. 急性心筋梗塞，狭心症
20. 縦隔気腫
21. アナフィラキシー
22. トキシックショック症候群（TSS）
23. Stevens-Johnson症候群
24. 顆粒球減少症

1 まずは，咽喉頭（のど）の解剖を理解しよう！

軍師RIKI
Chapter 1でも説明しましたが，上気道は外界からの最初の門戸です。のどは呼吸をし，声を出し，飲んだり食べたりする機能を持っている場所です。咽喉頭（のど）の解剖を常在菌のジョー君とおさらいしましょう。

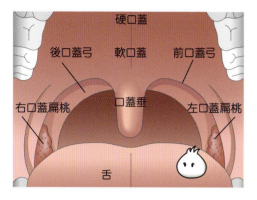

常在菌ジョー
それでは口から入ります。Chapter 1でもみた景色ですね。
真ん中にぶら下がっているのが口蓋垂（のどちんこ）で，両側に出ているものは，口蓋扁桃でしたっけ。

軍師RIKI
そうです。よく扁桃腺と言われますが，腺ではないので何も出ません。口蓋扁桃の大きさは，埋まっている埋没型，小サイズのⅠ度，中サイズのⅡ度，大サイズのⅢ度の4つのサイズに分類され（図1, 2），個人差があります。もともとこの大きさなのか，腫れているのかを見極めるのもポイントです。喫煙者は，慢性的に発赤しているので一段と評価が難しいことが多いですね。もともと左右差がある方もいますが，見た目の形状や性状に違いがあったり，潰瘍や壊死を伴う場合には悪性腫瘍の可能性も考慮して触診を行い，硬さや可動性を確認します。

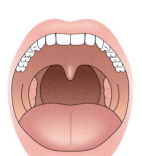
埋没型：肥大なし

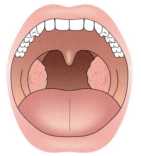
Ⅰ度扁桃肥大：
後口蓋弓を越える

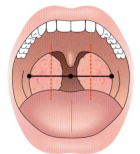
Ⅱ度扁桃肥大：
前口蓋弓と正中の
真ん中を越える

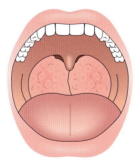
Ⅲ度扁桃肥大：
両側口蓋扁桃が接する

図1 ▶ 口蓋扁桃肥大の分類

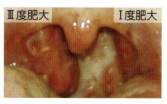

図2 ▶ 扁桃肥大の肉眼所見

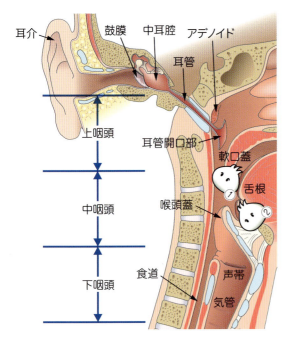

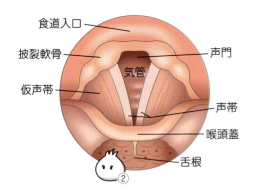

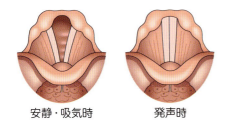

常在菌ジョー① ：口のつきあたりにきました。天井のほうの小山がアデノイドでしたね。その下の左右にある穴は，中耳腔につながる耳管の開口部で，ここから中耳炎になるのでしたね。

軍師RIKI：アデノイドはリンパ組織の1つで，大体，7歳までに大きさがピークになります。
ここから軟口蓋（のどちんこ）の根元までの高さまでが上咽頭です。成人ではEBウイルスによりアデノイドに上咽頭癌ができることがあり，鼻づまりや喉の奥の違和感，耳閉感の訴えで見つかることが多いです。

常在菌ジョー② ：今，舌の付け根のあたりから崖の下をみています。足元の蓋は喉頭蓋で，白いV字で，振るえながら開閉しているのが声帯でしたね。

軍師RIKI：V字が開いたときに見える蛇管のようなものは気管でここから肺につながります。喉頭蓋が気管内に異物が入らないように蓋をしてくれて，上の窪みの食道の入口へ誘導し，気管ではなく食道→胃へと入るようにします。この喉頭蓋は細菌感染を起こすと「あっ」という間に腫れ上がり窒息死に至ることがあるので，急性喉頭蓋炎は見逃し厳禁です！
咽喉頭は，空気や食べ物などが外部から出入りをする中継点です。ここの上は鼻腔や中耳腔につながり，下は食道

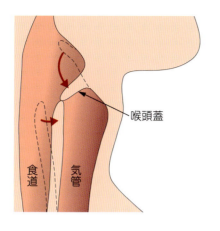

や気管・肺などの下気道につながります。刺激が多い場所なので、がんができやすい場所でもあります。

炎症か，感染症か，腫瘍か，などを見極めることが診断には重要です。他院で風邪や花粉症とされていたり，ただ漫然と抗菌薬を処方されていたが実は腫瘍やがんだったということもときどき経験します。

2 溶連菌性咽頭炎の割合（表2[4])）

- 成人の急性咽頭炎の90%がウイルス性，10%未満が細菌性，小児の急性咽頭炎の70～85%がウイルス性，15～30%が細菌性とされます[1~4]。
- 「咽頭痛」という主訴で鑑別すべき疾患が24あり（**表1**），その中で抗菌薬が必要となるのが20%。その中でも多いのが溶連菌性咽頭炎です。つまるところ，喉が赤く腫れていて，痛みが伴う急性咽頭炎は，溶連菌によるものかどうかを見極めることがポイントになります。

表2 ▶ 咽頭炎の原因微生物の頻度

ライノウイルス	20%	A群β溶連菌（小児）	15～30%
コロナウイルス	＞5%	A群β溶連菌（成人）	5～10%
アデノウイルス	5%	C群溶連菌	5%
単純ヘルペスウイルス	4%	ジフテリア	＜1%
パラインフルエンザウイルス	2%	淋菌	＜1%
コクサッキーウイルス	＜1%	マイコプラズマ	＜1%
EBウイルス		クラミドフィラ	不明
サイトメガロウイルス			
（RSウイルス，エコーウイルス など）			

（文献4より引用）

3 溶連菌性咽頭炎は治療しなきゃダメ？

軍師RIKI

診断の話の前に，そもそも「溶連菌性咽頭炎」とはどんな疾患なのでしょうか？ 溶連菌性咽頭炎は，self-limited diseaseであり，大部分の症例においては7日以内に症状は改善し，3～5日以内に解熱します[5]。

えっ！ 自然治癒しちゃう病気だったんですか？ 抗菌薬がないと治癒しないとばかり思ってました。それじゃ，何で迅速検査キットや抗菌薬を処方するのでしょうか？

> **溶連菌性咽頭炎に抗菌薬を処方する5つのワケ**
> その1：つらい臨床症状を早期に消失させる！
> その2：扁桃周囲膿瘍，咽後膿瘍，深頸部膿瘍などの重篤な合併症の発症を抑える！
> その3：感染部位からの除菌を図ることで疾患の拡散・伝播を防ぐ！
> その4：有症期間を短く，感染リスクの高い時期を短くすることにより，患者さんが学校や仕事など社会生活に早期復帰できるようにする！
> その5：しっかりと十分な量＆日数で投与し，リウマチ熱を抑える！

☐→ **その1**に関しては，1日ほど短くする可能性があるとのことです[5]。筆者も罹患したことがありますが，いわゆる「のど風邪」と違い，結構つらいです。少しでも早く治り，つらい状態から解放され楽になりたいのが患者さんの心理です。

☐→ **その2**について，扁桃周囲膿瘍は中等度の場合や膿瘍の位置によっては外来での切開排膿などが可能ですが，咽後膿瘍や深頸部膿瘍は命に関わることもありうる状態ですので，すぐに入院加療，手術加療を要します。扁桃周囲膿瘍の膿瘍切開ドレナージ手技は，実施後はかなり楽になりますが，その行為自体は気持ちのよいものではありません。やはり，ならないに越したことはありません。

☐→ **その3**について，溶連菌性咽頭炎は治療後24時間で感染力がぐんと下がるとされます[6]。保育園や学校や職場，家庭内での拡散を防ぐ目的でもきちんと治療はしたほうがよいのです。

☐→ **その4**について，社会人になるとそうそう仕事は休めませんし，周囲への感染も考慮し，つらい症状も軽減して1日でも早く職場復帰ができればそれに越したことはありません。また早く保育園，学校に通えるようになれば当人だけでなく，保護者への負担も軽減され，医療経済的にもメリットが大きいですよね。

- **その5**について，最大の理由はリウマチ熱の予防[7]とされていますが，日本などの先進国での予防効果は4,000人に1人（NNT約4,000）です。これは，ペニシリン系抗菌薬を処方されているからという可能性もありますが，衛生環境や先進国の溶連菌がリウマチ熱を発症するタイプではなくなった可能性がある[8]とも言われています。欧米でも意見が分かれているようですが，少なくとも今の日本ではこれだけを目的に抗菌薬を処方する時代ではないと思います。

4 溶連菌性咽頭炎の診断方法は？

- 溶連菌性咽頭炎は成人には少なく，3～14歳で多くみられる感染症です。
- 特徴的な症状から推定するものとして，Centor criteriaがあります。「細菌感染 ⇔ 1臓器」「ウイルス感染 ⇔ 全身症状」の基本原則にて咳があると可能性が下がります。
- 成人よりも小児に好発することを考慮し，年齢で修正したModified centor criteria（McIsaac score）（**表3**）[9]がありますが，3歳未満は鼻炎や咳を伴うことがあり，特徴的な症状を示さないのでこのスコアは使えません。
- A群β溶連菌迅速試験は特異度95％以上，感度80～90％です。**表4** [10]に示したガイドラインを目安に診断・治療を行います。

表3 ▶ Modified centor criteriaスコアと溶連菌性咽頭炎の可能性

38℃以上の発熱		+1点
咳がない		+1点
圧痛を伴う前頸部リンパ節腫脹		+1点
白苔を伴う口蓋扁桃		+1点
年齢	3～14歳	+1点
	15～44歳	±0点
	45歳以上	-1点

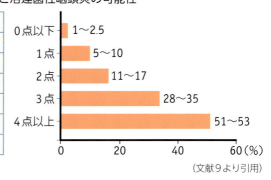

（文献9より引用）

表4 ▶ 米国感染症学会（IDSA）ガイドライン

- 1点以下：抗原検査不要。感染者との接触やリウマチ熱の既往やリウマチ性心疾患の既往がある場合にA群β溶連菌迅速試験を考慮
- 2点：A群β溶連菌迅速試験を考慮
- 3点以上：A群β溶連菌迅速試験を実施

上記にて陽性となった場合にのみ抗菌薬処方

（文献10より引用）

5 フゾバクテリウムを考慮した推奨抗菌薬処方基準

- 細菌性咽頭炎の10〜20％程度は，*Fusobacterium necrophorum*（Lemierre症候群の起炎菌）が原因となるとも言われ，これはA群β溶連菌迅速試験では陰性となります。
- 表3のスコア基準で4点であっても50％と半分しかないのは，C群＆G群溶連菌や*Fusobacterium necrophorum*が原因である可能性が高い，ゆえにスコアが3点以上は抗菌薬を投与すべきであるという見解も報告されています[11〜13]。

6 筆者の診断基準・臨床的迅速検査実施基準・抗菌薬処方基準

溶連菌性咽頭（扁桃）炎：抗菌薬処方 phase 診断シート

診断基準
- スコアは特に意識せずに全身所見と局所所見で判断。
- 基本は，感染の四徴（発赤・腫脹・発熱・疼痛）の有無につきる！

迅速検査実施基準
- 強い痛みを伴い，喉の所見で口蓋扁桃・咽頭後壁の発赤，栓子あり
  ➡ 上記があれば，A群β溶連菌迅速検査を実施。
- 前頸部リンパ節が，ちょっと押すだけですごく痛い
  ➡ 上記があれば可能性はぐんと上がると思いつつ迅速検査実施（ぐっと押せば誰でも痛いので触診の加減に注意）
- 成人で咳があれば，可能性はぐんと下がるので咽頭痛が強くなければ迅速検査は実施しない。

抗菌薬処方基準
- 迅速検査陽性であれば，抗菌薬投与。（咽頭痛の症状のない場合には実施しない）
- 迅速検査陰性であっても，症状がひどかったり，片側優位であれば*Fusobacterium necrophorum*などを考慮し，抗菌薬投与。
- 皮疹もなく，喉の所見が軽度であれば，迅速溶連菌検査は実施せず，抗菌薬も処方しない。
- 集団保育をしているような密接な接触のある乳幼児は，A群β溶連菌の無症候キャリアが20％ある。症状や所見のない場合には，迅速検査はしない。
※ 喉頭蓋炎や扁桃周囲膿瘍，咽後膿瘍，深頸部膿瘍だけはきちんと除外する。

● 文 献

1) McMillan JA, et al:J Pediatr. 1986;109(5):747-52.
2) Esposito S, et al:J Med Microbiol. 2004;53(Pt 7):645-51.
3) Evans AS, et al:JAMA. 1964;190:699-708.
4) Bisno AL:N Engl J Med. 2001;344(3):205-11.
5) Zwart S, et al:BMJ. 2000;320(7228):150-4.
6) Pelucchi C, et al:Clin Microbiol Infect. 2012;18(Suppl 1):1-28.
7) Shulman ST, et al:Clin Infect Dis. 2012;55(10):e86-102.
8) Stollerman GH:Clin Infect Dis. 2001;33(6):806-14.
9) McIsaac WJ, et al:JAMA. 2004;291(13):1587-95.
10) Shulman ST, et al:Clin Infect Dis. 2012;55(10):1279-82.
11) Centor RM:Arch Intern Med. 2012;172(11):852-3.
12) Fine AM, et al:Arch Intern Med. 2012;172(11):847-52.
13) Centor RM, et al:Ann Intern Med. 2015;162(4):241-7.

Chapter 8　急性咽頭炎の診断 (Diagnosis) について語ろう！

2 溶連菌性咽頭炎には，どの武器がベストか？

軍師RIKI

A群β溶連菌感染症は，ほとんどの抗菌薬に対して感受性があり，基本となるペニシリン系抗菌薬の感受性は100％あります．日本では，マクロライド系抗菌薬（EM・CAM/RXM・AZM）40〜50％が耐性，リンコマイシン系抗菌薬（CLDM）は15〜20％耐性となっているので要注意です．

筆者実践
レジメン

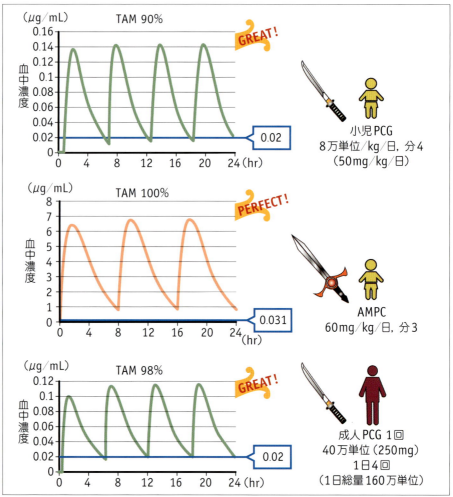

軍師RIKI

「重症の溶連菌性咽頭炎にはキノロン系抗菌薬」という記載を書籍などでみることがありますが，これは間違いです．耐性がなく，バイオアベイラビリティが非常に高いペニシリン系抗菌薬（AMPC）が一番切れ味がよいので，経口内服できないくらいの重症であれば点滴ペニシリン系抗菌薬（PCG，ABPC）にすればよいだけなのです．

1 どの経口抗菌薬を選択するか？

→ 表1，2に小児および成人の溶連菌性咽頭炎に対する処方選択シートを示しました．

表1 ▶ 小児溶連菌性咽頭炎：抗菌薬処方phase選択シート

●伝染性単核球症と溶連菌混合感染を疑う場合：皮疹を避けるためにAMPCは避ける！	
選択抗菌薬	PCG（バイシリン®G）8万単位/kg/日（上限150万単位），分4，10日間　➡筆者実践レジメン
	PCG（バイシリン®G）5万単位/kg/日（上限150万単位），分2～3，10日間　➡*1
●日本ではPCV（PPP）がないため胃酸の影響を受けやすいPCG（BPG）でいくしかない．そこで，吸収をよくするために空腹時に内服させ，PK/PD理論上，少しでもtime above MICの割合を増やす意味で8万単位/kg/日の最大量，最大回数の分4，10日間とする． ●回数が多く，長期かつ空腹時と非常に面倒でアドヒアランスが下がりやすいため，きちんと内服するように指導することがポイント！【説明処方箋：0円】を必ず処方する！	
●溶連菌性咽頭扁桃炎の単独と考える場合	
選択抗菌薬	AMPC 60mg/kg/日，分3，7日間　➡筆者実践レジメン
	AMPC 50～75mg/kg/日，分1～3，10日間　➡*2
	AMPC 50mg/kg/日，分1，10日間　➡*3，4
	AMPC 30～50mg/kg/日，分2～3，10日間　➡*1，*5
●ペニシリンアレルギーの場合	
選択抗菌薬	CEX 50mg/kg/日，分4（最大1,000mg），10日間 ：ケフレックス®シロップ用細粒200，分4➡*5の最大量・最大回数 ：L-ケフレックス®小児用顆粒，分2
●ペニシリンアレルギーの場合（即時型・I型）の場合：セフェム系は交叉アレルギーが5～10%あるので避ける！	
選択抗菌薬	CAM 15mg/kg/日（最大400mg），分2，10日間 （日本では40～50%が耐性菌にて注意！　小児用経口CLDMは日本未発売） AZM 12mg/kg/日，分1，5日間（➡*2，3）であるが日本では10mg/kg/日，分1，3日間しか保険適用なし

注）頻回に繰り返すようであれば，感染症に詳しい医師に対除菌用治療をコンサルト！
注）膿瘍形成すれば，耳鼻咽喉科専門医にて外科的ドレナージを！

＊1：小児呼吸器感染症診療ガイドライン2011．小児呼吸器感染症診療ガイドライン作成委員会，協和企画，2011．
＊2：ネルソン小児感染症治療ガイド．齋藤昭彦 監．原書第22版，医学書院，2016．
＊3：日本語版 サンフォード 感染症治療ガイド2016（第46版）．菊池 賢，他監．ライフサイエンス出版，2016．
＊4：The Red Book 2016. Social Security Administration, CreateSpace, 2016.
＊5：小児呼吸器感染症診療ガイドライン2017．小児呼吸器感染症診療ガイドライン作成委員会，協和企画，2016．

表2 ▶ 成人溶連菌性咽頭炎：抗菌薬処方phase選択シート

●伝染性単核球症と溶連菌混合感染を疑う場合：皮疹を避けるためにAMPCは避ける！	
選択抗菌薬	PCG（バイシリン®G）1回40万単位（250mg），1日4回，10日間（1日総量160万単位） ➡筆者実践レジメン
・日本ではPCV（PPP）がないため胃酸の影響を受けやすいPCG（BPG）でいくしかない。そこで，吸収をよくするために空腹時に内服させ，PK/PD理論上，少しでもtime above MICの割合を増やす意味で1回40万単位，最大回数の1日4回，10日間とする。 ・回数が多く，長期かつ空腹時と非常に面倒でアドヒアランスが下がりやすいため，きちんと内服するように指導することがポイント！【説明処方箋：0円】を必ず処方する！	
●溶連菌性咽頭扁桃炎の単独と考える場合	
選択抗菌薬	AMPC 1回2錠（500mg）1日3回，7日間（1日総量1,500mg）　➡筆者実践レジメン AMPC 1回4錠（1,000mg）1日1回，10日間（1日総量1,000mg）　➡*3
●ペニシリンアレルギーの場合	
選択抗菌薬	CEX 1回250〜500mg（1日総量1〜2g），10日間 ：ケフレックス®カプセル250mg，1回1〜2C，1日4回 ：L-ケフレックス®顆粒，1回500〜1,000mg，1日2回
●ペニシリンアレルギーの場合（即時型・I型）の場合：セフェム系は交叉アレルギーが5〜10％あるので避ける！	
選択抗菌薬	CLDM（ダラシン®）1回2C（300mg），1日3回，10日間（1日総量1,800mg） ➡日本では15〜20％が耐性菌にて注意！

注）頻回に繰り返すようであれば，感染症に詳しい医師に対除菌用治療をコンサルト！
注）膿瘍形成すれば，耳鼻咽喉科専門医にて外科的ドレナージを！

＊3：日本語版 サンフォード 感染症治療ガイド 2016（第46版）．菊池 賢，他監．ライフサイエンス出版，2016．

☐→ 再感染，反復例に対し，セフェム系抗菌薬のほうが除菌率でペニシリン系抗菌薬より勝っているとされていますが，溶連菌感染症治療の第一選択薬がペニシリン系抗菌薬であることに代わりはありません[1,2]。

☐→ そもそもセフェム系抗菌薬5日とペニシリン系抗菌薬PCV10日間が同等である論文データは精度に欠ける部分もあることを考慮すると，メリットよりデメリットのほうが大きく，もはや「抗菌薬にゆとりのない時代」であることを自覚すべきです[2]。

☐→ リウマチ熱がほとんどなくなった先進国の中でも，日本は国民皆保険で経済的負担も少なく，医療機関へのアクセスもよく，大変恵まれた国です。溶連菌性咽頭炎の治療のもともとの最大の目的はリウマチ熱の治療のためのPCV（PPP）10日間の長期投与でした。しかし，今の日本でこんなに長期投与が必要とは思えません。アドヒアランスが落ちてしまい，処方した医療従事者だけが満足しているという現実もあります。

☐→ 実際，残薬の経験がある患者さんは50〜60％おり[3,4]，その理由は「症状が改善したため服薬を中止した」，「罹患したときのために残しておいた」，小児に関しては窓口負担がないことなどもあり「無料なので残薬を捨てることに躊躇がなかった」など，長期処方になればなるほど服用しない患者さんが増えます。

☐→ 確定診断をして，抗菌薬3〜4日投与後に膿瘍形成や薬疹の有無を確認，治療評価をし，奏効しているようであれば，3〜4日分の追加投与（総計7日間）とします。保育園などの集団生活においても流行ピークを終える日数であり，「3日坊主」という言葉が昔からあるように3〜4日ずつであれば，患者さんのアドヒアランスも下げないですむと思われます。

2 溶連菌性咽頭炎が再感染・反復する6つのワケ

☐→ まずはそのワケ，すなわち除菌率の低下の原因を列挙します。

溶連菌性咽頭炎が再感染・反復する6つのワケ

その1：ブドウ球菌やモラクセラ・カタラーリスなどの産生するβラクタマーゼ（ペニシリナーゼ）により，ペニシリンが分解されて抗菌活性が低下する[5]。
その2：服薬アドヒアランスが低下し，治療失敗。
その3：家庭内感染により同一株による再感染が起こる。
その4：溶連菌がバイオフィルムを形成する。
その5：溶連菌が上皮細胞内に侵入することにより，細胞内移行性の乏しいペニシリン系抗菌薬では細胞内に侵入した溶連菌を殺菌しきれない[6]。
その6：保育園，幼稚園などの集団保育の増加。

☐→ 再感染，反復例に対しては，**その1**を考慮し，成人であればAMPC/CVA＋AMPC（オーグメンチン®），小児であれば AMPC/CVA（クラバモックス®）を選択するか，**その5**も含め，除菌率の高いセフェム系抗菌薬を選択します。**その3**と**その6**を考慮し，かつ，叩ききるために長期投与を考慮します。

☐→ **その2**に関しては，【説明処方箋：0円】を再度しっかり処方します。乳幼児に10日間内服させることはなかなか困難であるのも現実。かといって，デメリットの多いセフェム系抗菌薬を5日間もちょっと違う気がします。ゆえに筆者はこれまでの様々な論文とPK/PDのシミュレーションと実臨床の経験から，ここ10年，小児では「AMPC 60mg/kg/日，分3，7日間」，成人では「AMPC 1,500mg/日，分3，7日間」投与を実践していますが，成人で年に1例ほど再発・反復例を経験する程度で，1例もリウマチ熱を発症することはなく，まったく問題ありません。

☐→ 日々の臨床外来診療の最前線の現場では，精度の高いn数の多い論文が出るまで待てないですし，過去のスッキリしない論文を根拠にするよりも実践的に対応しています。

3 溶連菌性咽頭炎治療後のルーチン尿検査はいらないワケ

- 溶連菌感染後糸球体腎炎は溶連菌感染症に罹患してから10日前後に発症することが多く，その頻度は2〜10％と言われています。
- 溶連菌による膿痂疹などの皮膚軟部組織感染症に罹患した場合の溶連菌感染後糸球体腎炎は，21日前後の発症が多く，その頻度は25％と言われています。
- 好発年齢は2〜12歳。予後良好で特別な治療法はなく，経過観察のみです。
- 溶連菌感染後糸球体腎炎は，顔面や上肢に急な発症の浮腫や乏尿がみられ，半数以上に高血圧，全例に血尿が認められます。しかし自然消失するので，無症状であれば尿検査実施目的の再診は不要です。
- にもかかわらず，日本の溶連菌性咽頭炎を診ている医師の90％がルーチンで尿検査をしています。しかも，より頻度の高い皮膚軟部組織感染症では実施していないというワケがわからない状態なのです。
- 患児やその家族には，「症状が出れば尿検査が必要」という【説明処方箋：0円】だけでよいのです。
- ちなみに，溶連菌感染後糸球体腎炎の抗菌薬による予防効果は示されていません[7]。

● 文 献
1) Holm S, et al：Scand J Infect Dis. 1995；27(3)：221-8.
2) Shulman ST, et al：Pediatrics. 2004；113(6)：1816-9.
3) 厚生労働省保険局医療課：薬局の機能に係る実態調査報告書．平成25年度厚生労働省保険局医療課委託事業，2013.
4) 渡辺 崇, 他：外来小児科. 2013；16(4)：581-2.
5) Brook I：Rev Infect Dis. 1984；6(5)：601-7.
6) Neeman R, et al：Lancet. 1998；352(9145)：1974-7.
7) Spinks A, et al：Cochrane Database Syst Rev. 2013；(11)：CD000023.

Chapter 8 急性咽頭炎の診断(Diagnosis)について語ろう！

3 溶連菌と鑑別すべき咽頭炎

1 伝染性単核球症でみられる咽頭炎

- 伝染性単核球症(infection mononucleosis；IM)はEBウイルス(Epstein-Barr virus；EBV)とサイトメガロウイルス(cytomegalovirus；CMV)により発症しますが、多くはEBVにより発症します。
- EBVによるIMはkissing diseaseとも呼ばれ、唾液感染し、幼児期感染が最も多く、10〜20歳代までの青年期にも多くみられます。成人期までに90％以上が感染します。
- 小児では無症候性か軽度咽頭炎などの非特異的感染として起こり、IMとしての特異的症状を呈することは稀です[1]。
- CMVによるIMは、EBVによるIMと比較すると30〜40歳代に多く、滲出性咽頭炎や頸部リンパ節腫脹所見などの局所所見や特異的な所見に乏しいことが多いです。
- 肝機能異常が90％以上でみられ、脾腫も15〜65％でみられます[2]。
- 溶連菌性咽頭炎と違い、前頸部リンパ節ではなく、後頸部リンパ節や耳介後部リンパ節腫脹が特異的にみられることが多いです[3]。
- 白血球分画でリンパ球分画が35％以上の場合、感度90％、特異度100％でIMと診断できます[4]。異型リンパ球が10％以上の場合は感度75％、特異度92％です[3]。
- IMにABPCやAMPCなどのアミノベンジルペニシリン系抗菌薬を投与すると95％で皮疹が出現します(ABPC-RUSH)。セフェム系抗菌薬でも40〜60％で出現するとの報告もあり、注意を要します[2]。
- ほとんどの場合、後遺症も残さずに1カ月ほどで軽快治癒します。
- A群β溶連菌とEBVの混合感染を指摘されていますが、結論は出ていません。常在菌としての溶連菌を拾っている可能性も否定できません[2]。

軍師RIKI

10〜20歳代でのEBウイルスによる伝染性単核球症は，口蓋扁桃に白くべた〜っとしたものが付いた滲出性咽頭炎として経験することが多いと思います。

後頸部リンパ節腫脹が特異的に現れることが多いので，咽頭炎の場合には前頸部，後頸部，耳介後部リンパ節もルーチンで触診する癖をつけておくと見逃しを避けることができます。

ABPCやAMPCでは95％に皮疹が出るので，抗菌薬を処方したいけれどもこの疾患の可能性を否定しきれない場合にはPCG（バイシリン®G：BPG）を投与します。

2 PFAPA症候群（周期性発熱症候群）[5)]でみられる咽頭炎

- PFAPA (periodic fever, aphthous stomatitis, pharyngitis, and adenitis) 症候群とは，周期性発熱，アフタ性口内炎，咽頭炎，頸部リンパ節炎を主症状とし5歳以下の乳幼児期に発症する非遺伝性自己炎症性疾患です。稀に成人例もあります。
- 病因，病態は不明です。ほとんどが発症後経時的に発作間隔は拡がり4〜8年程度で後遺症なく治癒します。

軍師RIKI

5歳以下の小児で，周期的に繰り返す発熱と頸部リンパ節腫脹を伴う咽頭炎としてみられる疾患です。**表1，2**に診断基準を示しましたが，所見だけみて，ルーチンで抗菌薬を投与していると診断を誤ることになります。「保護者が希望するから」という医師の「言い訳」のほとんどは医師の無知と説明不足が背景にあります。患者さんやその保護者を教育することも医師の大切な仕事だと思います。やはり基本は【説明処方箋：0円】です。

表1 ▶ Thomasの診断基準（1994年）

Ⅰ. 5歳までに発症する，周期的に繰り返す発熱
Ⅱ. 上気道炎症状を欠き，次のうち少なくとも1つの炎症所見を有する
　a) アフタ性口内炎
　b) 頸部リンパ節炎
　c) 咽頭炎
Ⅲ. 周期性好中球減少症を除外できる
Ⅳ. 間欠期にはまったく症状を示さない
Ⅴ. 正常な成長，精神運動発達

表2 ▶ Paderの診断基準（2005年）

1. 毎月の発熱（いかなる年齢においても周期性の発熱がある）
2. 滲出性扁桃炎かつ咽頭培養で陰性
3. 頸部リンパ節炎
4. ときにアフタ性口内炎
5. 発作間欠期は完全に無症状
6. ステロイドの単回使用で速やかに改善

3 川崎病6)でみられる咽頭炎

- 川崎病（mucocutaneous lymph node syndrome；MCLS）は小児急性熱性皮膚粘膜リンパ節症候群とも呼ばれます。1967年に報告された時点では原因不明の疾患でした。
- 冠動脈病変を合併し，重症となることがあります。
- 2014年での平均罹患率は0～4歳で人口10万人対308.0人と4歳以下で多く，その中でも1歳前後が一番多いです（第23回川崎病全国調査成績）。
- 日本は西欧諸国と比較して10～20倍の頻度でみられます。
- 川崎病に罹患した患児の兄弟姉妹の川崎病発症頻度は10倍，また川崎病既往の両親からの出生した児の川崎病発症頻度は2倍です。遺伝性ではないとされていますが，何らかの遺伝的な背景がある可能性があります。

● 診断

- 「川崎病心臓血管後遺症の診断と治療に関するガイドライン（2013年改訂版）」（http://www.j-circ.or.jp/guideline/pdf/JCS2013_ogawas_d.pdf）5頁「表3 川崎病（MCLS，小児急性熱性皮膚粘膜リンパ節症候群）診断の手引き」に示されている下記の6つの主要症状Aのうち5つ以上の症状を伴うものを本症とします。

> **主要症状A**
> ① 5日以上続く発熱（ただし，治療により5日未満で解熱した場合も含む）
> ② 両側眼球結膜の充血
> ③ 口唇，口腔所見：口唇の紅潮，いちご舌，口腔咽頭粘膜のびまん性発赤
> ④ 不定形発疹
> ⑤ 四肢末端の変化：（急性期）手足の硬性浮腫，掌蹠ないしは指趾先端の紅斑，（回復期）指先からの膜様落屑
> ⑥ 急性期における非化膿性頸部リンパ節腫脹

- ただし，上記6主要症状のうち，4つの症状しか認めなくても，経過中に断層心エコー法，もしくは心血管造影法で「冠動脈瘤」（拡大を含む）が確認され，他の疾患が除外されれば本症とするとされています。
- 「4つの症状を認めるが冠動脈瘤がない」，「3つの症状で冠動脈瘤を認める」などは，不全型川崎病と言います。
- 主要症状Aの⑤は，回復期所見が重要視されます。

- □→ 急性期における非化膿性頸部リンパ節腫脹は他の主要症状に比べて発現頻度が低い（約65％）です。
- □→ 致死率0.1％前後，再発例は2～3％に，同胞例は1～2％にみられます。
- □→ 主要症状を満たさなくても，他の疾患が否定され，本症が疑われる容疑例が約10％存在します。この中には冠動脈瘤（いわゆる拡大を含む）が確認される例があります。

● 治療

- □→ 冠動脈瘤の発症頻度を最小限にすることを目的とし，第7病日以前にIVIG（静注用免疫グロブリン）を投与開始し，冠動脈拡張病変が始まるとされる第9病日以前に治療を行うことが重要です。

軍師RIKI

4歳以下，特に1歳前後でよくみられる疾患です。医療機関へのアクセスが非常によい日本では，初診時に診断できないことがほとんどです。初期は発熱や咽頭炎症状しかなく，4～5日経過する中で持続する熱とともに主要症状がそろってきて診断される場合がほとんどなので，好発年齢の児であれば「経過をみる」ことが重要です。

熱が続いているから，喉が赤いから，保護者が希望するからといった理由で抗菌薬をむやみに処方するのではなく，「解熱後に発疹が出れば"突発性発疹"，熱が続いてそのほかの症状もみられたら"川崎病"などの可能性もあるので経過を診せにきて下さいね」と【説明処方箋：0円】を必ず発行しましょう！

4 その他のウイルス性咽頭炎──性行為感染症による咽頭炎を除く

● アデノウイルス咽頭炎

- □→ 小児，成人ともにみられ，周囲の流行や咽頭後壁のリンパ濾胞などで疑った場合には迅速検査を実施します。
- □→ しかし偽陰性が多く，なかなか悩ましい！　時間が経過すればするほど，ウイルス量が減少し，さらに偽陰性が増えます。
- □→ 流行性角結膜炎の眼からはウイルスが2週間排出されますが，咽頭結膜熱では鼻腔，咽頭，結膜からウイルスが3～5日排出されます[7]。
- □→ 通常は発熱が4～5日続き，7～14日間で自然治癒します。

ヘルパンギーナ

- 5歳以下の乳幼児に多い，コクサッキーウイルスA群（2〜6，8，10）による咽頭炎です．夏に多い傾向があります．
- 発熱と咽頭炎が主となる臨床症状がみられ，口蓋垂付近に小水疱や潰瘍が複数みられる特徴的な所見があり，それだけで診断できることが多いです．
- 通常は2〜4日の発熱の後，7〜10日で自然治癒します．

手足口病

- 5歳以下の乳幼児が90％を占めますが，時に成人でも流行感染することがあります．
- エンテロウイルス71やコクサッキーウイルスA群（10，16）による咽頭炎です．
- 名前の通り，手掌・指・足底・足背・口腔粘膜に水疱性発疹を生じる臨床症状となり，口腔所見はびまん性に歯肉や頬粘膜，舌にまで生じます．
- 皮膚の水疱は水痘と異なり痂皮化しないため，鑑別できます．
- 通常は，7日間ほどで自然治癒しますが，エンテロウイルス71の場合には，髄膜炎などの合併症を起こすことがあります．

RSウイルス (respiratory syncytial virus) 感染症

- 生後1歳までに50〜70％以上が，2歳までにほぼ100％の児がRSウイルスに罹患し，成人になっても何度でも罹患します．
- 発熱，鼻汁，咳，軽度の咽頭炎などの臨床症状を呈し，ほとんどが軽症ですが，初感染の場合には，細気管支炎や肺炎へと進展することがあります．
- 入院症例は6カ月未満の児に多く，下気道症状が出るのは3歳未満，それ以上の年齢では重症になることはありません．生後3カ月未満や早産児，生後24カ月以下で心臓や肺に基礎疾患がある小児，神経・筋疾患や免疫不全の基礎疾患を有する小児など，ハイリスクの患児では注意が必要です．
- 特効薬はなく，7〜12日ほどで自然治癒します．気管支拡張薬の効果については結論が出ておらず，ステロイドも効果がないとされています．重症化した場合には入院管理（酸素投与，輸液，呼吸管理など）が必要です．
- ハイリスク対象者の予防策としては，モノクローナル抗体製剤であるパリビズマブ（シナジス®）を投与します．
- 感度・特異度が80〜90％の迅速検査キットについては，2011年10月より，入院中の患児だけでなく，1歳未満の乳児とパリビズマブ（シナジス®）の適応となる患児にまで保険適用が拡大されました．

● ライノウイルス感染症

- ライノウイルスはrhinovirusと記載しますが，ライノ (rhino) はギリシア語で「鼻」を意味します。
- 咽頭炎の20%，急性上気道炎の30〜50%がライノウイルスを原因として発症します。
- 迅速検査があるわけではなく，疫学的な起因ウイルスで診断名ではありません。
- 乳幼児に多くみられ鼻症状が主となることが多く，咽頭所見は軽度の発赤のみで後鼻漏による咳も伴います。
- 通常は1〜2週間で自然治癒しますが，約25%の乳幼児で2週間以上続くことが多いです。

軍師RIKI

上記のウイルス感染症でライノウイルス以外の固有名や迅速診断キットがある疾患で，なぜか「アデノウイルス感染症」「ヘルパンギーナ」「手足口病」と診断したら急に，鼻炎や咳があろうと，喉が赤かろうと「治す薬はない病気」と説明し何も処方しないのに，特定の名前のない急性上気道炎には多剤処方をする医師が多いのが現状です。4〜6歳，もしくは何度もRS罹患歴のある元気な乳幼児にまで保険適用外でRS迅速検査を実施し，診断した途端に患児の状態に関係なく，気管支拡張薬，ステロイドなどの多剤処方をする医師がおり，保育園からRS迅速検査の実施を保護者が強要される始末です。上記の3つは，特徴的な症状のある自然治癒する急性上気道炎にすぎないのに！ 医師の無知から生じる不安回避のための「お土産処方」はやめるべきなのです。

● 急性ヘルペス性歯肉口内炎

- 単純ヘルペス (HSV) による初感染時と再活性化時の2つの場合があります。
- 乳幼児・学童に多くみられますが，衛生状態の過度な改善から成人の初感染も散見されます。
- 臨床症状は，発熱と咽頭の小水疱形成，滲出性扁桃炎や潰瘍を形成することもありますが，歯肉口内炎の所見は発熱後の3日以上経過してから発現することが多く，歯肉口内炎に至らずに咽頭炎だけで終わることもあるのでなおさら初診時に診断することが難しい疾患です。
- 一般的にHSV-1は上半身皮膚粘膜型，HSV-2は下半身皮膚粘膜型とされていましたが，性行為の多様化（オーラルセックス）などにより性行為感染症としての発症も

あり，（ここでは性行為感染症による咽頭炎のカテゴリーには入れていませんが）その区別はあいまいになってきています。

- そのため，成人例ではHSV-1もHSV-2も初感染として発症し，その所見は伝染性単核球症と似たような臨床症状や口腔所見を呈します。
- 口内炎などの症状が消失するまでに14日間程度の時間がかかることが多いです。
- 治療薬としてアシクロビル（ACV：ゾビラックス®）とバラシクロビル（VACV：バルトレックス®）があります。
- ACVは錠剤，顆粒，点滴静注などがあり，小児・成人ともに適応がありますが，内服の場合には腸管吸収能が悪いため，1日4～5回の服薬が必要となります。
- VACVは腸管吸収能が3倍改善されたACVのプロドラッグであり，1日2～3回の服薬でよくなっています。点滴静注はありません。

軍師RIKI

衛生状態の過度な改善と性行為の多様化により，もはや乳幼児や学童だけにみられる疾患ではなくなり，10歳代半ば～30歳前後までは特に疑いが捨てきれない疾患です。しかし，抗ウイルス薬で治療可能な疾患でもあります。典型的な症状が出てから診断がつくこともありますので，3～4日の経過フォローを含めた【説明処方箋：0円】は必ず処方しておきましょう。

5 性行為感染症（梅毒・クラミジア・淋菌）による咽頭炎

軍師RIKI

急性ヘルペス性歯肉口内炎のように性行為の多様化により，梅毒やクラミジア，淋菌などによる咽頭炎が増えてきています。それらを鑑別疾患として想起できるかどうかで最初の問診や初期診断が変わってきます。ここではそれら性行為感染症（STD）の概略を説明します。

● 梅毒[8]

- 梅毒トレポネーマ（*Treponema pallidum* subsp. *pallidum*；T.p）による感染症で，主に性行為により感染する疾患です。
- 日本では10～20歳代女性で増加傾向，男性では20～40歳代に多くみられます。2016年には近年で過去最高の4,000人以上を越え，約40年前と同水準に。
- 日本ではHIV感染が増加してきているため，梅毒を診断した場合にはHIV感染の有無の検査が必要不可欠です。

- 性行為などによる皮膚や粘膜の小さい傷からT.pが感染し，3週間で侵入部位である感染局所で大豆大の軟骨様の硬結を触れるようになります（初期硬結）。そして，周囲の浸潤が硬く盛り上がり，中心に潰瘍を形成します（硬性下疳）。その後，所属リンパ節が癒着することなく無痛性に硬く腫大します。
- 梅毒の一般的経過として第1期〜第4期に分けられていますが，現在では感染後3年以上経過し，結節性梅毒疹や皮下組織にゴム腫が出現する第3期梅毒や，それ以上の第4期梅毒はほとんどみられなくなっています。

第1期梅毒（3〜9週間）
- 第1期梅毒疹（初期硬結，硬性下疳）は2〜3週間で自然消退し，約3カ月後の第2期疹が出現するまでは無症状となる。
- HIV感染者では第1期梅毒疹が，第2期梅毒疹が出るまで持続する。

第2期梅毒（9週間〜3カ月）
- T.pが血行性に拡散し，皮膚や粘膜に多彩な症状を引き起こすようになる。
- 梅毒性粘膜疹（舌，咽頭，扁桃），口唇梅毒，梅毒性アンギーナといった口腔所見が現れることがある。

- Jarisch-Herxheimer（ヤーリッシュ・ヘルクスハイマー）反応[9]は梅毒の治療開始後1〜4時間で起こる生体反応で，T.pが急激に破壊されることで生じる反応と言われています。突然の発熱（39℃前後），全身倦怠感，悪寒，頭痛，筋肉痛，紅斑，発疹の出現・増悪がみられますが，24時間で自然軽快します。早期梅毒で50〜70％と高率にこの反応がみられます。
- ペニシリン系抗菌薬による治療で多くみられますが，テトラサイクリン系抗菌薬でも起こります。
- 妊婦はこの反応により流産，早産となることがあるので特に注意を要します。
- 梅毒アンギーナを溶連菌感染症として安易に抗菌薬を処方したためにこの反応を引き起こし，それを薬疹と誤診する可能性もあります。もちろん，きちんと視診・触診，詳細な問診，必要な検査を実施し，根拠を持った診断の上での抗菌薬投与は当然，必要です。

治療
PCG（BPG）1日120万単位，分3もしくはAMPC 1,500mg，分3
HIV患者の梅毒治療の場合はAMPC 3,000mg，分3＋プロベネシド[10]
投与期間➡第1期2〜4週間，第2期4〜8週間，第3期以降8〜12週間

〔注〕日本にはPCG（BPG）の筋注製剤はない。

クラミジア感染症[8]

- すべての性感染症のうちで一番多いのがクラミジア（*Chlamydia trachomatis*）によるものです。
- 性行為によって眼瞼結膜・尿道・子宮頸管・咽頭などに感染，1〜3週間で発症し，男性では尿道炎と精巣上体炎，女性では子宮頸管炎と骨盤内炎症性疾患（pelvic inflammatory disease；PID），さらに上腹部へ感染が拡がると肝周囲炎（perihepatitis）となることもあります。
- 男性では，非淋菌性咽頭炎の約50％がクラミジアによるものであり，淋菌性尿道炎のクラミジア合併頻度は20〜30％です。
- オーラルセックスなどにより咽頭感染すると，クラミジア咽頭炎となることがあります。あまり自覚症状や局所所見がないため，感染源となってしまいます。
- なお，クラミジアに比べ，淋菌のほうが咽頭感染は多いとされています[11]。
- 感染症の治療に際し，パートナーのクラミジア感染症について検索することが重要です。

> **治療**
> AZM 1日1,000mg，分1，1日間

淋菌感染症[8]

- 淋菌（*Neisseria gonorrhoeae*）による感染症で，性行為によって感染し，1回の性行為で30％の感染率があります。
- 男性では尿道炎と精巣上体炎，女性では子宮頸管炎と骨盤内炎症性疾患（PID）を生じます。
- 性行為の多様化により，咽頭や直腸への感染が増加しています。性器淋菌感染症患者の10〜30％に咽頭からも淋菌が検出されます。
- 淋菌感染症の20〜30％にクラミジア感染症を合併します。
- オーラルセックスなどにより咽頭感染すると淋菌咽頭炎となることがあります。クラミジア咽頭炎と同じく，自覚症状や局所所見がないために他の人に感染させてしまうことがあります。感染症の治療に際し，パートナーのクラミジア感染症について検索することが重要です。

治療
CTRX 1.0g, 1日1回, 1日

〔注〕
- 咽頭感染に対しては，SPCM（スペクチノマイシン）は移行性が悪いため効果なし！
- ペニシリン結合蛋白（PBP）の変異株が90％以上にてペニシリン系抗菌薬は耐性！
- キノロン系，テトラサイクリン系抗菌薬も70〜80％以上が耐性。
- 2009年に世界で初めて日本でCTRX耐性淋菌が報告。その後フランスやスペインでも報告あり。今後の動向注意！

軍師RIKI

クラミジアや淋菌による咽頭炎は，感染というよりは保菌（colonization）していることが多く，感染源とならないための治療が主になります。しかし，最近特に増加してきている梅毒の場合は，咽頭炎に対する安易な抗菌薬の投与がJarisch-Herxheimer反応を起こし，薬疹と誤診して疾患を見逃したり，妊婦ではこの反応により流産，早産になることがあるので，「きちんと診断する」，つまり「診断を見極める」ことが重要です。

●文 献
1) Grose C：Pediatr Rev. 1985；7(2)：35-44.
2) Luzuriaga K, et al：N Engl J Med. 2010；362(21)：1993-2000.
3) Ebell MH：Am Fam Physician. 2004；70(7)：1279-87.
4) Wolf DM, et al：Arch Otolaryngol Head Neck Surg. 2007；133(1)：61-4.
5) Murata T, et al：Nihon Rinsho Meneki Gakkai Kaishi. 2007；30(2)：101-7.
6) 日本循環器学会：川崎病心臓血管後遺症の診断と治療に関するガイドライン（2013年改訂版）．
7) Wold WSM, et al：Fields virology, 5th ed. vol.2. Knipe DM, et al, ed. Lippincott Williams & Wilkins, 2007, p2395-436.
8) 性感染症診断・治療ガイドライン2016. 日性感染症会誌. 2016；27(1 Suppl)：46-63.
9) Yang CJ, et al：Clin Infect Dis. 2010；51(8)：976-9.
10) Tanizaki R, et al：Clin Infect Dis. 2015；61(2)：177-83.
11) 小島弘敬：STD性感染症アトラス. 安元慎一郎, 編. 学研メディカル秀潤社, 2008, p79.

Chapter 8　急性咽頭炎の診断（Diagnosis）について語ろう！

4　命に関わる細菌性咽頭炎——killer sore throat

軍師RIKI

「咽頭痛」の訴えで，見逃すと命に関わる疾患は，大きく分けると7つあります。これらの疾患が隠れていないかを常に意識して，診察・診断することが重要です。感染症以外にも頭頸部癌や心血管性疾患などもあります。特に喫煙者や上気道炎のある方の場合には，口腔所見は発赤していることが多いので安易な決めつけ診断は見逃しにつながります。

> **killer sore throat BIG 7**
> ① 急性喉頭蓋炎
> ② 深頸部膿瘍（扁桃周囲膿瘍・咽後膿瘍・傍間隙膿瘍）
> ③ Lemierre症候群
> ④ 無顆粒球症
> ⑤ 頭頸部癌
> ⑥ ジフテリア
> ⑦ 心血管性疾患（急性冠症候群・大動脈解離・大動脈瘤）

軍師RIKI

咽頭炎の中でも，命に関わる細菌性咽頭炎があります。それらを疑う可能性のある患者さんの状態や背景などを見逃さずに局所所見，全身所見などトータルで診る習慣を身につけておくことがポイントです。待合室での状態や精査のための検査室への移動の際にも，スタッフも含め，下記のred flag signを共有し，互いにフォローしあいましょう！
患者さんの中には我慢強い人や訴えの多い人など様々です。そこを見極め，拾うこともスキルの1つです。

> **咽頭痛red flag sign BIG 7**
> ① 上気道狭窄音（stridor：頸部で吸気時にみられる高調音）
> ② tripod position：三脚のような姿勢，両手をついて顔を前に出した姿勢

③muffled voice, hot potato voice：くぐもった，こもった声
④唾液も飲めないような痛み
⑤開口障害
⑥咽頭所見が軽度
⑦ヘビースモーカー，糖尿病などの基礎疾患あり

1 急性喉頭蓋炎

- 舌根から喉頭蓋基部のリンパ組織の高度の炎症により喉頭蓋（図1）に細菌感染を起こしたものです。
- その名のごとく，喉頭（ノド）の蓋（フタ）が腫れ上がり，呼吸困難を引き起こしたり窒息することもあるkiller sore throatの代表的な疾患です。短時間のうちに炎症が拡がり，精査中に窒息状態になることもあり，迅速な対応を要します。
- つらいだろうと医療者の指示で仰臥位になると腫脹した喉頭蓋が気道を閉塞してしまったり，舌圧子で舌を押さえたり，間接喉頭鏡などで喉頭を覗こうと舌を引っ張ったりしても起こりうるので注意を要します。
- 臨床症状として，咽頭痛，発熱，嚥下時痛，呼吸困難，嗄声，異物感などがみられます。
- 原因菌は，欧米では莢膜b型インフルエンザ菌（Hib）が多いとされていますが，日本では検出率が低く，溶連菌，肺炎球菌などや，喉頭蓋膿瘍を形成するものではフゾバクテリウム，プレボテラなどの嫌気性菌が多いとされています。
- 欧米では，喉頭蓋周辺組織の未熟な小児に多いとされていますが，日本では30～40代の成人に多く，小児には稀です。
- リスク因子は，喉頭蓋嚢胞の存在，喫煙，頸部への放射線照射歴などです。

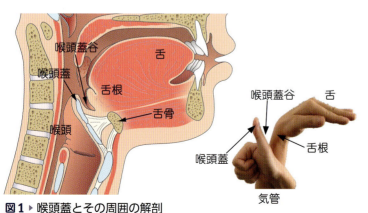

図1 ▶ 喉頭蓋とその周囲の解剖

● 診 断

- □ 喉頭ファイバー（坐位）で覗けば診断は容易です．そのような環境にない場合には，頸部側面X線撮影（坐位）を実施します．仰臥位での検査は気道閉塞のリスクを伴います．
- □ 重症例では下極型扁桃周囲膿瘍や深頸部感染症の合併の精査のために頸部造影CTが必要になりますが，仰臥位にした瞬間に窒息をまねくリスクがあるので気道確保をした上で実施します．
- □ 頸部側面X線撮影は，喉頭蓋谷の消失（vallecula sign：図2）の感度が98.2％，特異度が99.5％[1]，喉頭蓋の腫脹（thumb sign：図2）の感度が40〜50％とされていますが，これはⅡ〜Ⅲ期でのX線での感度評価と思われます．臨床現場ではⅠ期やⅡ期移行期での受診が非常に多く，X線では診断しきれず，よく見逃されていることがあります．
- □ vallecula signをきちんと見極めていくと感度98.2％は達成できますが，実際はなかなか難しく感度は低いです．
- □ X線検査でvallecula signの可能性がありそうな場合には，喉頭ファイバーなどでの精査を依頼・実施します（図3）．

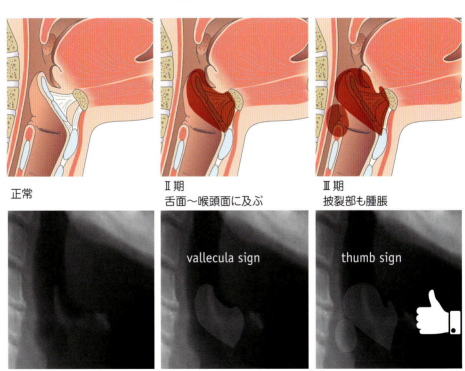

図2 ▶ 喉頭蓋腫脹のシルエットサイン
喉頭蓋腫脹では，頸部側面X線撮影により喉頭蓋谷の消失（vallecula sign）と喉頭蓋の腫脹（thumb sign）がみられる．

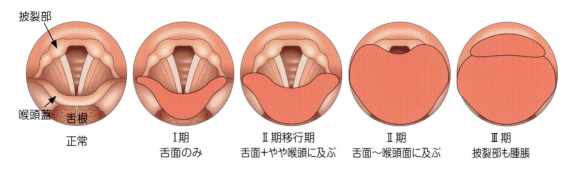

図3 ▶ 内視鏡所見による急性喉頭蓋炎の病期分類（改変）

● 治療

- 喉頭蓋腫脹による気道閉塞管理が一番のポイントで，気道管理をしてしまえば，あとは抗菌薬で治療できます。
- 原因菌（上述☞232頁）を想定した上で抗菌薬を選択します。

> ワクチン未接種でHibを想定する場合
> ➡ 点滴 CTRX 成人：1日2g, 分1, 小児：50〜60mg/kg/日, 分1
>
> 成人で胆石患者，小児でCTRXによる可逆性偽胆石症などを意識している場合
> ➡ 点滴 CTX 成人：1日4g, 分1, 小児：150mg/kg/日, 分4
>
> ワクチン接種ずみや膿瘍形成の場合
> ➡ 点滴 ABPC/SBT 成人：1日12g, 分4, 小児：150mg/kg/日, 分4

- 諸刃の剣であるステロイドの併用投与についてですが，急性喉頭蓋炎で一番怖いのは喉頭蓋浮腫・腫脹による呼吸不全であり，感染症ではありません。
- 使用に関しては十分なエビデンスはありません[2]が，急性咽頭炎に対しての抗菌薬とステロイドとの併用で24時間後の改善率が3倍あるという報告[3]なども総合的に判断して，筆者はPSL60mgを基準にして，併用投与を2日ほど実施しています。呼吸不全のリスクをクリアできさえしたら，細菌と戦うべき適切な抗菌薬を選択し，十分量投与します。
- 外科的ドレナージについては，喉頭蓋膿瘍が形成された場合には，抗菌薬の反応をみつつ考慮します。

軍師RIKI

急性喉頭蓋炎の見逃しは，実は非常に多いのです．どこかしらで訴訟が起きています．急激に悪化することがあるため，いかに見極めるかということと，いかに気道を確保するかがポイントとなります．

怖いのが喉頭蓋浮腫・腫脹による呼吸不全です．それを怖がるあまりに不用意なカルバペネム系抗菌薬投与をすることはデメリットしかありません．まず，適切に診断し，状態を評価し，気道確保をした上で適切な抗菌薬を選択することが急性喉頭蓋炎との戦い方です．

2 深頸部感染症

- 深頸部感染症の部位で一番多いのは，扁桃周囲です（表1）[4]．
- 成人では扁桃周囲と顎下間隙が約57.5％と多いです．
- 小児では顎下間隙が47.9％と一番多く，ついで咽頭後間隙（いわゆる咽後膿瘍）が18.8％と多くなっています．
- 傍咽頭間隙と咽頭後間隙は全体で5.6〜5.9％にみられますが，敗血症・DIC，縦隔炎，頸静脈血栓症，死亡などの重症合併症が他に比し，多くみられます（表2）[4]．

表1 ▶ 深頸部感染症の感染部位の頻度

感染部位	成人	小児	総計
扁桃周囲	57.5%	6.0%	50.6%
顎下間隙	57.6%	47.9%	20.3%
耳下腺	8.0%	0.0%	8.0%
傍咽頭間隙	4.6%	8.0%	5.9%
咽頭後間隙	2.9%	18.8%	5.6%
咬筋	4.6%	0.0%	4.6%
翼上顎裂	3.8%	0.0%	3.8%
Ludwig's angina	2.1%	4.2%	2.4%

（文献4より引用）

表2 ▶ 感染部位別の各合併症頻度

感染部位	敗血症DIC	縦隔炎	頸静脈血栓症	壊死性筋膜炎	肺炎	脳神経麻痺	気管切開	死亡
扁桃周囲	1.0%	0.7%				0.3%		
顎下間隙	1.0%	0.3%			2.1%	0.7%	2.0%	
耳下腺	2.4%	0.3%			3.2%	1.5%	1.0%	0.7%
傍咽頭間隙	7.0%	2.1%	0.7%	1.0%	2.8%	3.8%	2.8%	2.4%
咽頭後間隙	4.5%	1.7%	0.3%		1.7%	2.4%	2.8%	1.4%
咬筋	0.3%							0.3%
翼上顎裂	0.3%				0.7%			
Ludwig's angina	2.1%	0.7%			0.7%	0.7%	2.0%	1.0%

（文献4より引用）

● 深頸部解剖

□→ 筋膜や間隙の命名法，定義については統一された基準がないので混乱しやすいです。ここで深頸部解剖についておさらいしておきましょう（図4, 5）。

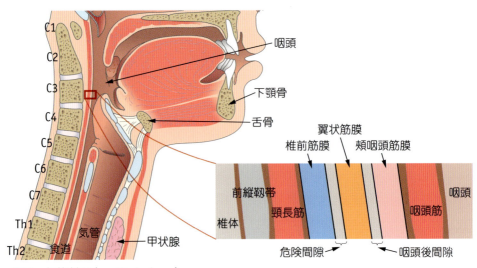

図4 ▶ 矢状断面（sagittal plane）

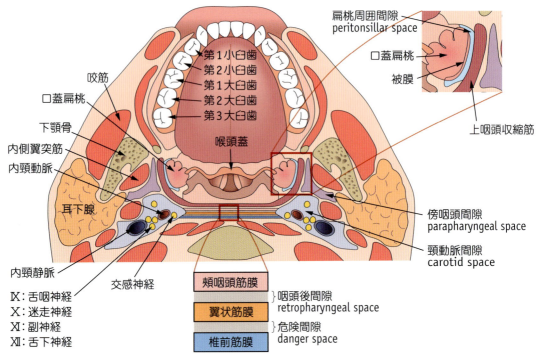

図5 ▶ 軸位断面（axial plane）

3 扁桃周囲炎・膿瘍

- 扁桃周囲炎は，口蓋扁桃周囲の蜂巣炎の状態どまりのものを言います。
- 扁桃周囲膿瘍は扁桃周囲間隙に形成された膿瘍で，深頸部膿瘍の中で一番多く，耳鼻咽喉科外来では非常に多い頻度で遭遇する疾患です。治癒しうる疾患ですが，さらに深い頸部に間隙を通して感染が波及し，縦隔炎や血栓症，敗血症となると致死的になりうるため，適切な診断と治療が必要です。
- 急性扁桃炎から発症すると考えられていますが，両側口蓋扁桃摘出後の症例の報告もあり，歯科治療やWeber腺なども原因になるのではないかとも言われています。
- 20〜40歳代の成人に多く，小児や高齢者には少ないです。喫煙はリスク因子[5]です。しかし，糖尿病などの基礎疾患の有無は疾患頻度に影響はないとされています。
- 多くは片側性ですが，5〜10%で両側性にみられます。上極型が多く，ときどき下極型もみられます。

● 診断

- 発熱，激しい疼痛，嚥下痛，開口障害，摂食障害などの症状がみられます。
- 口蓋扁桃周囲の著明な発赤・腫脹，口蓋垂の前方突出，対側偏位が局所所見としてみられます（図6）。
- 両側性や下極型では口蓋垂の偏位がはっきりしないことも多いので注意が必要です。
- 下極型では口内からみた口腔所見ははっきりしないことも多く，急性喉頭蓋炎も含め鑑別を要します。
- 中等度〜重症な急性喉頭蓋炎であれば頸部単純X線撮影で評価できますが，下極型扁桃周囲膿瘍では難しいです。
- 耳鼻咽喉科医もファイバーだけでは見逃すことがあるので，怪しいと判断した場合には頸部造影CTなどで扁桃腫瘍（時に膿瘍形成）も含め精査を行います。
- 頸部造影CTにてring enhancementがみられれば膿瘍形成となりますが，これは絶対条件ではなく，不均一な造影効果があれば膿瘍形成を疑うようにします。
- 起炎菌は嫌気性菌が58.7%と大多数を占め，その内訳は*Prevotella* spp., *Fusobacterium* spp., *Peptostreptococcus* spp.などであり，好気性菌では溶連菌（*S.pyogenes*）が一番多く，ついで肺炎球菌となっています[6]。

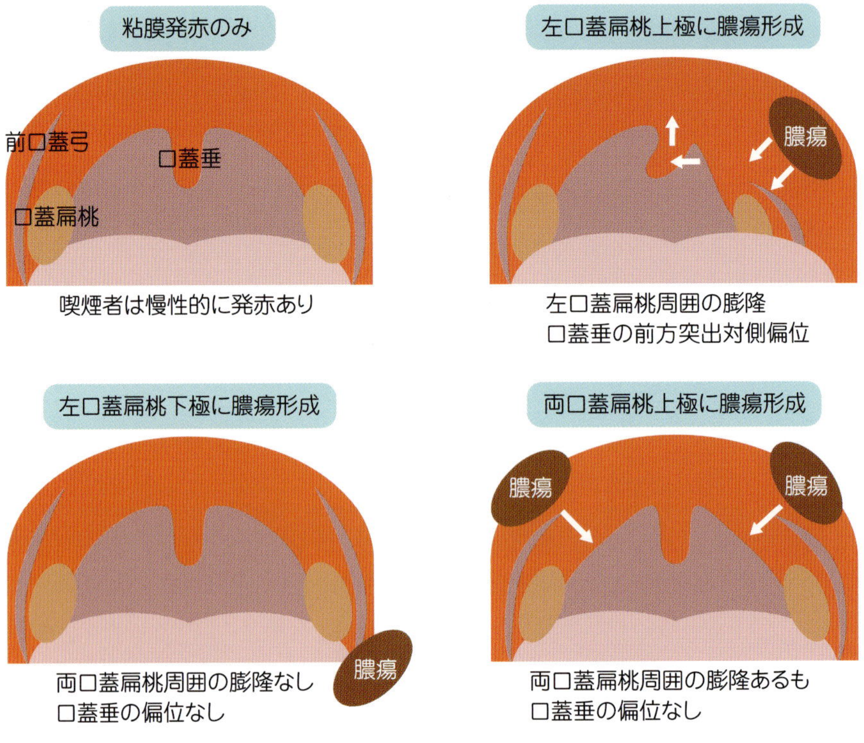

粘膜発赤のみ

前口蓋弓
口蓋垂
口蓋扁桃

喫煙者は慢性的に発赤あり

左口蓋扁桃上極に膿瘍形成

膿瘍

左口蓋扁桃周囲の膨隆
口蓋垂の前方突出対側偏位

左口蓋扁桃下極に膿瘍形成

膿瘍

両口蓋扁桃周囲の膨隆なし
口蓋垂の偏位なし

両口蓋扁桃上極に膿瘍形成

膿瘍　膿瘍

両口蓋扁桃周囲の膨隆あるも
口蓋垂の偏位なし

図6 ▶ 扁桃周囲炎・膿瘍でみられる発赤と膿瘍などの局所所見

● 治療──外科的ドレナージ

- 下極型扁桃周囲膿瘍や咽頭反射のある患者の場合には外科的ドレナージの実施が難しいことも多いです。抗菌薬投与にて改善傾向がないようであれば、全身麻酔下の即時膿瘍口蓋扁桃摘出術の実施も考慮します。易出血性などのリスクもあるため、最終手段として実施するのがよいでしょう。
- 時に自壊排膿することもあるので慎重に経過をみつつ判断することが重要です。膿瘍が咽頭収縮筋を越えれば、咽頭後間隙に入り咽後膿瘍になったり、傍咽頭間隙に入り傍咽頭間隙膿瘍となり、さらに縦隔波及のリスクにもなります。
- 膿瘍穿刺・切開部位にはChiari点とThompson点があります（図7）。
- Chiari点は口蓋垂基部と上顎第3大臼歯を結ぶ中点で、Thompson点は口蓋垂基部の横水平線と前口蓋弓下1/3の縦水平線の交点です。
- 門歯正中矢状断から15度以内に膿瘍中心が存在することが多いです[7]。
- 前口蓋弓から膿瘍後壁まで22±5mm、傍咽頭間隙まで31±5mmであることが多いため、穿刺深20mm以内とし、上歯槽後端矢状断に内頸動脈があるため、これより内側にとどめます[7]。

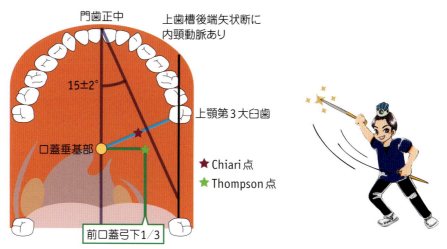

図7 ▶ 膿瘍穿刺・切開部位——Chiari点とThompson点

- 教科書的にはChiari点やThompson点が言われていますが，最も腫脹した部位や頸部造影CTにて立体的な位置を想定し，内頸動脈の走行異常などに注意しながら，上記の点に注意しつつ，穿刺点から極力矢状方向へ穿刺・切開排膿を行います．
- 内頸動脈の走行異常は，咽頭後壁の拍動や拍動性膨隆として口腔所見で認められることが多いので，必ずチェックしましょう．

軍師RIKI

扁桃周囲膿瘍は日常的に非常に多くみられる疾患です．喉頭蓋炎やさらに深い頸部へ感染が波及しているのを見逃さないで，また，適切な抗菌薬選択と外科的ドレナージを行えば，外来通院でも治癒しうる疾患です．緊急手術や入院適応を見極めることが医師の腕のみせどころですね！

4 咽後膿瘍（咽頭後壁間隙膿瘍）

● 咽頭後間隙 (retropharyngeal space) [8]

- 頭蓋底から上縦隔に及ぶ，深頸筋膜中葉（頰咽頭粘膜・臓側筋膜）と翼状筋膜の間隙です．尾側はC6からTh4の間で深頸筋膜中葉（頰咽頭粘膜・臓側筋膜）と翼状筋膜が癒合し閉鎖しています．
- 内容の大部分は脂肪組織ですが，咽頭後リンパ節が含まれます．咽頭後リンパ節には，内側群（幼児期で消失）と外側群（Rouviereリンパ節）があります．
- 内側群は咽頭壁のリンパ流を直接受けるため，乳幼児のリンパ節炎から咽後膿瘍へ発展することがあります．成人の場合には外傷や魚骨などの異物，消化器内視鏡による

破綻，口腔感染症に多くみられます。

危険間隙 (danger space)[8]

- 翼状筋膜と椎前筋膜の間隙で，内容の大部分は脂肪組織です。頭蓋底から横隔膜まで連続しています。
- 翼状筋膜は非常に薄いため障壁の能力が大変弱く，臨床的には危険間隙も咽頭後間隙と同様に考えて判断することもあります。

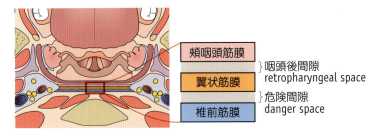

- 咽後膿瘍は狭義には咽頭後間隙に限局した膿瘍。広義には危険間隙・椎前間隙の膿瘍も含みます。原発性と続発性に分かれ，原発性は乳幼児では上気道炎からの内・外側咽頭後リンパ節の炎症が多くみられます。
- 発症機序は，咽頭，鼻腔，中耳などからのリンパが流入している後リンパ節が，上気道感染から化膿性リンパ節炎を併発し，咽頭後間隙に穿破して生じると言われています[9]。
- 咽頭後リンパ節は3歳以後には萎縮してくるので加齢とともに発生頻度は減少すると言われてきましたが，20歳以上の成人が63％を占めるという報告[10]もあります。抗菌薬の発達で乳幼児の発症が減り，糖尿病などの基礎疾患がある成人が増加していることが影響していると思われます。
- 続発性は成人に多いことが多く，異物や外傷，化膿性脊椎炎などでみられ，異物では魚骨が一番多く，外傷の中には消化管内視鏡検査によるものも報告されています。また，扁桃周囲膿瘍や急性喉頭蓋炎からの進展もみられます。

診断

- 鑑別診断は，結核性，降下性縦隔炎，石灰沈着性頸長筋炎，川崎病です。
- 頸椎や頭蓋底などの骨や石灰化の評価にはCT，軟部組織の評価にはMRIを用います。しかし，小児の場合には鎮静を必要とすることが多く，撮影に長時間かかるMRIは難しいこともあります。

● 治療

- 外科的アプローチとして口内切開と外切開がありますが，危険間隙や傍咽頭間隙に及んでいたり，舌骨下レベルまでに波及している症例では外切開がよいと考えられます．
- 口内切開は，低侵襲で手術が短時間ですみますが，創が自然閉鎖しやすいため再発，下方へ進展してしまうリスクがあります．
- 外切開は広い視野で膿瘍腔を十分に開放でき，膿汁や出血の誤嚥がありませんが，高侵襲で手術が口内切開より長くかかります．
- 治療抗菌薬については**247頁**を参照して下さい．

軍師RIKI

咽後膿瘍は乳幼児に多いとされていましたが，最近は成人にも多くみられるようになってきました．成人ではみられない疾患と決めつけると見逃します．外科的ドレナージでの治療を考慮すべき疾患です．成人では石灰沈着性頸長筋炎との鑑別，小児では川崎病との鑑別もポイントになります．それぞれの疾患の概要を以下に述べますので，これらを念頭に置いて見極めましょう！

● 咽後膿瘍との鑑別を要する疾患

①石灰沈着性頸長筋炎

- 頸長筋の環椎前結節への付着部位（上斜部の停止部位）にハイドロキシアパタイトが沈着することによる二次性の炎症性腱炎であると言われています．
- 繰り返す動きにより腱付着部位に負担がかかり変性し，石灰沈着．被膜に包まれた石灰細粒が破綻により周辺組織に散布され，その細粒が吸収されるときに炎症が起きるとされています．
- 主訴は咽頭痛，嚥下時痛，開口障害，頸部痛，頸部可動域制限，30～50歳代に好発します．
- 造影CTで環椎前結節の前面に無定形の石灰化，第1頸椎～下部頸椎に椎前軟部組織浮腫がみられます．CTの性能向上により，浮腫の間に翼状筋膜を認める場合があり，それによって浮腫と膿瘍の鑑別ができる可能性が出てきました．
- 治療はNSAIDs，ステロイドにより行います．予後良好で1～2週間で症状が改善します．

②川崎病

- 通常，川崎病で頸部造影CTを撮影することはあまりありませんが，咽後膿瘍を疑っ

た際などに実施することがあります。その際に評価に迷うことが多いです。
- 造影CTでring enhancementがなく，正中を越えて両側性にみられます。しかし，膿瘍形成の評価にring enhancementは絶対条件ではありません。不均一な造影効果があれば膿瘍形成を疑い，見逃さないようにします。
- 川崎病に伴う咽頭後間隙の低吸収域は血管炎に伴う蜂窩織炎とされます。

5 傍咽頭間隙膿瘍

● 傍咽頭間隙 (parapharyngeal space)[8]

- 解剖の定義は文献によっても解釈が異なります。ここでは，前方の傍咽頭間隙と後方の頸動脈間隙を分けて説明します。
- 舌骨上頸部に存在する間隙で頭蓋底を上底辺，舌骨大角を下頂点とする逆四角錐です。内容の大部分は脂肪組織です。
- 固有筋膜を持たずに複数の筋膜・間隙で囲まれています。内側前方は頰咽頭筋膜を介して咽頭粘膜間隙と，内側後方は翼状筋膜を介して咽頭後間隙・危険間隙と，外側は深頸筋膜浅葉を介して耳下腺間隙と，尾側では顎下腺間隙・舌下腺間隙に筋膜を介さずに連続しています。
- 周囲間隙を取り囲む筋膜が破綻しない限り，感染は波及しませんが，顎下腺間隙と舌下間隙は直結しています。

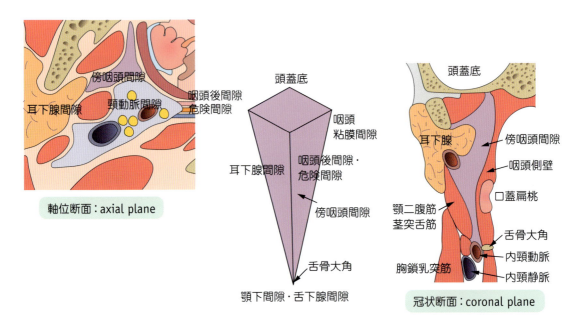

● 治 療

- 傍咽頭間隙に感染が波及し膿瘍を形成した場合は，外切開による外科的ドレナージをしつつ，抗菌薬の点滴治療も行います（☞ **247頁**）。

6 Lemierre症候群

● 頸動脈間隙（carotid space）[8]

- 頭蓋底から大動脈弓部まであり，頭蓋底は頸静脈孔を介して頭蓋内と交通しています。舌骨上頸部では，傍咽頭間隙の後茎突区を頸動脈間隙の一部としています。
- 頸動脈鞘には，総頸動脈，内頸動脈，内頸静脈，脳神経（Ⅸ～Ⅻ），交感神経が含まれます。頸動脈鞘は非常に強い障壁能を持っています。
- この領域では腫瘍性・炎症性・感染性リンパ節病変が多くみられます。
- Lemierre症候群は87％で咽頭扁桃炎が先行発症[11]し，4～12日後に頸動脈間隙への感染が波及して，内頸静脈に血栓性静脈炎を起こし，全身に播種性感染性塞栓症を合併する疾患です[12]。
- 1936年にLemierre（レミエール）がこの疾患をまとめて報告したためにLemierre症候群と呼ばれます。
- 抗菌薬の普及により罹患率・死亡率も減少し，forgotten disease（忘れられた病気）と呼ばれた時代もありましたが，1990年以降に再び報告が増加してきており，re-emerging diseaseとして決して忘れてはならない疾患です。
- 基礎疾患を有さない若年健常者に好発します。

軸位断面：axial plane

Ⅸ：舌咽神経
Ⅹ：迷走神経
Ⅺ：副神経
Ⅻ：舌下神経

内頸静脈
総頸動脈
咽頭後間隙
危険間隙
交感神経

- 内頸静脈の血栓から遠隔臓器への細菌塞栓・感染が起こり，肺での発症が79〜100％と一番多くみられます[13]。
- 内頸静脈内にできた血栓が肺動脈塞栓となるため，致死性の疾患です。

● 診断

- 胸部X線撮影を行うと75％で異常陰影がみられます。両側肺野，主に下肺野を中心に多発性結節陰影を呈し，空洞や胸水を伴います[12,13]。
- 主な起炎菌は嫌気性菌のフゾバクテリウム属（*Fusobacterium necrophorum*）で，70％[14]を占めます。血液培養は必須で，抗菌薬投与前に必ず2セット以上実施します。嫌気性菌の培養には好気性菌より時間がかかることが多く，2〜7日間ぐらいは必要です。

● 治療

- 抗凝固療法の効果とその使用に関しては，エビデンスがなく一般的には推奨されていません[15]。抗菌薬治療が治療の中心となります（☞247頁）。

軍師RIKI

基礎疾患のない若年者に好発する見逃されがちな疾患ですが，ときどき経験します。血液培養から，*Fusobacterium necrophorum*が検出され，精査により診断されるケースも報告されており，必要な検査を行い，根拠を持って診断し，抗菌薬を選択することが重要です。きちんと診断をすれば，根拠を持ってどのくらいの期間，点滴静注すべきかもわかります。

7 顎下間隙膿瘍・口腔底蜂窩織炎（Ludwig's angina）

● 舌下間隙・顎下間隙（sublingual・submandibular space）[8]

- 舌下間隙は，筋膜の仕切りのない口腔内に存在する間隙です（図8）。
- 顎舌骨筋より上が舌下間隙，下が顎下間隙で，顎舌骨筋により後縁でつながっています。臨床的には，1つの間隙として考えます（図8〜10）。
- 顎舌骨筋が下顎骨に付着する顎舌骨筋線は，第2大臼歯の歯尖部です。
  第2大臼歯より前方の歯→舌下間隙になりやすい（図11：膿瘍A）
  その後方である第2大臼歯，第3第臼歯→顎下間隙になりやすい（図11：膿瘍B）
- 舌下間隙・顎下間隙ともに傍咽頭間隙とつながっています（図8）。
- 口腔底の外傷，顎骨骨折，異物，舌癌，唾液腺炎，下顎臼歯の歯根尖端周囲膿瘍など

で発症します。

→ 真皮までの感染症は丹毒と呼ばれ，表面が明瞭で発赤が鮮明です。蜂窩織炎は皮下組織まで感染が波及しているので境界がやや不明瞭になり発赤も不鮮明となります。

→ 蜂窩織炎とは，真皮深層から皮下組織に及び，筋肉・内臓周囲の組織が疎である部位

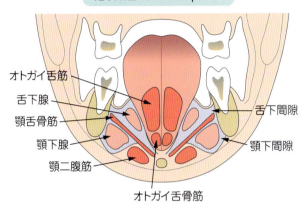

図8 ▶ 冠状断面でみた顎舌骨筋と舌下腺・顎下腺の位置関係
顎舌骨筋により舌下間隙と顎下間隙は境界されている。

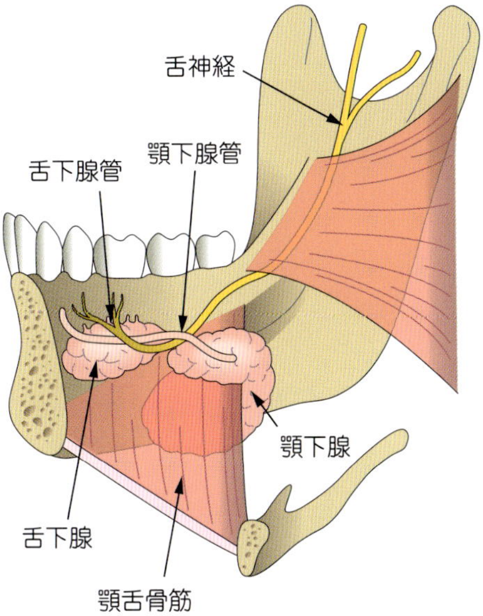

図9 ▶ 内側からみた顎舌骨筋と舌下腺・顎下腺の位置関係

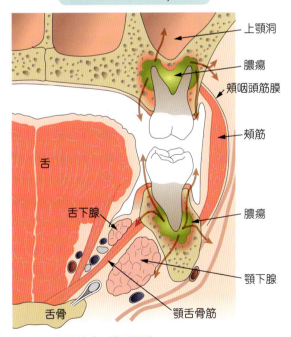

図10 ▶ 歯性膿瘍の波及経路

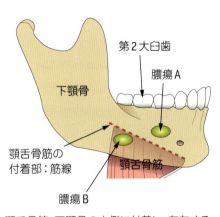

顎舌骨筋：下顎骨の内側に付着し，存在する。

図11 ▶ 顎舌骨筋付着部と膿瘍形成位置

- （蜂窩織）に生じた急性感染症です。
- 深頸部感染症は，リンパ節炎⇒蜂窩織炎⇒膿瘍⇒深頸部⇒縦隔，髄膜・脳，静脈血栓などという流れで発展し，致死的な経過をたどります。
- 重症口腔底炎症性疾患には，口腔底膿瘍と口腔底蜂窩織炎（Ludwig's angina）があり，口腔底膿瘍には，顎舌骨筋を境として，舌下間隙膿瘍と顎下間隙膿瘍があります。
- Ludwig's anginaとは，口腔底から舌下間隙，顎下間隙の双方に起こる両側頸部蜂窩織炎で急速に進行し，致死的状態となりうる感染症です。85％が下顎のう歯や歯肉炎などの歯性感染症に続発します（図10）。
  - ➡舌・口腔底腫脹：二重舌，嚥下障害，流涎，構音障害など
  - ➡傍咽頭間隙に及んだ場合：高度開口障害，舌根部から喉頭浮腫による気道閉塞
- 非歯性のものとしては，唾石による急性化膿性顎下腺炎，口腔底粘膜創傷，下顎骨開放骨折などがあります。
- 糖尿病などの基礎疾患がある方に多いとされます。
- Ludwig's anginaは，明白な膿はほとんど形成せず血性漿液状や腐敗性の浸潤となります。
- 降下性壊死性縦隔炎を合併することがあります。この疾患のほとんどがLudwig's anginaからとされ，あとは扁桃周囲膿瘍などの頸部感染症を占めます。

● 治 療

- 治療抗菌薬については**247頁**を参照して下さい。
- 外科的ドレナージを行う場合，口腔底膿瘍については，舌下間隙膿瘍では口腔内アプローチ，顎下腺間隙膿瘍は外切開アプローチとします[16]。
- Ludwig's anginaで抗菌薬が奏効しない場合や急速に拡大している場合には，頸部外切開を考慮します。十分な切開開放により病巣の嫌気性環境を好気性に変え，壊死組織のデブリードマンを行います[16]。
- Ludwig's anginaで気管切開が必要であったケースは31～75％と多くみられます[17, 18]。

軍師RIKI

Ludwig's anginaは抗菌薬のない時代には致死率50％以上の疾患でした。今や抗菌薬の開発や外科的手技の進歩，環境改善により，死亡率は0.5％未満。しかし，急速に進行する疾患であるため，適正な診断と抗菌薬の選択，外科的ドレナージを行わないと命に関わる感染症であることに違いはありません。短時間で舌や喉頭腫脹・浮腫による呼吸不全に至るリスクがあり，傍咽頭間隙，縦隔へと炎症が波及し敗血症に至ります。絶対見逃してはいけない疾患です！

8 深頸部感染症に対する抗菌薬という名の武器の使い方

深頸部感染症の原因は，扁桃周囲感染症，歯牙感染症が多いとされ，溶連菌（*Streptococcus pyogenes*）などの *Streptococcus* 属と嫌気性菌である *Peptostreptococcus* 属，*Prevotella* 属，*Fusobacterium* 属や *Bacteroides* 属などの混合感染が多くみられます（**表3**）[19]。

表3 ▶ 深頸部膿瘍の分離菌内訳──本邦報告症例

好気性菌		嫌気性菌	
121例	Streptococcus	28例	Bacteroides
43例	Staphylococcus	25例	Peptostreptococcus
12例	Neisseria	8例	Peptococcus
9例	Klebsiella	8例	Fusobacterium
8例	Pseudomonas	4例	Eubacterium
6例	Enterobacter	2例	Clostridium
5例	E.coli	26例	その他
4例	Salmonella		
11例	その他		

注：検体採取時の空気曝露，培養に時間がかかるなど嫌気性菌培養の難しさなどもあるため実際はもっと多いはず．好気性菌との混合感染がほとんどとされる．

（文献19より引用）

● 治療

上記の起炎菌をカバーしている抗菌薬を選択します．

点滴抗菌薬
成人：ABPC/SBT 12g/日，分4
小児：ABPC/SBT 150mg/kg/日，分4
➡扁桃周囲膿瘍の場合には，落ちついたら経口抗菌薬にスイッチも可能．他は安易に内服スイッチをせずに点滴で局所・全身状態を評価しながら，2〜4週間しっかり投与！ 状態によっては6週間投与を考慮．

経口抗菌薬
成人：AMPC/CVA（オーグメンチン®）750mg＋AMPC 1,500mg，分3
小児：AMPC/CVA（クラバモックス®）96.4mg/kg/日，分2
※*Pseudomonas*（緑膿菌）などを意識する場合（頻度は少ないが）
➡点滴抗菌薬 PIPC/TAZを選択
成人：18g/日，分4
小児：112.5mg/kg/日，分4（成人量を超えない）

よく間違われている治療
PIPC＋CLDM（ペントシリン®＋ダラシン®）
ABPC/SBT＋CLDM（ユナシン®-S＋ダラシン®）
FMOX＋CLDM（フルマリン®＋ダラシン®）
IPM/CS＋CLDM（チエナム®＋ダラシン®）
MEPM＋CLDM（メロペン®＋ダラシン®）など

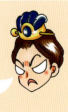

ペンダラ，
ユナダラ，
フルダラ，
チエダラ，
メロダラ，
あほんダラ！

➡嫌気性菌をカバーしあっている薬剤の2剤併用は意味がない。しかもいまやCLDMの20〜30％は耐性である[5, 20]。

➡CLDMの使用率が非常に高い施設では，*Prevotella* spp.がCLDM70％耐性の施設の報告もある[21]。「嫌気性菌感染症診断・治療ガイドライン2007」[22]でもCLDMは*Prevotella* spp.は77.8％，*Fusobacterium* spp.66.7％，*Peptostreptococcus* spp.は90％耐性となっている。

➡筆者は講演で，先発品の時代から「ペンダラ，ユナダラ，フルダラ，チエダラ，メロダラ，あほんダラ！」と覚えましょう，と伝えている。PIPC（ペントシリン®）・CLDM（ダラシン®）・ABPC/SBT（ユナシン®-S）・FMOX（フルマリン®）・IPM/CS（チエナム®）・MEPM（メロペン®）をゴロよく表現したものであるが，先発品の商品名を知らない世代が増えて最近は通じなくなってきましたが……。

➡例外：壊死性筋膜炎やトキシックショック症候群では，溶連菌や黄色ブドウ球菌が産生する細菌毒素による反応をCLDMが抑える効果が報告されており，βラクタム系抗菌薬と併用することはある。

軍師RIKI

嫌気性菌キラーのイメージが強く，昔から扁桃周囲の膿瘍に使われているCLDM。今や20〜30％で耐性を示しています[5, 20]。また，個々の嫌気性菌でみるとまったく効果が期待できないものもあります。
βラクタマーゼを産生していることになるので，阻害薬の入った点滴・経口抗菌薬を選択するのがベストです！

◉文 献

1) Ducic Y, et al：Ann Emerg Med. 1997；30(1)：1-6.
2) Glynn F, et al：Curr Infect Dis Rep. 2008；10(3)：200-4.
3) Hayward G, et al：Cochrane Database Syst Rev. 2012；10：CD008268.
4) Santos Gorjón P, et al：Acta Otorrinolaringol Esp. 2012；63(1)：31-41.
5) 海邊昭子, 他：日耳鼻会報. 2015；118(10)：1220-5.
6) Suzuki K, et al：J Infect Chemother. 2015；21(7)：483-91.
7) 石井香澄, 他：日耳鼻会報. 2002；105(3)：249-56.
8) 尾尻博也, 他：頭頸部画像診断に必要不可欠な臨床・画像解剖. 尾尻博也, 編. 秀潤社, 2015.
9) Iglauer S：Arch Otolaryngol Head Neck Surg. 1941；33(1)：31-44.
10) 小野真知子, 他：耳鼻展望. 2002；45(5)：349-54.

11) Wright WF, et al:South Med J. 2012;105(5):283-8.
12) Riordan T:Clin Microbiol Rev. 2007;20(4):622-59.
13) Riordan T:Postgrad Med J. 2004;80(944):328-34.
14) Chirinos JA, et al:Medicine (Baltimore). 2002;81(6):458-65.
15) Bondy P, et al:Ann Otol Rhinol Laryngol. 2008;117(9):679-83.
16) 市村恵一:JOHNS. 2000;16(5):815-9.
17) Bross-Soriano D, et al:Otolaryngol Head Neck Surg. 2004;130(6):712-7.
18) Parhiscar A, et al:Ann Otol Rhinol Laryngol. 2001;110(11):1051-4.
19) 太田　亮, 他:耳鼻と臨. 2005;51(3):214-9.
20) Hasegawa H, et al:Pract Oto-Rhino-Laryngologica. 2013;106(7):609-13.
21) 藤澤利行, 他:日耳鼻会報. 2010;28(1):15-8.
22) 日本化学療法学会, 日本嫌気性菌感染症研究会:嫌気性菌感染症診断・治療ガイドライン2007. 協和企画, 2007.

欧文索引

A

ADME〔抗菌薬の吸収（Absorption）→分布（Distribution）→代謝（Metabolism）→排泄（Excretion）〕 *45*
AOM（acute otitis media） *140*
AUC（area under the curve） *47*, *48*
AUC/MIC *47*, *50*
A群β溶血性連鎖球菌（溶連菌） *24*
　──迅速検査キット *25*

B

Bacteroides 属 *28*
BLNAI（LOW-BLNAR） *130*, *136*
BLNAR（βラクタマーゼ非産生アンピシリン耐性インフルエンザ菌） *73*, *94*, *130*, *136*, *137*, *151*, *152*, *153*
　──のMIC *71*, *72*, *73*
BLNAS（βラクタマーゼ非産生アンピシリン感受性インフルエンザ菌） *130*, *136*, *137*, *151*
BLPACR（βラクタマーゼ産生AMPC/CVA耐性インフルエンザ菌） *152*
BLPAR（βラクタマーゼ産生アンピシリン耐性インフルエンザ菌） *60*, *152*
　──のMIC *71*, *72*, *73*

C

Cmax（最高血中濃度） *48*, *50*, *52*
Cmax/MIC *47*, *50*

D

D-ZONE test *87*, *88*

E

EBウイルス *6*
ESBL（extended-spectrum β-lactamase）産生菌 *66*

F

Fusobacterium 属 *28*

H

Haemophilus influenzae *15*
hot potato voice *232*

I

IM（infection mononucleosis） *221*
IPD（invasive pneumococcal disease） *35*

K

killer sore throat *231*

L

Lemierre症候群 *231*, *243*

M

MIC（minimum inhibitory concentration） *47*, *51*
MINO（ミノサイクリン：ミノマイシン®） *94*
Moraxella catarrhalis *22*
MPC（mutant prevention concentration） *51*
MSW（mutant selection window） *51*
muffled voice *232*

N

NTHi（non-typeable *Haemophilus influenzae*） *40*

O

occult bacteremia *177*
OMC（ostiomeatal complex） *173*

和文索引

P

PAE(Post-Antibiotic Effect) *49*, *50*, *52*, *118*

PBP *13*, *18*, *54*, *64*

*pbp*遺伝子変異 *130*, *136*

PD (pharmacodynamics) *47*

*Peptostreptococcus*属 *28*

PI (pivoxil) *75*

──の一族 *75*, *76*

──の一族のバイオアベイラビリティ *75*

PISP *119*, *120*, *121*, *126*

PK/PD理論 *45*

PK (pharmacokinetics) *45*

*Prevotella*属 *28*

PRSP *119*, *120*, *121*, *126*

PSSP *119*, *120*, *121*, *126*

R

RSウイルス(respiratory syncytial virus)感染症 *225*

S

Streptococcus pneumoniae *10*

Streptococcus pyogenes *24*

T

TAM (time above MIC) *47*, *48*, *101*, *118*, *129*

TBPM-PI (テビペネム ピボキシル) *74*

T_{MSW} (time inside MSW) *51*

transillumination test *180*

tripod position *231*

あ

アクトヒブ®(乾燥ヘモフィルスb型ワクチン) *15*, *41*

アスタット®軟膏(ラノコナゾール) *168*

アデノイド *6*

アデノウイルス咽頭炎 *224*

アドヒアランス *52*

アミノペニシリン *58*

アレルギー性鼻炎 *201*

悪性外耳道炎 *166*

い

イソジン®(ポビドンヨード) *158*

インフルエンザ菌 *15*, *129*

──ワクチン *40*

咽後膿瘍 *239*

咽頭痛 *208*

──で鑑別すべき疾患 *208*

お

オーグメンチン®(アモキシシリン/クラブラン酸) *46*

オラセフ®(セフロキシム) *46*

オラペネム®(テビペネム) *46*, *47*

オリーブ管 *199*

か

カタル性結膜炎(catarrhal conjunctivitis) *188*

開口障害 *232*

海綿静脈洞血栓症 *186*

外耳道湿疹 *166*

外耳道真菌症 *166*

顎下間隙 *244*

──膿瘍 *244*

川崎病 *223*, *241*

間接的病原菌(indirect pathogen) *22*, *147*, *182*

感染の四徴 177
眼窩隔膜前蜂窩織炎 186
眼窩骨膜下膿瘍 186
眼窩内腫瘍 186
眼窩蜂窩織炎 186

き
危険間隙 240
急性冠症候群 231
急性限局性外耳道炎 166
急性喉頭蓋炎 231, 232
急性鼓膜炎 168
急性細菌性結膜炎 188
急性鼻副鼻腔炎（acute rhinosinusitis）171
急性鼻副鼻腔炎診療ガイドライン2010年版 176
急性びまん性外耳道炎 166
急性副鼻腔炎（acute sinusitis）171
急性ヘルペス性歯肉口内炎 226
莢膜b型 41, 43

く
クラバモックス®（AMPC/CVA）46
クラビット®点眼液1.5%（レボフロキサシン）189
クラミジア感染症 229
クロロマイセチン®耳科用液（クロラムフェニコール）154
グラム染色 10, 16, 23, 25

け
ケフラール®（セファクロル）46
ケフレックス®（セファレキシン）46
経口βラクタム系抗菌薬 46
経口カルバペネム系抗菌薬 74
経口キノロン系抗菌薬 90

――のバイオアベイラビリティ 90
経口セフェム系抗菌薬 64
経口ペニシリン系抗菌薬 54
経口マクロライド系抗菌薬 81
経口リンコマイシン系抗菌薬 86
頸動脈間隙 243
血中濃度-時間曲線下面積（AUC）（≒抗菌薬の総投与量）48, 50, 51
嫌気性菌 28

こ
口腔底蜂窩織炎 244
好酸球性副鼻腔炎 201
混合感染（polymicrobial infection）28

さ
サワシリン®（アモキシシリン）46
細菌性咽頭炎 231
細胞内侵入能 15
最高血中濃度（Cmax）47

し
シンフロリックス®（沈降10価肺炎球菌結合型ワクチン）15, 42
ジェット式（コンプレッサー式）ネブライザー 190, 191
ジフテリア 231
耳痛 139
――で鑑別すべき疾患 139
硝酸銀 169
小児急性中耳炎診療ガイドライン2013年版 144
上気道狭窄音 231
深頸部感染症 235
深頸部膿瘍 231
侵襲型インフルエンザ菌感染症 40

侵襲性肺炎球菌感染症（IPD）　35

す
スマイル：0円　195, 197
スムース型　11

せ
セファクロルのバイオアベイラビリティ　67
セファレキシンのバイオアベイラビリティ　67
セフォチアムのバイオアベイラビリティ　69
セフカペンのバイオアベイラビリティ　72
セフジトレンのバイオアベイラビリティ　73
セフジニルのバイオアベイラビリティ　71
セフゾン®（セフジニル）　46
セフポドキシムのバイオアベイラビリティ　70
セフロキシムのバイオアベイラビリティ　69
セロタイプリプレイスメント　38, 43, 147
性行為感染症による咽頭炎　227
石灰沈着性頸長筋炎　241
説明処方箋：0円　193, 195, 197, 200, 202
舌下間隙　244
遷延性中耳炎（prolonged otitis media）　140
遷延性鼻副鼻腔炎　171

た
タリビッド®耳科用液 0.3%（オフロキサシン）　154
耐性菌選択域（MSW）　51
第3世代セフェム系抗菌薬のバイオアベイラビリティ　117
大動脈解離　231
大動脈瘤　231
単純性急性中耳炎（AOM）　140
単独感染（single agent infection）　28

ち
中耳炎　139
超音波式ネブライザー　191

て
手足口病　225
低カルニチン血症　72, 73, 74, 128
点眼薬　93
点耳薬　154
天然ペニシリン　56
伝染性単核球症（IM）　221

と
トスフロキサシンのバイオアベイラビリティ　94
トミロン®（セフテラム）　46
頭蓋底骨髄炎（skull base osteomyelitis）　167
頭頸部癌　231

に
ニューモバックス®NP（23価肺炎球菌莢膜ポリサッカラ
　　イドワクチン）　10, 33, 34, 38
二次性カルニチン欠乏症　75
25%トリコロール酢酸　169
乳児中耳炎（infantile otitis media）　140

は
バイオアベイラビリティ（生物学的利用能）　45, 46, 74,
　　76, 87
バイオフィルム形成能　15
バイシリン®G（ベンジルペニシリンベンザチン）　46, 56
バナン®（セフポドキシム）　46
パセトシン®（アモキシシリン）　46
パンスポリン®T　46
肺炎球菌　10, 118

──ワクチン　33
梅毒　227
反復性中耳炎（recurrent otitis media）　140

ひ

ビクシリン®（アンピシリン）　46
ピオクタニン液　158
ピボキシル基（PI）　75, 76

ふ

ファゴサイトデリバリー　85
ファロム®（ファロペネム ナトリウム）　74
フロモックス®（セフカペン）　46
ブロー液（13%酢酸アルミニウム溶液）　169
プレベナー13®（沈降13価肺炎球菌結合型ワクチン）　10, 33, 35, 36, 38
プレベナー7®（沈降7価肺炎球菌結合型ワクチン）　33, 35, 36, 38

へ

βラクタマーゼ産生菌　60
βラクタマーゼ阻害薬配合抗菌薬　60
βラクタマーゼ阻害薬配合ペニシリン　61
βラクタマーゼ非産生アンピシリン耐性インフルエンザ菌（BLNAR）　69, 73, 94, 130, 136, 137, 151, 152, 153
βラクタマーゼ非産生アンピシリン感受性インフルエンザ菌（BLNAS）　130, 136, 137, 151
βラクタマーゼ産生AMPC/CVA耐性インフルエンザ菌（BLPACR）　152
βラクタマーゼ産生アンピシリン耐性インフルエンザ菌（BLPAR）　60, 152
βラクタム系　47, 48
　　──抗菌薬　49, 54, 55, 60, 64
ヘルパンギーナ　225

ベストロン®耳鼻科用1%（セフメノキシム）　154, 190
ベストロン®点眼用0.5%（セフメノキシム）　189
ペニシリン結合蛋白（PBP）　13, 18, 54, 64
ペニシリン®V（フェノキシメチルペニシリン）　46, 56
扁桃周囲炎・膿瘍　237
扁平上皮癌　202

ほ

ホスミシン®S耳科用 3.0%（ホスホマイシン）　154
傍咽頭間隙　242
　　──膿瘍　242

ま

慢性鼓膜炎　168
慢性鼻副鼻腔炎（chronic rhinosinusitis）　171, 201

む

ムコイド型　11
　　──肺炎球菌　122, 126, 151
無顆粒球症　231
無莢膜型　40, 69, 152
　　──インフルエンザ菌（NTHi）　42, 43, 153
無症候性中耳貯留液（asymptomatic middle ear effusion）　140

め

メイアクトMS®（セフジトレン）　46

も

モラクセラ・カタラーリス　22

や

薬物動態学　45
薬力学　47

ゆ

ユナシン®（スルタミシリン）　*46*

ら

ライノウイルス感染症　*226*

り

リウマチ熱　*115, 117*
リンデロンA液　*154*
淋菌感染症　*229*

る

ルリコン®軟膏（ルリコナゾール）　*168*

ろ

ロメフロン®耳科用液0.3%（ロメフロキサシン）　*154*
ロメフロン®ミニムス®眼科耳科用液0.3%（ロメフロキサシン）　*154*

わ

ワイドシリン®細粒10%（アモキシシリン）　*59*
ワイドシリン®細粒20%（アモキシシリン）　*59*

jmedmook 次号予告

次号は2017年4月25日発行！

あなたも名医！
もう悩まない！骨粗鬆症診療

jmed 49（ジェイメド）

あなたの疑問にお答えします

虎の門病院内分泌センター部長　竹内靖博 [編]

目次

第1章　誰が治療の対象か？
1. やって来る骨粗鬆症患者をどうする？──整形外科では？
2. 骨粗鬆症患者はどのように探す？──内科では？
3. 骨粗鬆症検診の現状と展望は？
4. FRAX®はどう役立てる？

第2章　診断と鑑別診断は？
5. 「原発性骨粗鬆症の診断基準」はどのように使う？
6. 続発性骨粗鬆症を見つけるには？
7. 続発性とも違う「骨粗鬆症もどき」はどう見分けるか？

第3章　検査はいつ，何の目的で，何を測るのか？
8. 骨密度測定が必要なときとその方法は？
9. 骨代謝マーカーを検査する目的は？ いつ，何を測るか？
10. 骨代謝マーカー以外の血液・尿検査はいつ，何の目的で実施するのか？

第4章　いつ治療薬を始めるか，いつまで続けるのか？
11. いつ治療薬を始めるのか？ その目的と目標は？
12. 休薬するのか変更するのか？ その判断時期は？

第5章　治療薬の選択は？
13. 治療薬選択の根拠は何か？
14. 治療薬の有効性はどう評価するのか？
15. 治療薬選択のアルゴリズムは可能か？

第6章　治療薬の切り替えは？
16. 治療効果が不十分と判断するのはどのような場合か？ 切り替えはどうするか？
17. 治療効果が十分と判断されるのはどのような場合か？ そのようなときはどうするのか？

第7章　特殊な骨粗鬆症の治療は？
18. 摂食障害など栄養障害のある若年者の治療は？
19. 産後骨粗鬆症の治療は？
20. 男性骨粗鬆症の治療は？
21. ステロイド治療患者に対する骨粗鬆症対策は？

第8章　薬物療法以外の骨折予防策は？
22. 食事の指導はどうするか？
23. サルコペニア対策はどうするか？
24. 運動指導やロコトレは有効か？
25. 外科的治療はどんなときに考える？

第9章　患者への説明と指導はどうする？
26. 骨粗鬆症マネージャーとは？ その役割は？

第10章　今さら聞けない骨粗鬆症の基礎
27. 原発性骨粗鬆症の病態生理とは？
28. 骨粗鬆症と骨折の疫学──日本の動向は？
29. 骨粗鬆症治療薬の「有効性」はどのように評価されているのか？

第11章　治療薬を安全に使うためには？
30. 歯科医師からビスホスホネートやデノスマブの休薬を求められたら？
31. 非定型骨折を防ぐにはどうしたらよいか？
32. 活性型ビタミンD製剤を処方するときの注意点は？──いまだに侮れない高カルシウム血症と急性腎障害
33. テリパラチドに特有の有害事象は？
34. 選択的エストロゲン受容体作動薬(SERM)を処方するときの注意点は？

jmedmook

偶数月25日発行　B5判／約170頁

定価（本体3,500円+税）　送料実費
〔前金制年間（6冊）直送購読料金〕
21,000円+税　送料小社負担

著者

永田 理希（ながた りき）

ながたクリニック院長／感染症倶楽部シリーズ 統括代表／加賀市医療センター 感染制御・抗菌薬適正使用指導顧問

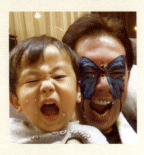

感染制御専門医
抗菌化学療法認定医
耳鼻咽喉科専門医
医学博士（耐性肺炎球菌・インフルエンザ菌に関する論文）
DAN JAPAN登録医
（ダイビングドクター）
新しい創傷治療実践・講演医

【プロフィール】

1999年東邦大学医学部卒業，その後国立金沢大学耳鼻咽喉科・頭頸部外科学教室入局。厚生連高岡病院，富山労災病院などにて勤務。2006年国立金沢大学大学院医学系研究科卒業，医学博士号を取得。

同年，福井県済生会病院にて耳鼻咽喉科・頸部外科医長，感染制御対策チームに所属し，北陸初の血液培養2セット義務化を導入。2008～2012年まで非常勤医として，手術加療・専門外来継続。2008年10月，石川県加賀市にて「ながたクリニック」開業。2013年より加賀市医療センターにて感染制御・抗菌薬適正使用指導顧問医として，感染対策講演・血液培養陽性例介入ラウンド，教育・啓蒙活動などに携わる。

男4人のちびっこギャングの父。趣味：仕事・家族・DIY・映画鑑賞・スキューバダイビング。

【感染症倶楽部シリーズ】

- 2006年 「感染症倶楽部 生講演」を福井県福井市にて水曜日夜に年4～6回開催。
- 2008年 「感染症倶楽部 in 金沢（ICIK）」を石川県金沢市にて日曜日昼間に年6回開催。
- 2012年 「感染症倶楽部 on line（ICOL）」をFacebookにていつでもどこでも学べるオンライン予備校として開設。2017年2月現在，予備校生約1,800名登録。
- 2014年 「ICT梁山泊」をFacebookにて感染症専門医のいない施設でICTメンバーとして日々，孤軍奮闘している熱き軍師達の相談の場として開設。
- 2015年 「北陸&全国感染制御コンソーティアムStrategists（HICCS）」を職種や専攻科，所属施設の規模，経験年数を超えたプレゼン大会&交流の場として開設。
- 2017年 「感染症倶楽部 on Book（ICOB）」として，本書を皮切りに感染症倶楽部の講演内容書籍化開始！ 単著5冊，感染症専門医コラボ1冊，総合診療内科医コラボ1冊決定。
- 2017年 「感染症倶楽部 in 千葉（ICICHI）」を3月より千葉県にて年2回開催予定。

---

jmed mook 48

あなたも名医！ Phaseで見極める！ 小児と成人の上気道感染症
ほとんどの上気道感染症で抗菌薬はいらない?!

ISBN978-4-7849-6448-2　C3047　¥3500E
本体3,500円＋税

2017年2月25日発行　通巻第48号

編集発行人　梅澤俊彦
発行所　日本医事新報社　www.jmedj.co.jp
〒101-8718　東京都千代田区神田駿河台2-9
電話（販売）03-3292-1555　（編集）03-3292-1557
振替口座　00100-3-25171

印　刷　ラン印刷社

© Riki Nagata 2017 Printed in Japan

・本書の複製権・翻訳権・上映権・譲渡権・公衆送信権（送信可能化権を含む）は（株）日本医事新報社が保有します。

JCOPY ＜(社)出版者著作権管理機構　委託出版物＞
本書の無断複写は著作権法上での例外を除き禁じられています。複写される場合は，そのつど事前に，(社)出版者著作権管理機構（電話03-3513-6969，FAX 03-3513-6979，e-mail:info@jcopy.or.jp）の許諾を得てください。